Øystein Morten, Jahrgang 1973, Historiker an der Osloer Universität, ist der Autor mehrerer hochgepriesener Sachbücher, u.a. *Jakten på Olav den Hellige* (2013, ›Die Jagd nach Olav dem Heiligen‹), *Jakten på Sigurd Jorsalfar* (2014, ›Die Jagd nach Sigurd Jerualemfahrer‹) und *Jakten på Olav Tryggvason* (2019, ›Die Jagd nach Olav Tryggvason‹).

Gabriele Haefs ist eine der bekanntesten Übersetzerinnen Deutschlands (u.a. von Jostein Gaarder, Camilla Grebe, Anne Holt, Máirtín Ó Cadhain). Auszeichnungen u.a.: Gustav-Heinemann-Friedenspreis, Sonderpreis des Dt. Jugendliteraturpreises für ihr übersetzerisches Gesamtwerk, Königlich-Norwegischer Verdienstorden.

Øystein Morten

Erik der Rote

Der Entdecker Amerikas

Übersetzt von Gabriele Haefs

KRÖNER

Øystein Morten
Erik der Rote
Der Entdecker Amerikas
Aus dem Norwegischen übersetzt von Gabriele Haefs
Mit 19 farbigen Abbildungen und 11 Karten
Stuttgart: Kröner 2024
ISBN Druck: 978-3-520-62903-6

Originaltitel: *Eirik Raude*

Diese Übersetzung wurde publiziert mithilfe
der finanziellen Unterstützung durch:

NORLA
NORWEGIAN LITERATURE ABROAD

Unser gesamtes lieferbares Programm sowie viele weitere Informationen
finden Sie unter www.kroener-verlag.de

Druckprodukt mit finanziellem
Klimabeitrag
ClimatePartner.com/12514-2402-1023

Einbandgestaltung: Denis Krnjaić, Stuttgart, unter Verwendung von Jens Erik Carl Rasmussen, *Erik der Rote entdeckt Grönland*, 1875
Gesamtherstellung: Friedrich Pustet, Regensburg

Inhalt

Zeitschiene des Buches

Dieses Buch geht aus von Ólafia Einarsdóttirs Datierung des Christianisierungsthings in Island auf das Jahr 999. Die mit Erik dem Roten verbundenen Jahreszahlen beruhen auf der Aussage Aris des Gelehrten im *Landnahmebuch,* dass 15 Winter vor dem Christianisierungsthing 25 Schiffe Island mit dem Ziel verließen, Grönland zu besiedeln. Die Datierung von Leif Erikssohns Vinlandexpedition ist meine eigene Schlussfolgerung nach einem kritischen Durchgang der *Grönländersaga* (ich übergehe dabei den später hinzugefügten Abschnitt über Bjarni Herjolfssohns Aufenthalt bei Erik Jarl).

945	Erik wird auf Jæren in Westnorwegen geboren und wächst dort heran.
960	Erik und sein Vater Thorvald fliehen aus Jæren nach Strandir in Nord-Island.
975	Erik heiratet Thjodhild und lässt sich in Haukadalur am Breiðafjörður nieder.
980	Erik wird auf dem Thorsnesthing für vogelfrei erklärt, segelt nach Westen und findet ein Land, das er ›Grünland‹ nennt.
983	Erik kehrt nach Island zurück.
984	Erik führt eine Flotte aus 25 Schiffen an, die Grönland besiedeln soll.

*

984	Bjarni Herjolfssohn sieht ein großes Landmassiv, das westlich von Grönland aus dem Meer aufragt.
997	Leif Erikssohn erforscht Vinland.
1000	Thorstein, der älteste Sohn Eriks des Roten, heiratet Guðrið Thorbjörnstochter.
1001	Thorstein Erikssohn stirbt. Erik wird Guðriðs Pflegevater.
1002	Guðrið heiratet Thorfinn Karlsefni.
1003	Die Kinder Eriks des Roten, Thorvald und Frøydis, fahren zusammen mit Guðrið und Thorfinn Karlsefni nach Grönland.
1005	Thorvald Erikssohn stirbt in Vinland.
1006	Die Vinlandsexpedition kehrt zurück zu Erik dem Roten nach Brattahlíð.

Die Seltsamkeitsstrände

Ich habe mir ein neues Wort ausgedacht: *Seltsamkeitsstrände*. Das ist meine Übersetzung des altisländischen *Furðustrandir,* ein Hapaxlegominon, ein Name, der in der Weltgeschichte ein einziges Mal verwendet wird, und zwar für einen Küstenabschnitt in Amerika, an dem die Wikinger entlanggesegelt sind, ein so außergewöhnliches Gebiet, dass sie sich dafür einen Namen ausgedacht haben, der weder vorher noch nachher für andere Orte verwendet wurde. *Seltsamkeitsstrände.* Gegen Ende des Buches reise ich an der Küste Kanadas entlang, um die Landschaft zu finden, die sich hinter diesem einzigartigen Namen verbirgt. Zugleich ist die Suche nach dem Ursprung dieses Wortes bezeichnend für die Methode, die ich das ganze Buch hindurch anwende: Ich stelle Wörter und Sätze auf den Kopf, ich suche nach den Landschaften, in denen sie zu Hause sind.

Eigentlich sollte das hier ein Buch über die Suche nach Vinland werden, und ich habe mit gründlicher Lektüre der *Vinlandssagas* angefangen. Aber bei dieser Lektüre war ich mehr und mehr fasziniert von Erik dem Roten. Heute ist vor allem sein Sohn Leif Erikssohn bekannt, da er fünfhundert Jahre vor Christopher Kolumbus Amerika entdeckt hat. Aber den großen Sprung in eine neue Welt hat sein Vater Erik gemacht, der Grönland entdeckte und dort eine Gesellschaft aufbaute. Grönland ist nicht weit von Kanada entfernt und bildet geographisch gesehen einen Teil des amerikanischen Kontinents. Die Herausforderungen, denen Erik der Rote sich in Grönland ge-

genübersah, führten dazu, dass er eine Expedition aus 160 Personen und drei riesigen Schiffen organisierte, die jenseits des Meeres im Südwesten neues Land nehmen sollte, dort, wo Weintrauben wuchsen. Es muss einer der Wikinger an Bord dieser Schiffe gewesen sein, der nach mehreren Tagen Fahrt entlang einer Küste voller Felsen und Sand den Namen *Furðustrandir* ersann.

Ehe ich diese fremde kanadische Küste bereisen konnte, musste ich Erik den Roten verstehen und begreifen, warum er hinter dem Inlandseis auf der größten Insel der Welt eine neue Gesellschaft aufbauen wollte. Es war aber ohnehin an der Zeit, dass jemand ein Buch über diesen rothaarigen Entdecker schrieb, dem tausend Jahre lang mit Missverständnissen und Vernachlässigung begegnet wurde. Ist mir das gelungen? Habe ich Erik gefunden? Ich habe mein Bestes getan. Ich habe mich zusammen mit meinem Sohn in abgelegenen Regionen Islands durch Schneestürme gekämpft, ich bin während der Covid-Isolierung in virtuelle Wirklichkeiten eingetaucht, ich habe mit einem der letzten Landnahmemänner der Welt unentdeckte Besiedlungsspuren freigelegt, ich habe mit einem grönländischen Jäger in einen 17-Fuß-Boot den Atlantik herausgefordert, ich bin mit einem Wagen mit Allradantrieb dort, wo einst die wikingische Ostsiedlung lag, von Hof zu Hof gefahren, und ich habe im rekonstruierten Haus Eriks des Roten übernachtet. Alles, um diese Sagagestalt in einen größeren Zusammenhang zu setzen.

Aber wir müssen zunächst in die Quelle eintauchen, die mein Wegweiser in Eriks Welt war. Wir müssen der Saga folgen, die in einem Ereignis nach dem anderen sein Leben skizziert, und wir müssen eine Brücke aus dieser Sagawelt in unsere eigene Wirklichkeit bauen. Bis hin zu den Seltsamkeitsstränden.

*

Nur eine kleine Warnung in letzter Sekunde, ehe wir anfangen: In diesem Buch gibt es zwei Wörter, die ich bewusst falsch verwende, nämlich ›Wikinger‹ und ›Entdecker‹. ›Wikinger‹ ist eine Bezeichnung, die üblicherweise auf Skandinavier angewandt wird, die plündern und verwüsten – in den Sagas werden damit jedoch ebenso häufig Afrikaner und Sklaven bezeichnet. In der Populärkultur werden alle Mittelaltermenschen aus dem Norden ›Wikinger‹ genannt. Nicht selten lesen wir zum Beispiel Artikel mit irgendeiner sensationellen umweltbedingten Erklärung dafür, dass die Wikinger im 15. Jahrhundert aus Grönland verschwunden sind. In diesem Buch verwende ich das Wort auf diese populäre Weise, weil ich meine, dass die Wikinger, die die größten Städte in Europa überfallen haben, und die, die einsame und gefährliche Gegenden weit draußen im Meer aufsuchten, eine gemeinsame charakteristische Mentalität besaßen; einen einzigartigen und furchtlosen Willen, Grenzen zu überschreiten, um Ruhm und Ehre zu erlangen. Svein Gabelbart und Erik der Rote teilten diese Grenzenlosigkeit bei der Begegnung mit dem Fremden. Sie waren Wikinger. Der eine eroberte England, der andere ›entdeckte‹ Amerika.

Wenn ich schreibe, die Wikinger hätten Grönland und Amerika ›entdeckt‹, ist das natürlich lächerlich eurozentrisch. Über Jahrtausende hinweg hatten Menschen immer wieder die Beringstraße überquert und sich in diesen längst entdeckten Gegenden niedergelassen. Die sogenannte Saqqaq-Kultur verbreitete sich an die 2500 Jahre vor Christus in weiten Teilen Grönlands. Ungefähr gleichzeitig kam die Independence-Kultur, und kurz vor der Zeit Eriks des Roten war die Insel von Angehörigen der Dorset-Kultur bewohnt. In größerer Perspektive hätte ich schreiben können, dass die Wikinger eine der zuletzt angekommenen und am kürzesten überlebenden Kulturen in Grönland darstellen.

Den Sagas zufolge glaubte Erik selbst nicht, etwas entdeckt zu haben. Er erreichte Landgebiete, die schon vielen bekannt waren. Im Mittelalter wurden die Regionen mit Eis und hohen Bergen im Norden und Westen von Island für den Westrand Europas gehalten, und Vinland im Süden galt als eine Verlängerung von Afrika und als besiedelt von Pygmäen, aber auch mit Kolonien von Christenmenschen, die aus Irland ausgewandert waren. Aus meiner Sicht als Norweger aus dem heutigen Europa ist es jedoch relevant zu erzählen, dass Erik der Rote Erdteile und Kulturen entdeckte, die uns Europäern bis dahin nicht bekannt gewesen waren.

Teil 1

Vierzig Sätze über Erik den Roten

Von Jæren nach Grönland

Kapitel 1

Die ersten vier Sätze werden aus der ZIP-Datei geholt

Die Saga über Erik den Roten ist kurz, nur sechzehn normale Buchseiten, und nur auf einer dieser Seiten ist Erik die Hauptperson; in der restlichen Saga ist er eine Nebengestalt, die nur ab und zu auftaucht. Es gibt also eine einzige Seite, vierzig Sätze, welche die Geschichte über einen der berühmtesten Wikinger aller Zeiten erzählen. Diese Sätze gehören zu den inhaltsreichsten der Literaturgeschichte. Es geht los mit Mord und Aufbruch aus Norwegen, Erik nimmt sodann Land im Norden Islands, heiratet in eine legendäre Häuptlingssippe ein, bricht einen kleinen Krieg vom Zaun, wird für vogelfrei erklärt, ergreift die Flucht und findet Grönland, wo er eine Neusiedlergemeinschaft gründet. Das alles in der Saga auf eine einzige Seite komprimiert.

Dieser Bericht über das Leben Eriks des Roten, von seinem Aufbruch aus Norwegen bis zu seiner Sesshaftwerdung in Grönland, findet sich auch in der *Grönländersaga* und im *Landnahmebuch.*

Eine Seite, fünf Minuten, und dann wissen wir, was die Sagaquellen berichten.

Oder auch nicht.

Vielleicht verbergen diese Sätze eine Wahrheit, die die meisten von uns nicht erkennen. Das ist jedenfalls der Ausgangspunkt in diesem

Buch. Für mich ist diese Saga eine ungeöffnete ZIP-Datei. Zeichen, Wörter und Sätze sind Codes, die wir langsam übersetzen und deuten müssen, ehe wir aus allem eine größere Einheit zusammenbauen können. Denn hinter den verdichteten Formulierungen verbirgt sich ein Meer von Erzählungen und Kulturen, die wir noch nicht entdeckt haben.

Beginnen wir also mit einer langsamen Reise durch die vier ersten Sätze über Erik den Roten.

1. *Þorvaldr hét maðr; hann var sonr Ásvalds Úlfssonar, Yxnaþórissonar.*
2. *Eiríkr rauði hét sonr hans.*
3. *Þeir feðgar fóru af Jaðri til Íslands fyrir víga sakar ok námu land á Hornstrǫndum ok bjuggu at Drǫngum.*
4. *Þar andaðisk þorvaldr.*

Der obige Text ist eine Transkription nach der ältesten uns vorliegenden Handschrift der *Saga von Erik dem Roten;* sie ist enthalten in der Sammlung *Hauksbók* vom Beginn des 14. Jahrhunderts, die wiederum eine Abschrift einer älteren Handschrift ist. Als nächster Schritt müssen diese Sätze in moderne Sprache übersetzt werden:

1. Thorvald hieß ein Mann; er war der Sohn von Åsvald, Sohn des Ulf, Sohn des Stier-Thore.
2. Sein Sohn hieß Erik der Rote.
3. Vater und Sohn fuhren aufgrund von Mordangelegenheiten von Jæren nach Island und nahmen Land bei Hornstrandir und wohnten in Drangar.
4. Dort starb Thorvald.

Das Auspacken dieser Sagasätze, die frühestens zu Beginn des 12. Jahrhunderts erstmals schriftlich fixiert worden sein können, kann nur unter der Voraussetzung geschehen, dass Erik der Rote an die zweihundert Jahre früher wirklich erlebt hat, was erzählt wird. Mit ihrer knappen, handlungsgesättigten und realistischen Form erinnern die vierzig Sätze an etwas, das so kurz und präzise wie möglich mündlich erzählt werden sollte. Hier gibt es weder Verzierungen noch unterhaltende Elemente, keinen Aberglauben und keine literarischen Stilmittel. Die Sätze enthalten eigentlich nur trockene Fakten, die mündlich von einer Generation an die andere weitergereicht worden sein können, ehe sie aufgeschrieben wurden. Dass Eriks Lebenslauf in mehreren Sagas und im *Landnahmebuch* in fast derselben Form bewahrt worden ist, stärkt auch die Glaubwürdigkeit dieses Berichts.

Ich beschließe, diese Sätze über Erik den Roten zu glauben.

Mir bleibt ohnehin nichts anderes übrig. Wenn ich nicht von der Saga ausgehe, habe ich nichts zu erzählen.

Da der Bericht von einem Mann handelt, der um das 10. Jahrhundert in Norwegen, Island und Grönland gelebt hat, muss ich die vierzig Sätze so nüchtern wie möglich betrachten, damit sie sich dem Wissen einfügen, das wir über das damalige Leben in diesen Ländern haben.

Die Reise beginnt zur Wikingerzeit auf Jæren, in einer Welt ohne Staat und ohne Polizei, wo schuldig oder nicht schuldig, Leben oder Tod davon abhingen, wer man war und welche Freunde man hatte.

Aber wer waren nun Thorvald und sein Sohn, Erik der Rote?

Stellen wir uns vor, dass ich mich plötzlich kurz nach 950 auf dem aktuellen Thing befinde und Thorvald gegenüberstehe. Wie führt er sich dort ein? Vermutlich mit den Sätzen, mit denen auch die Saga beginnt:

Thorvald, Sohn von Åsvald, Sohn von Ulf, Sohn von Stier-Thore.

Ich verstehe nicht, was er damit sagen will. Die Männer in meiner Umgebung aber wissen das vermutlich. Sie kennen Thorvalds Vorfahren. Sie können die kurzen Erzählungen über den Urgroßvater, Stier-Thore, wiedergeben, den Häuptling aus Agder, dem der Saga-Tradition zufolge drei Inseln gehörten, auf denen nicht weniger als

240 Stiere weideten. Stier-Thore, der Harald Schönhaar 80 Stück Vieh als Proviant für dessen Heer mitgab.

Im Ausgangspunkt bin ich hier ein Unwissender, ein Ausländer, einer, der keine Ahnung von dem komplizierten Netz der Erzählungen über die Vergangenheit hat. Deshalb kann ich den ersten Satz in der Saga auch nicht so einfach verstehen, sondern brauche viel Zeit, um in Sagas, Liedern und Sagen Spuren von Thorvalds Vorfahren zu finden – von Stier-Thore, Ulf Thoressohn und Åsvald Ulfssohn –, ehe ich mir ein Bild von der Sippe und der Gesellschaftsklasse machen kann, der Thorvald und sein Sohn Erik angehörten, als sie Norwegen verließen. Ich komme zu dem Schluss, dass Thorvald einer angesehenen Häuptlingsfamilie entstammte, deren Einflussbereich von Agder im Süden bis nach Rogaland im Norden reichte. Einer Familie, die ihre Macht vermutlich zu Beginn des 10. Jahrhunderts durch ein Bündnis mit dem westnorwegischen König Harald Schönhaar erweiterte.

Erik und sein Vater Thorvald flohen »aufgrund von Mordangelegenheiten« von Jæren nach Island, so heißt es im dritten Satz. Was kann das bedeuten?

Es war eine Welt, in der ein Mord dem Täter ebenso gut Ehre wie Schande eintragen konnte. Hätte ein Mann den jungen Erik den Roten als »Hündin« bezeichnet, hätte Erik ihn daraufhin mit Fug und Recht erschlagen können, meinte das Gesetz. Es war riskant, solche Beleidigungen, die Ehre und Männlichkeit angriffen, nicht zu rächen. Wenn Erik es nicht getan hätte, wäre der Spottname »Hündin« an ihm hängengeblieben. Er hätte als Feigling dastehen können, als Schwächling, als Mann, dem niemand vertraute und auf den niemand sich verlassen mochte. Ein solcher Mann war im Jæren des 10. Jahrhunderts gesellschaftlich tot, denn das Vertrauen zwischen den Menschen band die Gesellschaft zusammen, und als schwach und ausweichend in Verruf zu geraten, bedeutete, kein Sicherheitsnetz mehr um sich zu haben. Es gab viele Situationen, in denen ein Mord als das einzig

Richtige betrachtet wurde. Dass Erik und sein Vater in einen Mord verwickelt waren, macht sie also absolut nicht zu Kriminellen. Das Entscheidende war die Situation, in der der Mord geschehen war, und nicht zuletzt, um wen es sich bei dem Ermordeten handelte.

Grob betrachtet gab es damals vier Kategorien von Menschen: Sklaven oder Leibeigene (fast ein Viertel der Bevölkerung), freie Krieger und Arbeiter (das Hofgesinde), Bauern und schließlich Häuptlinge. Thorvald und sein Sohn Erik gehörten entweder der obersten Schicht der Bauernklasse oder der Häuptlingsklasse an. Hätten sie einen oder mehrere Sklaven getötet, hätten sie dem Besitzer den Wert der Toten ersetzen müssen, mehr nicht, so, als hätten sie des Nachbarn Schwein getötet. Dumm gelaufen, aber mehr als Schadensersatz hätte niemand verlangen können. Etwas anderes wäre es, wenn Thorvald den Nachbarbauern bei einem Handgemenge getötet hätte, aber in den meisten Fällen wäre auch das gütlich verlaufen, wenn er die Verantwortung für den Mord auf sich genommen und eine Buße bezahlt hätte.

Nur bei einem Machtkampf, in den andere Großbauern oder Häuptlinge auf Jæren verwickelt waren, wären Thorvald und Erik wegen Mordes vor das Thing geladen worden. Eine Verurteilung hätte bedeutet, dass sie entweder eine hohe Buße zahlen mussten oder dass der Sippe des Ermordeten das Recht zugesprochen wurde, den Mord durch einen weiteren Mord zu rächen. Es gab keinen Staat, der diese Strafe in die Wege leiten konnte. In einem solchen Fall mussten die Betroffenen das Gesetz in die eigenen Hände nehmen. Wenn sich aber die Stimmung auf dem Thing wirklich gegen Thorvald und Erik kehrte, und wenn ihre Gegner weitaus zahlreicher und mächtiger auftraten als sie selbst, konnten die beiden für vogelfrei erklärt werden. Dann standen sie ohne den Schutz des Gesetzes da. Dann wäre es für jedermann legitim und sogar ehrenvoll gewesen, sie zu töten.

Wo in diesem Prozess sich Thorvald und Erik befanden, als sie sich nach Island begaben, wissen wir nicht. Es steht nicht in der Saga, dass sie für vogelfrei erklärt wurden, doch vielleicht bestand die Gefahr, dass sie in diese unangenehme Lage geraten könnten. Wir können aber jedenfalls zu dem Schluss kommen, dass sie dabei waren, ihre Machtposition in ihrer näheren Umgebung zu verlieren, und dass sie sich deshalb zur Überfahrt nach Island entschieden, um dort neues Land zu nehmen.

Was ich mit ›Vater und Sohn‹ übersetzte, der Anfang der dritten Zeile, ist das altisländische Wort *feðgar* (›Vatersohn‹), und wenn dieses Wort verwendet wird, galten die beiden als gleichermaßen in die Morde verwickelt, und dann muss Erik strafmündig gewesen sein, was bedeutet, mindestens zwölf Jahre alt und vermutlich etwas älter, als sie Norwegen verließen.

Sagen uns diese ersten Sätze noch mehr über Erik?

Erst in unserer modernen Zeit haben die Menschen vererbbare Nachnamen, eine Besonderheit, die die bürokratische Behandlung von großen Mengen an Namen vereinfacht – in Norwegen wurden feststehende Familiennamen erst durch das Namensgesetz von 1923 zur Pflicht. Doch auch im 10. Jahrhundert bestand das Bedürfnis nach zusätzlichen Benennungen, schließlich gab es auf jedem dritten Hof einen Erik oder einen Thorgeir. Deshalb erhielten sie Beinamen, die sich auf ihre Eigenheiten bezogen, wie Thorgeir Plappermund, Olav der Riesige, Thorbjørg Schiffsbrust, Thorgjest der Alte oder Ari der Gelehrte.

Heute wird häufig behauptet, Erik verdanke seinen Beinamen ›der Rote‹ seinem hitzigen Temperament, und auf Jæren trägt sogar ein Zentrum für verhaltensauffällige Jugendliche den Namen »Erik-der-Rote-Zentrum«. Mit folgender Begründung:

> Erik der Rote wuchs, wie sein Vater, mit einem unberechenbaren Temperament auf. Aller Wahrscheinlichkeit zum Trotz kam er gut zurecht, fand die Liebe und wurde zu einem angesehenen und wohlhabenden Mann. (Vgl. www.minskole.no/ersenteret)

Erik als jugendlichen Kriminellen mit schlechter Prognose zu betrachten, ist eine typische Folge von Missverständnissen, die sich ergeben, wenn wir den Sagatext direkt in unsere eigene Zeit übersetzen. In Wirklichkeit beschreibt keine der vorliegenden Quellen Erik als jähzornig. In den Augenblicken, in denen er in den verschiedenen Sagas zu sehen ist, erscheint er eher als Mann, der sorgfältig nachdenkt, ehe er redet oder handelt. Er tötet mehrere Männer, aber keiner dieser Morde geschieht, soweit ich das sehen kann, im Affekt.

Erik wurde ›der Rote‹ genannt, weil er rote Haare und einen roten Bart hatte.

In der *Grönländersaga* erleben wir Erik als älteren, gebrechlichen Mann um das Jahr 1000, und auch wenn kaum jemand damals älter als siebzig wurde, bezweifle ich, dass ein Häuptling als alt galt, wenn er nicht wenigstens fünfzig war. Andererseits kann er wohl kaum über sechzig gewesen sein, als er um das Jahr 985 herum die Besiedlung Grönlands organisierte. Also muss Erik irgendwann zwischen 930 und 950 geboren worden sein. Des Weiteren war er älter als zwölf, als er mit seinem Vater nach Island floh, und er heiratete irgendwann in den 970er Jahren, als sein Vater bereits tot war. Dem *Landnahmebuch* zufolge lebte Thorvald noch lange in Island, und die *Flóamannasaga* schildert Erik um 970 als jungen Isländer.

Puh! Ich zeichne Pfeile kreuz und quer über einen A-4-Bogen. Ich versuche den Zeitpunkt zu ermitteln, zu dem Erik mit seinem Vater nach Island gefahren ist, und herauszufinden, wie alt Erik damals war, da ich als moderner Mensch eben an Chronologie und Alter gebunden bin. Leider hat keine meiner Quellen besonderes Interesse an diesen Dingen. Keine Jahreszahl passt ganz zu den vielen Informationsfragmenten, aber am Ende komme ich doch zu dem Schluss, dass Erik wohl um 945 geboren wurde und um 960 nach Island gelangte. Dann kann sein Vater noch achtzehn Jahre in Island gelebt haben. Erik war um die fünfundzwanzig, als er in der *Flóamannasaga* erwähnt wird, mit knapp über dreißig heiratete er und bekam Kinder, und um das Jahr 1000 lebte er als älterer Mann in Grönland.

Um 950 tobten in Westnorwegen die Kämpfe zwischen Håkon dem Guten und den mit den Dänen verbündeten Söhnen seines Bruders, Erik Blutaxt. Vermutlich fiel Håkon bereits 960, und von nun an herrschten auf Jæren die Erikssöhne. Wir wissen, dass es deshalb unter den Häuptlingen und Bauern in Südwestnorwegen zu großer Unruhe und Streitereien kam, und die Morde, in die Thorvald und sein Sohn verwickelt waren, können mit diesen Kriegen zu tun gehabt haben, aber leider wissen wir nichts darüber. Es ist auch schwer zu sagen, welcher religiösen Kultur Thorvald und Erik angehörten. Auf Jæren gab es damals sowohl Christen als auch Anhänger der alten nordischen Religion. Nach 960 wurde es in Westnorwegen jedoch verboten, den alten Gottheiten zu opfern, und Abgesandte von Erik Blutaxt brannten die alten Opferstätten nieder.

*

Bei ihrem Aufbruch von Jæren stelle ich mir einen fünfzehn Jahre alten Erik vor, mit wehender roter Mähne, in einem bunten Kittel mit einem Ledergürtel, in dem eine breitschneidige Kampfaxt steckt, einen jungen Mann, ausgebildet in Waffenkunst, Sport und ehrenvollem Auftreten, in einer von blutigen Machtkämpfen geprägten Zeit.

Dass er und sein Vater nach Island segelten, um dort Land zu nehmen, erzählt uns einiges darüber, welche Mittel ihnen zur Verfügung standen und was sie für Menschen waren.

Zur Überfahrt nach Island benötigten sie eine große Knorr, von der Sorte, die zwanzig Meter lang und sechs Meter breit war und in der Wikingerzeit zum Transport von Waren sowie von Volk und Vieh diente. Für den Bau der Schiffe, mit denen die Auswanderer nach Island reisten, wurden rund fünfundzwanzigtausend Arbeitsstunden veranschlagt. Die Segel waren aus der Wolle von mehreren Tausend Schafen gefertigt, und an die 300 Stunden Webarbeit lagen hinter dem

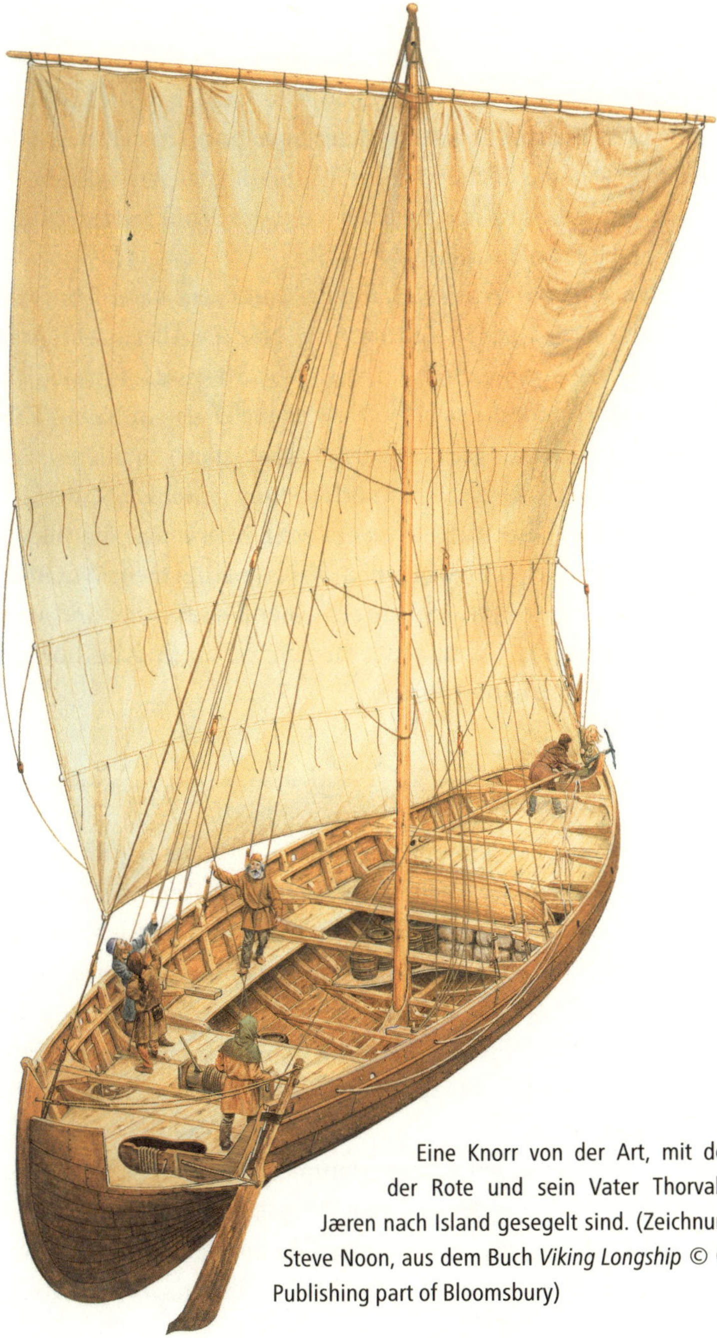

Eine Knorr von der Art, mit der Erik der Rote und sein Vater Thorvald von Jæren nach Island gesegelt sind. (Zeichnung von Steve Noon, aus dem Buch *Viking Longship* © Osprey Publishing part of Bloomsbury)

fertigen Produkt. Die Schiffe bestanden aus hundert großen Eichen; drei Tonnen Eisenerz waren für die 500 Kilo Nägel benötigt worden, und es mussten mehr als tausend Meter Seile und Trossen beschafft werden, am besten aus Seehund- oder Walrosshäuten aus Sibirien. Es brauchte 18 Kubikmeter Kiefernwurzeln, um das Schiff zu teeren, und das war noch längst nicht alles.

Es war eine solche ›Luxusjacht‹, die Erik und sein Vater Thorvald für die Abreise nach Island bereitmachten. Nur die Allermächtigsten in der Gesellschaft konnten sich ein solches Schiff leisten. Ein Gedicht aus dem 10. Jahrhundert berichtet, dass es mehr als ein halbes Kilo Silber kostete, eine Knorr für eine kurze Einkaufsfahrt zu mieten. Bau und Wartung eines solchen Schiffes erforderten gewaltige Mittel.

Ich schreibe hier also nicht über einfache Menschen, die fliehen mussten. Ich schreibe nicht über einen Mann, der in einem Wutanfall einen Mord begangen hatte. Ich schreibe über die reichsten und angesehensten Spitzen einer Gesellschaft, die sich von einem Angehörigen derselben Oberklasse bedroht fühlten.

*

Von wo aus sind sie losgefahren? Der dritte Satz in der Saga berichtet nur, dass sie *af Jaðri* in See stachen, von Jæren aus. Aber mit Jæren ist hier nicht nur die flache Landschaft im Westen und Süden von Stavanger gemeint, die wir heute darunter verstehen. Im 10. Jahrhundert war Jæren eine größere Region, die sich bis zum nördlichen Teil des Boknafjords hin erstreckte, wo das historische Rogaland begann und wo die Einfahrt in den Sund zwischen Karmøy und dem Festland die Grenze kennzeichnete.

Lokalen Überlieferungen zufolge stammte Erik der Rote entweder aus Øksanavad in Klepp oder vom Hof Haugstad in der Gemeinde Hå. Beides kann stimmen, aber keine dieser Überlieferungen ist vor dem 19. Jahrhundert nachweisbar, und sie beide gehören, soweit ich das

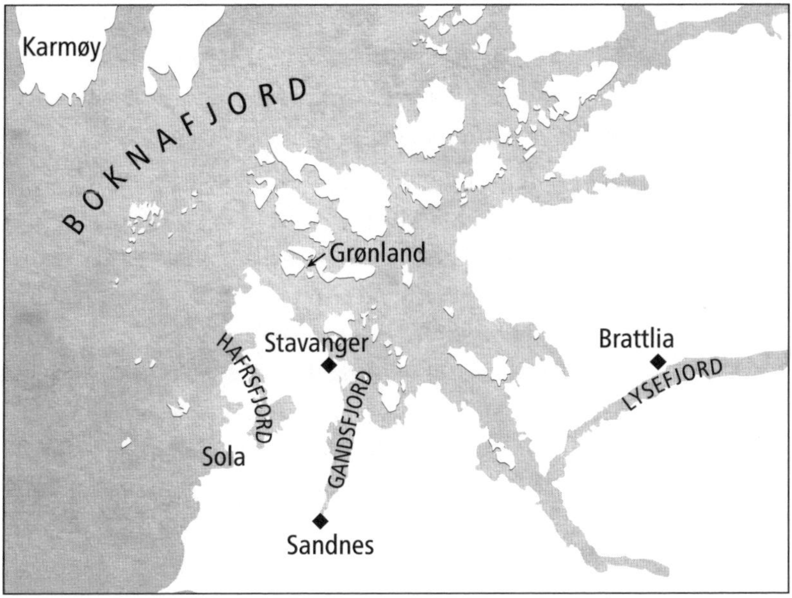

sehen kann, in die Kategorie ›lokale Gerüchte‹. Was uns jedoch einen Hinweis auf die Herkunft von Thorvald und seinem Sohn Erik geben kann, ist die Namensforschung, die zeigt, dass Auswanderer aus Norwegen oft Namen aus ihrer alten in die neue Heimat mitnahmen, eine Tendenz, die von den Neusiedlern in den USA im 19. Jahrhundert bis zurück zu den Wikingern reicht, die um das 9. Jahrhundert nach Island reisten. Wir bezeichnen diese Namen als ›Herkunftsnamen‹.

Den Sagas zufolge gab Erik der Rote später vielen Orten in Island und Grönland norwegische Namen. Oft nannte er sie nach sich selbst: Eiriksstaðir (zwei Höfe in Island), Eiriksvågur (Island), Eiriksbukta (Island), Eiriksey (zwei Orte in Grönland), Eiriksholmene (Grönland) und Eiriksfjord (Grönland).

Seinen Hauptsitz in Grönland jedoch nannte er Brattahlíð.

Ein Lackmustest dafür, ob wir es mit einem Herkunftsnamen zu tun haben oder nicht, ist, ob dieser Name in der neuen Landschaft einen

Sinn ergibt. Ein an einem steilen Hang gelegener Hof könnte *Brattlia*, ›Steilhang‹, heißen, egal, woher der Besitzer kommt. Doch wenn ein Hof auf dem platten Land so genannt wird, handelt es sich wahrscheinlich um einen Herkunftsnamen. Der Hof Brattahlíð in Grönland liegt in einer Ebene vor einer langsam ansteigenden Landschaft. Sie ist nicht besonders steil, und es gibt kein einheitlich abfallendes Terrain, das als ›Hang‹ bezeichnet werden könnte. Brattahlíð ist deshalb wohl eher ein Name, den jemand von anderswo mitgebracht hat.

Ich nehme mir eine Karte von Norwegen vor und suche nach Höfen mit Namen wie *Brattalid, Brattli, Brattlia, Brattlid* usw. Es ist ungefähr so, wie nach ›Berg‹ oder ›Hügel‹ zu suchen. Solche Namen finden sich überall. Ich beschränke mich auf Rogaland und suche nur nach Orten im Süden von Karmøy. Ich stelle fest, welche davon wahrscheinlich schon im 10. Jahrhundert existiert haben und damals *Brattahlið* geschrieben wurden. Am Ende bleibt nur einer übrig: ein Hof, der heute entweder Brattlia oder Bratteli genannt wird, gelegen am Boknafjord, einem langgestreckten Arm des Lysefjords.

Zu Beginn hatte Erik auf Grönland zwei Höfe, Brattahlíð in der Ostsiedlung und Lysefjord in der Westsiedlung. Der Lysefjord im Osten von Stavanger verdankt seinen Namen vermutlich dem im Fjordinneren mündenden Fluss Lysa und dem hellen und klaren Wasser in diesem Fluss. Dieser Ortsname taucht eigentlich nur hier und bei Eriks Hof in Grönland auf. Auch hierbei handelt es sich vermutlich um einen aus der Heimat mitgebrachten Herkunftsnamen. Der Hof Lysefjord in Grönland erhält später den Namen Sandnes.

Hinter dem *af Jaðri* in der Saga kann sich durchaus die Umgebung des Lysefjords verbergen.

*

Die Saga erwähnt in Verbindung mit der Fahrt nach Island nur Thorvald und Erik, aber die beiden waren garantiert nicht allein unterwegs. Normalerweise bestand eine solche Reisegesellschaft aus mindestens 20 Personen: Familienangehörige, Leibeigene, Freigelassene und Hofgesinde.

Ich versuche, mir das alles vorzustellen.

Es ist Mai. Das Ufer ist vom Aufbruch geprägt: Menschen und Tiere laufen hin und her. Wehmut mischt sich mit Erwartungen an das Fremde, das vor ihnen liegt, aber die meisten Überlegungen ertrinken im Wirrwarr aus Geräuschen und Aufgaben: Kinder weinen, Fohlen wiehern, Ferkel kreischen, während sie ins Schiff gezerrt werden, verwirrte Ziegen meckern, die Menschen tragen ihre persönlichen Habseligkeiten in Truhen und Bündeln an Bord. Thorvald ruft und erteilt Befehle.

Am Ende haben sich alle beruhigt und langsam gleitet das Schiff auf den Fjord hinaus.

Sie halten Kurs auf Karmøy, den üblichen Startpunkt für Reisen zu den im Westen gelegenen Inseln. Sie entscheiden sich für die geschützte Fahrrinne nach Norden durch den Boknafjord. Im Sund zwischen Åmøy und Bru passieren sie die fruchtbare kleine Insel Grønland mit hohem Gras und frisch ausschlagenden Laubbäumen. Eigentlich ist es das ein bisschen komisch, die Endsilbe *-land* ist für solche kleinen Inseln ungewöhnlich. Aber Erik denkt wohl kaum über solche Fragen nach. Er ist schon oft hier gesegelt und an Namen und Orte gewöhnt.

Solche Dinge verbergen sich hinter dem ersten Teil des dritten Satzes der Saga:

> Vater und Sohn fuhren aufgrund von Mordangelegenheiten von Jæren nach Island …

Der zweite Teil des Satzes handelt davon, was dann jenseits des Meeres geschehen ist.

*

Warum mehrere Lebensjahre damit verbringen, eine einzige Seite aus der Saga über Erik den Roten auszuwickeln? Weder mit Schwert und Axt ausgefochtene Machtkämpfe zwischen Häuptlingen in Island noch Landnahme mit Schafen, Ziegen und Kühen sowie Walrossjagd in Grönland werden sich jemals wiederholen. Nicht selten wird behauptet, wir müssten über die altnordischen Grönländer vor allem deshalb forschen, weil sie nach Grönland gekommen seien, als es dort wärmer war als heute, und von dort verschwanden, als es zwei Grad kälter geworden war – so, als wäre unsere hochtechnologische und spezialisierte Gesellschaft auf dieselbe Weise anfällig für Temperaturveränderungen wie die mittelalterlichen Ziegenbauern in Grönland.

Unter den wenigen Dingen, die in der Geschichtswissenschaft als gesichert gelten, ist die Lehre, dass sich die Geschichte niemals wiederholt, es sei denn in Finanzierungsanträgen, bei denen es darum geht, die Geschehnisse der Vergangenheit als gegenwartsrelevant darzustellen.

Dennoch ist Geschichte in den meisten Gesellschaften wichtig, weil die Erzählungen über die Vergangenheit die Zukunft gestalten. Erik der Rote hatte vermutlich immer wieder von seinem Urgroßvater Stier-Thore gehört, und vielleicht noch häufiger von dessen Bruder – Nadd-Odd –, der vom Kurs abgekommen war und Island entdeckt hatte. Ich stelle mir vor, wie sie diese Geschichten zu Nutz und Unterhaltung am Feuer im Langhaus lebendig werden ließen in den langen Wintermonaten auf Jæren, die Geschichte über den Häuptling Nadd-Odd, der in Norwegen verfolgt wurde, seinen Haushalt zusammenpackte und Kurs auf die Färöer nahm, vom Winde verweht wurde und davontrieb, bis er die fremde Insel aus Eis und Vulkanen aus dem Meer steigen sah. Nadd-Odd war einer der Vorfahren, die in Erik dem Roten weiterlebten, als der sich im Jahre 960 mit seinem Vater nach Island aufmachte, und noch viel mehr, als er zwanzig Jahre später beschloss, ein neues Land noch weiter im Westen zu erforschen, das er nur vom Hörensagen kannte. Später folgte sein Sohn Leif Erikssohn in diesem Kielwasser und war der Erste, der Vinland erkundete.

Nadd-Odd, Erik und Leif; Island, Grönland und Vinland, das alles wurde von derselben Sippe entdeckt. Ich glaube, die Macht der Erzählungen trug dazu bei, die Familie immer weiter gen Westen zu treiben.

Als die Geschichten im 19. Jahrhundert wieder aufgegriffen wurden, wurde Erik der Rote als Repräsentant der Nation Norwegen betrachtet, und die Entdeckungen von Island, Grönland und Vinland wurden der norwegischen Volksseele zugeschrieben. Wir wissen, dass Erik der Rote ein wichtiges Vorbild war, als Fridtjof Nansen beschloss, über das Inlandseis von Grönland zu wandern, und als er durch die Nordwestpassage segelte. Norwegens Rolle als Polarnation setzte mit Erik dem Roten ein.

Welche Bedeutung haben diese Erzählungen jedoch heute? Die Gegenwart zieht mich in eine andere Richtung als zur Zeit Nansens. Die Heldenerzählungen über Erik den Roten lassen sich nicht mehr auf dieselbe Weise feiern, sie müssen nuanciert und einer um vieles größeren und vielfältigeren Welt angepasst werden. Aber ich kann ihn doch trotzdem als Helden darstellen? Im Grunde geht es hier darum, welche Wahrheit und welche Fragen wir an die nach uns kommenden Generationen weiterreichen wollen.

Jetzt bin ich mit Erzählen an der Reihe.

*

»Filmst du?«, fragt mein elf Jahre alter Sohn Sigurd.

»Hoffentlich«, sage ich.

»So können wir doch nicht anfangen.« Er hebt die Hände, lächelt nachsichtig und deutet ein Kopfschütteln an. Das alles, ohne dass ich es sehe, weil ich in einem riesigen Geldbeutel nach einer bestimmten Münze suche.

Ich fand, wir sollten die Reise nach Island mit einem Video für YouTube beginnen, um die Sache für Sigurd ein bisschen spannender zu machen. Drei Viertel des Bildschirms zeigen den braunen Holztisch vor uns. Der Film kam nie bei YouTube an, er wurde einfach zu einem von ›hundert‹ Filmen von unserer Islandreise in meinem Recherchearchiv.

Jetzt, viele Monate später, sehe ich mir diese erste Aufnahme an.

Wir sitzen nebeneinander auf einem Ledersofa im *Skaga Hotel* in Hirtshals. Am Vortag sind wir von unserem Familienhof in Numedal am Lågen entlang nach Larvik gefahren und von dort mit der Schnellfähre *Superspeed* nach Hirtshals in Dänemark übergesetzt. Es ist Ende Februar 2020. Später an diesem Tag wollen wir uns auf der *Norrøna* einschiffen, die über die Färöer nach Island fährt. Sigurd interessiert sich für Schiffe und hat in den letzten Jahren immer wieder gefragt, ob wir eine Kreuzfahrt machen können. Vermutlich dachte er dabei eher an das Mittelmeer als an die Nordsee, aber die *Norrøna* ist immerhin so groß wie ein Kreuzfahrtschiff und hat Schwimmbad, Freiluftfußballplatz, Kino, Trainingsraum und Restaurants.

Wir nehmen unseren alten Subaru Forester mit. Ich habe Sigurd versprochen, dass wir mindestens einmal im Auto übernachten werden.

Aber erst einmal sitzen wir in einem Hotel in Dänemark.

Ich habe endlich die kleine, graubraune Münze gefunden, die in einer Schutzhülle aus Plastik und in einem weißen Papprahmen steckt; die Münze liegt jetzt in meiner offenen Handfläche.

»Wer hat Island entdeckt?«, frage ich.

»Die Wikinger.«

»Glaubst du nicht, dass vor denen auch schon jemand da war?«

»Die Dinosaurier?«

»Nein, kaum. Island ist eine junge Insel. Sie ist erst vor zwanzig Millionen Jahren aus dem Meer aufgetaucht, als die Kontinentalplatten vom amerikanischen und vom europäisch-asiatischen Kontinent zusammenstießen und neues Land hochpressten. Das Land gab es vor sechzig Millionen Jahren, als die Dinosaurier ausgestorben sind, noch gar nicht.«

Ich gebe ihm die Münze.

»Kannst du sehen, was das ist?«

»Eine alte Münze.«

»Wie alt, was glaubst du?«

»Tausend Jahre?«

»Nein, sie ist siebzehnhundert Jahre alt, etwa aus dem Jahr 300. Ist das nicht phantastisch?«

Ich hatte Sigurd mit der Begründung für zwei Wochen aus der Schule nehmen dürfen, dass ich ihm »Unterricht in den Fußspuren Eriks des Roten« erteilen wollte, wie ich es im Antrag formuliert hatte. Die Münze gehört zu meinem eilig improvisierten pädagogischen Plan.

Sigurd scheint es nicht weiter zu beeindrucken, dass er eine so alte Münze in den Händen hält. Er wirft seinen langen blonden Pony zurück, ehe er sich vorbeugt und die Münze in die Kamera hält. Vielleicht hofft er noch immer, dass nach einer gewissen Bearbeitung ein brauchbares Video dabei herauskommt.

»Was glaubst du, woher die stammt?«

»Island?«

»Ja«, sage ich leicht überrascht. »So eine Münze wurde in Island gefunden. Aber was glaubst du, wo sie geprägt worden ist?«

»In England?«

»Gar nicht so schlecht geraten. Aber gibt es im 4. Jahrhundert ein Land namens England?«

»Nein, war damals nicht Norwegen König über die ganze Welt?«, fragt er, lacht und sieht mich schelmisch an. Er weiß, dass ich solches Norwegen-ist-am-besten-Gerede nicht leiden kann.

Ich runzele die Stirn.

»Damals gab es kein Land namens Norwegen. Es gab auch kein England. England bedeutet ›Land der Angeln‹, nach einer germanischen Bevölkerungsgruppe, die später dorthin gelangte. Im 4. Jahrhundert gab es kein Frankreich und auch kein Deutschland. Es gab nur ein einziges großes Reich, das …«

»Das Römische Reich.«

»Ja. Das ist eine römische Münze. Siehst du da einen Männerkopf?«

Sigurd betrachtet die Münze.

»Du hättest sie putzen sollen. Da klebt so viel Dreck und Staub.«

»Die ist erodiert. Ich habe sie vor dreißig Jahren von jemandem gekauft, der sich an den Ausgrabungen der römischen Stadt Ephesus in der heutigen Türkei beteiligt hatte.«

Sigurd findet die nur schwer zu erkennende Zeichnung eines Kopfes auf der Münze. Ich erzähle, dass es sich um Kaiser Diokletian handelt, der zwischen 284 und 305 das Römische Reich regierte.

»Genau so eine Münze wurde in der Nähe eines Hofes an der Südostspitze Islands gefunden. Sie ist aus Kupfer und war für die Wikinger sicher wertvoll. Ich glaube, dass um das Jahr 300 Römer in Island waren.«

»Die haben da Urlaub gemacht, und sie hatten ein Loch in der Tasche und haben Münzen verloren?«, fragt Sigurd.

»Die Römer sind durchaus in Urlaub gefahren. Aber nicht in ferne und ungastliche Gegenden. Das tun wohl nur Norweger.«

Wir reden hin und her über diesen Münzenfund. Sigurd stellt allerlei phantasievolle Theorien auf, die meisten aus Jux, glaube ich. Am Ende kann ich das Gespräch auf meine eigene Lieblingstheorie bringen.

»Die Römer haben über Britannien geherrscht, wie sie England damals nach dem dort siedelnden keltischen Volk der Britonen nannten. Der römische Machtbereich ging bis zum Hadrianswall im heutigen Nordengland. Zu denen, die diesen Wall immer wieder angriffen und die Römer bedrohten, gehörten die sagenumwobenen Pikten, ein Volk mit grünen und blauen Tätowierungen und einer Sprache, über deren Herkunft wir nichts wissen. Zum piktischen Machtbereich gehörten auch Orkney und Shetland, bis im 8. Jahrhundert die Wikinger dort auftauchten. Wir wissen, dass römische Truppen um das Jahr 300 die Pikten auf Orkney und Shetland angegriffen haben.«

Ich hole eine Landkarte auf mein Handydisplay, zeige ihm, wo der Hadrianswall verlief und wo Orkney und Shetland vor der schottischen Küste liegen.

»Ich glaube, ich weiß, was passiert ist«, sagt Sigurd. »Genau dasselbe wie bei *71° Nord*. Die Römer kriegten eine Landkarte in die Hände, sollten auf Orkney eine Aufgabe lösen und sind in die falsche Richtung losgedüst und in Island gelandet.«

»Ja, genau. Vielleicht ist ein großes römisches Kriegsschiff mit hundert Ruderern in einen Sturm geraten und nach Island getrieben worden. Aber auch vorher können da Menschen gewesen sein. Schon dreihundert Jahre vor Christus hat ein griechischer Entdecker über eine Insel namens Thule geschrieben, die sechs Tagesreisen nördlich von Britannien lag, auf der Höhe des Polarkreises, und damit kann Island gemeint gewesen sein. Aber es ist nicht weiter von Bedeutung, ob Griechen und Römer in Island waren oder nicht. Sie lebten in fortgeschrittenen Zivilisationen mit Städten, mit Macht und Reichtum und Handelsbeziehungen in alle Welt. Was für ein Interesse hätten die an einer menschenleeren Insel weit draußen im Meer haben sollen, wo es nicht einmal viele Tiere gab? Vermutlich wollten sie nur nach Hause und zu den Wasserklosetts in ihren Städten.«

»Was für Klosetts hatten die Wikinger?«, fragt Sigurd.

»Die hatten gar keine. Sie hockten sich einfach hinter den Stall. An Bord mussten sie den Hintern über die Reling hängen und sich gut festhalten.«

Ich verziehe den Mund und überlege.

Ich sehe mir das Video nochmal ganz genau an. Vermutlich versuche ich, den Faden in meinem pädagogischen Projekt wiederzufinden. Sigurd fährt sich mit der Hand durch die Haare und schaut sehnsüchtig aus dem Fenster. Ich denke, dass unser Gespräch einen wichtigen Punkt berührt hat: Wer hat eigentlich ein Interesse daran, sich an einsamen und ungastlichen Orten am Rand der Welt niederzulassen?

Ich lasse das Video weiterlaufen.

»Es gibt auch Geschichten über ein anderes Volk, das vor den Wikingern in Island war«, sage ich dann. »Menschen, von denen wir wissen, dass sie das, was sie dort fanden, zu schätzen wussten.«

Wir schweigen, und ich warte auf eine weitere Frage. Sigurd schaut mich an, dann begreift er, dass er an der Reihe ist.

»Was denn?«

»Die Stille.«

»Die Stille?«

»Ruhe und Frieden.«

»War es denn da so still, trotz Vulkanausbrüchen, Erdbeben und Geysiren?«

»Ja. Kaum Tiere, keine Menschen, nur Natur, einsam und öde. Wem gefiel so etwas? Weißt du noch, dass wir gestern im Auto darüber gesprochen haben?«

»Diese irischen Mönche?«

»Ja. Der irische Mönch Dicuil schrieb zu Anfang des 9. Jahrhunderts, dass kleine Gruppen von Mönchen auf das Meer hinausgefahren waren, zuerst zu den Färöern, dann zu einer Insel, bei der es sich vermutlich um Island handelte, um dort in aller Einsamkeit Gott zu dienen. Die ersten Wikinger, die sich in Island niederließen, berichteten, dass dort schon Menschen lebten, die sie ›Papar‹ nannten, christliche Männer, die von Westen über das Meer gekommen waren. Sie hinterließen irische Bücher, Glocken und allerlei andere Dinge, als sie vor den Wikingern flohen. Neuere Untersuchungen zeigen, dass die Mönche in Island in Höhlen hausten, vielleicht schon um das 8. Jahrhundert. Genau wie die ersten Christen im Römischen Reich, die die Einsamkeit in der Wüste suchten, begaben sie sich auf unbewohnte Inseln weit draußen im Meer. Es wirkt, als wären die irischen Mönche besessen gewesen von dem Drang, Gott und fremde Länder in immer weiterer Ferne zu suchen. Es wird sogar von einem Mönch berichtet, der von den Färöern und Island aus wochenlang unterwegs war und eine Insel erreichte, wo große Weintrauben wuchsen.«

*

Später an diesem Tag begeben wir uns an Bord der großen Fähre nach Seyðisfjörður an der isländischen Westküste. Dieses Schiff kann 800 Autos oder 130 Lastwagen und 1500 Fahrgäste aufnehmen. Es ist Februar, Nebensaison, an Bord sind knapp 100 Personen.

Ich bin so einer, der 30 bis 40 Bücher und allerlei Notizblöcke und Ordner mit fachlichen Artikeln mitnimmt und sie stapelweise auf dem Boden verteilt, wo immer ich mich aufhalte, und das ist einer der Gründe, warum ich so gern mit dem Auto unterwegs bin.

Die Dämmerung hüllt uns ein, während die Fähre durch das Skagerrak gleitet.

Ich wohne ungern beengt, und ich habe einen Großteil der Reisekasse in die größte Kabine an Bord investiert, eine mit drei großen Fenstern mit Aussicht von sehr weit oben im Schiff, wo wir nun jeder auf einer Fensterbank sitzen und auf das dunkle Meer hinausschauen. Sigurd hat die Knie angezogen und schaut verträumt auf die Wellen, und manchmal wirft er einen Blick hinüber zu dem Fernseher an der Wand, der Bilder der Webcam am Bug des Schiffes zeigt.

Wir nehmen ungefähr dieselbe Route wie Thorvald und sein Sohn Erik im Jahre 960.

Die Stunden vergehen. Wir genießen das Leben auf unseren Fensterposten.

»Jetzt sieht es aus, als ob wir ziemlich nah an Norwegen wären«, sagt Sigurd. Er schaut von seiner Fensterbank zu mir herüber, um zu sehen, ob ich zuhöre. Ich bin in ein Buch vertieft. In der Ferne blinken einige kleine Lichter. Ich sehe auf meinem Telefon nach und stelle fest, dass wir ein Stück südlich von Jæren sind.

Eine kurze Treppe führt von unserer Kabine aufs oberste Deck. In der Sky-Bar unter freiem Himmel wird in der winterlichen Kälte nicht serviert. Vor den dünnen Glaswänden sitzt in Decksesseln eine Gruppe von bibbernden Rauchern. Wir gehen hinaus an die frische Luft, lassen den Wind unsere Haare packen, es ist vielleicht ein oder zwei Grad über null, das Deck ist eisfrei, wir steigen eine Treppe hoch und laufen dort oben fast bis ganz vorn auf dem Schiff, wo wir auf den Bug hinabblicken, der wogend durch die zwei oder drei Meter hohen Wellen pflügt. Der Vollmond hinter der leichten Wolkendecke sorgt für eine blaue Dunkelheit um uns herum. Die *Norrøna* ist 161 Meter lang und erreicht eine Spitzengeschwindigkeit von 21 Knoten. Während des nächsten Tages werden wir Shetland passieren, am zweiten Morgen an Bord erreichen wir dann die Färöer, wo das Schiff einen Großteil des Tages im Hafen liegen wird, bis wir uns an die letzten 19 Stunden bis nach Island machen und dort am vierten Tag morgens früh eintreffen werden.

Die Knorr von Thorvald und Erik schaffte vermutlich im Schnitt knapp über fünf Knoten, ungefähr zehn Stundenkilometer. Zuerst segelten sie hinüber nach Shetland, eine Entfernung von an die 220 Seemeilen oder 400 Kilometern. Dafür brauchten sie etwa 40 Stunden, genauso lang, wie sie für die viel weitere Strecke nach Oslo oder Trøndelag gebraucht hätten. Vermutlich hatten Leute aus Jæren, Rogaland und Hordaland schon im 8. Jahrhundert piktische Siedlungen auf Shetland und Orkney unterworfen. Diese Inseln waren dann der Ausgangspunkt für die ersten Wikinger, die Nordengland angriffen und danach bis zum Jahr 800 die Irische See heimsuchten.

Ich glaube, Thorvald, Erik der Rote und ihr Schiff erreichten Shetland am Abend ihres zweiten Tages an Bord.

Der knapp gehaltene Sagatext sagt nichts über die Fahrt von Jæren aus nach Westen. Das Publikum, für das der Bericht damals bestimmt war, wusste genau, wie eine Überfahrt nach Island vor sich ging.

Wir wollen jetzt zum Swimming Pool auf dem untersten Deck. Zu unserer großen Enttäuschung ist der im Winter geschlossen, weil nur wenige Fahrgäste und so gut wie keine Kinder an Bord sind. Die wichtigste Funktion der *Norrøna* in dieser Jahreszeit ist es, Container und Lastwagen vom Festland zu den Färöern und nach Island zu bringen. In der Kabine macht Sigurd sich zum Schlafen bereit und kriecht auf der einen Seite unseres großen Doppelbettes unter die

Decke. Er liest in einem kurzen englischen Buch über *Erik the Red*. Seine Begeisterung lässt die Reise für mich sinnvoll wirken. Besser als irgendeine andere Reise, die ich bisher unternommen habe, um ein Buch zu schreiben. Ich sage ihm, er soll die Augen schließen und sich Thorvald, Erik den Roten und die gesamte Reisegesellschaft in der ersten Nacht an Bord des Wikingerschiffes vorstellen.

»Sie haben auf der breiten Knorr an Deck geschlafen, immer zwei und zwei in großen Schlafsäcken aus Fellen, vermutlich mit einer breiten Felldecke über sich. Die Leibeigenen schliefen zusammen mit den Tieren auf einem tiefergelegenen Teil in der Mitte des Schiffes, im Schutz des quergelegten Leichtbootes. Stell dir den 15 Jahre alten Erik vor, der über das Schiff geht, er schaut hinunter auf die Leibeigenen, die sich zwischen Kälbern und Schweinen zusammengerollt haben, dann geht er weiter zum Bug, wo er hinter einem geschnitzten Drachenknopf stehenbleibt. Er blickt hinaus auf die Wellen, so wie du, wenn du hier auf der Fensterbank sitzt. Vielleicht hat er sich einen Becher Bier aus einer der hölzernen Tonnen unter Deck geholt, dort, wo auch Pökelfleisch, Trockenfisch und Flachbrot gelagert sind, ihr Proviant für unterwegs. Es ist jetzt elf Uhr abends. Wenn Erik sich um diese Zeit im Zelt hinten auf dem Schiff zum Schlafen hinlegte, würde sein Vater Thorvald auf das Steuerruder aufpassen und die Aufsicht über das Schiff haben, bis er seinen Sohn mitten in der Nacht aufwecken würde, damit der die nächste Wache bis zum Morgen übernehmen könnte.«

Ich sehe, dass Sigurd jeden Moment einschlafen kann. Vielleicht können unsere Reise und meine Erzählungen seine Neugier wecken? Ich würde ihm die Geschichte gern als etwas Unentdecktes und Spannendes zeigen, ihm zeigen, dass die Vergangenheit kein langweiliger Unterrichtsstoff ist, sondern eine unendliche Welt, in die wir reisen können. Eine Welt, die sich immer wieder herausfordern lässt und in der wir alle Entdecker sind.

*

Am nächsten Morgen werde ich davon geweckt, dass das Schiff ächzt und gewaltig schlingert. Mir ist schlecht und ich bin total erschöpft, ich nehme Tabletten gegen Seekrankheit und höre über die Lautsprecher, dass wir aufgrund eines Sturms zwischen Shetland und den Färöern zehn Stunden Verspätung haben werden, weil wir das Ende des Sturms abwarten. Wir hätten große Teile des nächsten Tages auf den Färöern verbringen sollen; jetzt müssen wir also auf hoher See ausharren. Voller Begeisterung steht Sigurd auf, setzt sich auf die Fensterbank, klammert sich fest und stößt Freudenrufe aus, wann immer eine Welle die Gischt gegen unsere Fenster auf dem achten Deck schlagen lässt. Der Kapitän sagt, die Wellen seien zwischen fünf und zehn Meter hoch.

Es hatte seine Gründe, dass zur Wikingerzeit solche Reisen nicht im Winter unternommen wurden. Der Seeweg nach Island und später nach Grönland war nur im Sommer offen.

Ich muss lange im Bett liegen bleiben, um die Übelkeit in den Griff zu bekommen. Nach einigen Stunden taumeln wir nebeneinander her durch den Gang und die Treppen hinunter, um den letzten Rest Frühstück nicht zu verpassen. Unten im Restaurant laufen alle breitbeinig umher, damit nichts von den Tellern rutscht, wenn das Schiff sich abermals schräg legt. Ich zwinge ein Brot mit Leberwurst hinunter. Der große Kühlschrank, der Milch und Joghurt enthält, geht krachend zu Boden. Danach manövrieren wir uns vorsichtig wieder zurück in die Kabine. Die Tabletten gegen die Seekrankheit neutralisieren die Übelkeit, machen mich aber müde und schlapp.

Wir befinden uns noch immer irgendwo vor der Küste von Shetland. Ich starre mit leerem Blick auf den Bildschirm, der den mit den Wellen sich langsam hebenden und senkenden Bug zeigt. Irgendwann lässt das Schaukeln nach. Sigurd geht zu den Spielautomaten ein Deck höher. Ich schlafe ein.

Als ich aufwache, sitzt Sigurd wieder auf der Fensterbank.

»Bekommst du es nie über, die Wellen zu betrachten?«

»Nein, nie.«

Mein schlechtes Gewissen versetzt mir einen Stich. Wir setzen uns nebeneinander auf das Ledersofa, das vor einem Tisch zwischen Bett und Fenstern steht. Sigurd ist noch immer berauscht vom Leben an Bord eines großen Schiffes. Ich bin noch immer angeschlagen, aber ich habe einiges geplant, das wir heute in unserer ›Schule‹ durchnehmen werden.

Ich stelle die Kamera auf, die alles filmt, damit ich später darüber schreiben kann.

Ich sage, dass jetzt ein Spiel kommt.

»Okay?« Sigurd rutscht neben mir auf dem Sofa herum.

»Es ist am allerfrühesten Morgen an Bord des Schiffes von Erik dem Roten und seinem Vater Thorvald. Sie haben Shetland soeben verlassen. Sie haben keine Seekarten, kein GPS und keinen Kompass. Wie finden sie den Weg zu den Färöern?«

»Keine Ahnung«, antwortet Sigurd.

»Aber angenommen, du gehst am frühen Morgen an Deck. Wie könntest du dann den Unterschied zwischen Osten und Westen sehen?«

»An den Sternen?«

»Und welcher Stern ist der Erde am nächsten?«

»Die Sonne.«

»Die Sonne geht im Osten auf, nicht wahr. Wenn du früh aufgestanden und der Sonne entgegen gefahren wärst, wärst du nach Osten gesegelt, die Gegenrichtung wäre nach Westen, und so weiter.«

»Und wenn die Sonne weiterwandert?«

»Dann musst du deine Berechnungen anpassen, im Verhältnis zum Stand der Sonne. Erik und die Wikinger haben damals eine Peilscheibe verwendet, auf der der Gang der Sonne über den Himmel eingezeichnet war. Die Scheibe war in vier verschiedene Bereiche eingeteilt, je nach Stand der Sonne. Sie hatte in der Mitte ein Loch, und da steckten sie ein senkrecht stehendes Stöckchen hinein. Sie hatten verschiedene Kurven markiert, die zeigten, wie sich die Sonne zu den unterschiedlichen Jahreszeiten über den Himmel bewegte. Wenn sie sahen, dass die Sonne am höchsten stand, war es mitten am Tag, die Sonne schien von Süden her und der Schatten des Stöckchens zeigte nach Norden. Wie hoch die Sonne genau stand, hing davon ab, wie weit im Norden sie sich befanden, und das konnten sie an der Länge dieses Schattens ablesen. Aus den Berichten anderer wussten sie, dass sie von Shetland zu den Färöern auf der Scheibe genau zwischen Osten und Westen Kurs halten mussten, und sie wussten, dass sie sich nach ungefähr einem Tag mit normaler Geschwindigkeit dem Land nähern würden. Außerdem wussten sie, wie lang der Schatten des Stöckchens auf dem Breitengrad der Färöer war. Sie sahen sich auch die Wolken an, die sich über den Inseln draußen im Meer oft zu bestimmten Formationen zusammenballten. Sie hielten Ausschau nach Vögeln und vor allem nach Walen und Seehunden, und nach dem Tang, der in Landnähe eine andere Farbe annimmt, und die ganze Zeit setzten sie das Senkblei ein, um zu sehen, ob das Meer seichter würde. Wenn sie keine Hinweise auf Land sahen, konnten sie schlimmstenfalls nach Osten segeln, denn sie wussten, dass sie dann wieder in Norwegen landen würden.«

»Und nachts?«

»Dann sahen sie die Sterne am Himmel, vor allem den Polarstern, der immer im Norden steht.«

»Und bei Wolken?«

»Das konnte zum Problem werden. Sie merkten sich die Windrichtung, wenn sie ablegten, und orientierten sich danach an den Wellen. Aber bei schlechter Sicht und viel Wind konnten sie weitertreiben, ohne zu ahnen, wo sie landen würden. Wir lesen häufiger über Wikinger, die an ganz anderen Orten auftauchten, als sie geplant hatten. Als Erik der Rote von Grönland aus zu einer Expedition nach Vinland aufbrach, wurden sie gleich vom Kurs abgetrieben und erreichten nach einigen Wochen ein Land, das sich als Irland herausstellte. Sie waren also genau in die Gegenrichtung gesegelt.«

Erst spätabends am nächsten Tag erreichen wir Tórshavn. Es ist dunkel, es ist windig, und eine Mischung aus Regen und Schnee peitscht unsere Gesichter, als wir an Deck stehen und zur Stadt hinüberblicken. Wir gehen im Schiff nach achtern und sehen, wie sich die riesige Klappe öffnet. Container werden an Land geschafft, Lastwagen kommen angerollt, Fahrer springen heraus und klettern wieder hinein. Sigurd starrt fasziniert auf alles, was passiert: die LKWs, die mit Ladung aus- und einfahren, das System im Hafen, die Leute, die dort arbeiten, die Lastwagen, die sich nach einem bestimmten System anstellen. Hin und wieder macht er mit seinem Handy Fotos. Mir wird kalt und ich will wieder hineingehen, aber er bleibt stehen. Ich gehe ab und zu zu ihm nach draußen. Er bleibt stehen, bis der letzte Container an Land gebracht worden ist, bis die Heckklappe wieder hochgehievt wird. Sonst ist niemand mehr an Deck. Ihm muss eiskalt sein, aber das ist ihm egal.

Nach dem Essen gehen wir in den Trainingsraum. Wir werden bis zum nächsten Morgen in Tórshavn liegen. Sigurd läuft auf dem Laufband, bis der Schweiß nur so strömt. Erst lange nach Mitternacht sind wir wieder in der Kabine. Nach einer Dusche in unserem Badezimmer schiebt Sigurd einige Bücher in dem breiten Doppelbett zur Seite und legt sich hin, wobei er mit seinen müden Augen lächelt.

Am nächsten Tag fährt das Schiff durch die Passagen zwischen den großen Inseln. Wir stehen auf dem obersten Deck und schauen auf die verschneiten, pyramidenförmigen Berge auf beiden Seiten, eine grandiose Landschaft, an einigen Stellen gewürzt mit kleinen Gruppen von bunten Häusern. Ich war schon mehrmals zu historischen Führungen auf den Färöern, als Spezialist für die Wikingerzeit, und das Land hier kommt mir vor wie eine altmodische und authentischere Version von Norwegen. Olavsvaka, das Fest Olavs des Heiligen, ist hier der Nationalfeiertag, und die Sprache ist eine modernisierte

Variante des Altnordischen. Das *Vaterunser* auf Färöisch sieht so aus: *Faðir vár, tú som ert í himlunum. Heilagt verði navn títt.* Für Island gilt ein bisschen dasselbe. Bei ihnen fängt das Gebet an mit: *Faðir vor, Þú sem ert á himnun. Helgist Þitt nafn.* Sprache und Kultur auf den Färöern und in Island scheinen Erik dem Roten viel näher zu sein als bei uns in Norwegen. Ich spüre, dass die *Norrøna* uns immer weiter in seine Welt hineinbringt.

Nachdem sich im Laufe des 11. und 12. Jahrhunderts die neue altnordische Schriftsprache mit den lateinischen Buchstaben entwickelt hatte, kam es in Island zu einer literarischen Blüte. Wir haben Hunderte von Geschichten von dieser Insel, wir kennen die Namen und Erzählungen von jedem einzelnen Fjord, und auch Orkney, die Färöer und Grönland haben ihre Sagas, aber wir wissen kaum etwas darüber, was damals in norwegischen Gegenden wie Telemark, Numedal oder Hallingdal passiert ist. Als ich an diesem Morgen an Deck stehe und zum Land hinüberschaue, erkenne ich mehrere der in den Sagas erwähnten kleinen Orte.

Thorvald und Erik kamen nach ungefähr dreißig Stunden Überfahrt von Shetland zu den Färöern. Thorvalds Vater Åsvald war vermutlich ein Vetter zweiten Grades der Brüder Breste und Beine Sigurdssöhne, die über den südlichen Teil der Färöer herrschten und auf Skuvøy wohnten, einer kleinen Insel, die aussieht wie ein einziger langer Grasrücken auf dem Meer, während auf der anderen Seite Felsen steil zum Wasser hin abfallen. Die Regeln für Erbe, Bußen und Pflichten in der altnordischen Gesellschaft beinhalteten auch, dass alle über fünf Generationen hinweg ihre Vorfahren sowie die Sippenverhältnisse bis ins dritte und vierte Grad kennen mussten. Breste und Beine Sigurdssöhne waren so eng mit Thorvald verwandt, dass sie dazu verpflichtet waren, ihm auf seiner Reise nach Island behilflich zu sein. Wir können uns deshalb vorstellen, dass die Reisegesellschaft ihr großes Schiff am Anleger auf Skuvøy vertäute, die Tiere an den Häusern des Hofes vorbeiführte und dann an dem steilen, fruchtbaren Hang grasen ließ. Thorvalds und Eriks Familie wurde in einem der Langhäuser auf dem Plateau oberhalb des Wassers untergebracht, die anderen schliefen in den Scheunen auf dem Hof.

Hier wurden irische Kreuze aus dem 7. Jahrhundert gefunden. Diese Kreuze berichten davon, dass es auf Skuvøy eine irische Mönchsgemeinde gab, ehe die altnordischen Entdecker eintrafen. An anderen Orten auf den Färöern haben Isotopenuntersuchungen Spuren von Weidetieren und Getreideanbau bis zurück ins Jahr 500 nachgewiesen. Viele Forscher meinen, diese frühe Landwirtschaft sei von den ersten christlichen Siedlern betrieben worden. Die Mönche scheinen die Färöer aber nicht mehr für eine attraktive Wohngegend gehalten zu haben, als um das 9. Jahrhundert die Wikinger dort aufkreuzten, wenngleich es alles andere als sicher ist, dass das Christentum mit den Mönchen verschwand.

Neue DNS-Analysen haben ergeben, das 87 Prozent der männlichen Abstammungslinien auf den Färöern nach Skandinavien zurückverfolgt werden können, 83 Prozent der weiblichen (mitochondriale DNS) stammen von Schottinnen oder Irinnen. Das lässt sich indirekt durch das erklären, was die Saga über den ersten Skandinavier auf den Färöern berichtet. Er hieß Grim Kamban. *Grim* ist ein typischer altnordischer Name, während *Kamban* vom Gälischen *cam*, ›krumm‹, herstammt und so ungefähr ›der Hinkende‹ bedeutet. Dieser Grim muss also so lange in Schottland, Irland oder auf den Hebriden gelebt haben, dass er einen lokalen Beinamen bekommen hatte. Diese Geschichte ist typisch für einen Großteil der ursprünglichen Bevölkerung der Färöer und Islands; es waren Männer, die auf Wikingfahrt die britischen Inseln besucht hatten, sie hatten sich dort niedergelassen und Irinnen oder Schottinnen geheiratet, und außerdem hatten sie vor allem aus Irland Gefangene oder dort gekaufte Leibeigene mitgebracht, mit denen sie ebenfalls Kinder bekamen. Die meisten dieser Frauen waren Christinnen. Im 9. und 10. Jahrhundert wanderten viele solche Familien auf die Inseln weit draußen im Meer aus. Darin liegt eine Art verborgene Erzählung über die irischen Frauen, die Christinnen und die Sklavinnen, die Menschen, die erst sichtbar werden, wenn wir die Sagas genau unter die Lupe nehmen. In diesem Zusammenhang ist es interessant, dass der Häuptling Beine Sigurdssohn, also der Vetter zweiten Grades von Thorvalds Vater und Onkeln, mehrere Jahre zuvor einen christlichen Gedenkstein für seine Mutter Ann errichtet hatte, die Tochter von Nadd-Odd. Der Text auf diesem Stein war in einer Mischung aus Gälisch und Altnordisch gehalten.

Als die Färöer hinter uns liegen, gehen wir zum Frühstück hinunter ins Restaurant. Wir setzen uns an unseren üblichen Fenstertisch.

Ich frage Sigurd, wer der erste Wikinger in Island war.

»Dieser Ururgroßvater von Erik dem Roten.«

»Ja. Oder der Bruder seines Urgroßvaters.«

»Oder der Onkel der Tante der Schwester des Großvaters?«

»Nein, der Bruder des Urgroßvaters. Er hieß Nadd-Odd, kam aus Agder und wollte zu den Färöern, kam aber vom Kurs ab und erreichte Reyðarfjörður an der isländischen Ostküste, gleich südlich von Seyðisfjörður, wo wir morgen früh ankommen werden. Im *Landnahmebuch* steht, dass er und seine Mannschaft ihr Schiff vertäuten und auf einen Berggipfel stiegen. Von dort aus hielten sie Ausschau nach Rauch von Feuerstätten und anderen Hinweisen darauf, dass dort Menschen wohnten, sie sahen aber nichts. Sie schlugen unten am Fjord ihr Lager auf, blieben bis zum Herbst in dem fremden Land, von dem sie nicht wussten, ob es eine Insel war oder nicht. Als sie aufbrechen wollten, fing es an zu schneiden, und als sie sich vom Meer aus umschauten, war das Land mit einer weißen Decke umhüllt und sie nannten es ›Schneeland‹.«

»Warum haben sie den Namen dann geändert?«, fragt Sigurd.

»Das hat ein späterer Besucher aus Norwegen getan, ein gewisser Floki. Er und einige andere wollten sich in dem neuen Land draußen im Meer niederlassen. Den ersten Sommer verbrachten sie vor allem mit Fischen und Jagen im Meer und sammelten nicht genug Futter für ihr Vieh, das deshalb im Laufe des Winters starb. Im Frühjahr stieg Floki auf einen Berg und blickte hinab in einen mit Packeis gefüllten Fjord. Deshalb nannte er das ganze Land *Ísland* (›Eisland‹), und danach fuhr er wieder nach Hause. Ob diese Geschichte nun wahr ist oder nicht, finde ich diesen Namen doch ziemlich natürlich für diese Insel.«

»Gibt es da denn so viel Eis? Hätten sie Island nicht Grönland nennen können?«

»Vielleicht wollten die, die das Land Island genannt haben, nicht, dass so viele Leute hinkämen. Vielleicht wollten sie die Insel für sich behalten? Aber egal, so ungefähr das Erste, was man sieht, wenn man von Osten und Süden angesegelt kommt, ist der gewaltige Gletscher Vatnajökull, und da war es doch ganz natürlich, das ganze Land nach diesem Riesentrumm zu nennen. Zehn Prozent von Island sind konstant von Eis bedeckt. Kein anderes Land kann sich damit vergleichen, außer die Antarktis und Grönland.«

*

Am nächsten Morgen erwache ich in aller Herrgottsfrühe, weil das Boot stillliegt. Das leise Summen der Motoren verstärkt die Stille noch. Ich stehe auf und schaue hinüber auf die Lichter von Häusern und Straßenlaternen in Seyðisfjörður. Ich mache mir mit meiner mitgebrachten Kaffeemaschine einen Espresso und bleibe mit der kleinen Tasse in beiden Händen stehen, starre hinaus und genieße die Stille. Der Vollmond leuchtet gedämpft über den Häusern und Straßen dieses Ortes mit ungefähr 700 Einwohnern, der von lila, blau, rot und weiß gestrichenen Holzhäusern dominiert wird. Wir befinden uns im Inneren dieses engen Fjords im äußersten Osten Islands. Hinter dem kleinen Ort erhebt sich eine Wand aus schneebedecktem Geröll und Gestein unterhalb von Kaskaden eines Steilhangs, der sich bis zu den Gipfeln hinaufzieht.

Hier ist die Endstation des einzigen Passagierschiffs aus Europa.

Es wird noch viele Stunden dauern, bis wir das Schiff verlassen können. Ich greife wieder zur Saga. Ich habe das Gefühl, dass wir schon weit gereist sind und viel erlebt haben. Aber ich befinde mich noch immer im dritten Satz.

> Vater und Sohn fuhren aufgrund von Mordangelegenheiten von Jæren nach Island und nahmen Land bei Hornstrandir und wohnten in Drangar.

Auch das Schiff von Thorvald und Erik steuerte zuerst die isländische Ostküste an. Vermutlich wollten sie in einem der Fjorde an Land gehen, vielleicht hier in Seyðisfjörður. Vielleicht sahen auch sie diese prachtvolle Landschaft mit Bergen, Fjorden und dem Tal, das sich auf der rechten Seite ins Landesinnere hineinschneidet, wo sich der vereiste Fluss abwärtswindet. Was für eine Vorstellung, herzukommen und Land zu »nehmen«. *Landnám* ist das altnordische Wort für dieses Vorgehen. Das Prinzip war, dass alle, die unbewohnte Gegenden vorfanden, dort durch ein bestimmtes Ritual Anspruch auf Land erheben konnten. Indem man sich den Boden aneignete, wurde man zu einem freien und unabhängigen Mann, und diese Jagd nach Unabhängigkeit entfachte bei den Wikingern einen nahezu unstillbaren Durst nach neuen Landgebieten, in denen sie unbehelligt von anderen herrschen konnten.

Dem *Landnahmebuch* zufolge nahmen die Wikinger die Pfosten ihrer Hochsitze von ihren Höfen mit, als sie Norwegen verließen. Auf dem Hochsitz saßen die Häuptlinge während der Opferfeiern, durch die die Verbindung zu den Göttern aufrechterhalten wurde. Ingolf Örnssohn vom Sunnfjord gilt als der erste Landnahmemann in Island. Vor seinem Aufbruch demontierte er seinen Hochsitz. Als sie Island fast erreicht hatten, warf er die Pfosten ins Wasser, damit die Götter ihm das neue Land zeigen könnten, das er sich aneignen sollte.

Später in der Saga erfahren wir, dass auch Thorvald und Erik ihren Hochsitz zu Hause in Jæren auseinandergenommen hatten. Sie hatten die sogenannten ›Sitzstöcke‹ mitgenommen, die Querbalken, die die Basis unter dem Hochsitz bildeten. Diese besonders stabilen Holzstücke, vielleicht mehrere Hundert Jahre alt und reich verziert mit geschnitzten Bildern von Gottheiten und Fabeltieren, lagen sicher in Decken gewickelt unten im Laderaum der Knorr, als sie die Ostküste erreichten. Oft brachten die Landnahmemänner auch Erde mit, die sie unter dem Hochsitz gesammelt hatten. Die Erde, die Menschen und die Gottheiten, alle alten Bindungen sollten im neuen Boden verankert werden. Aber sie konnten die Stöcke nicht über Bord werfen, denn das Land um die östlichen Fjorde herum war bereits in Besitz genommen worden. Sie mussten zur Nordküste hochfahren und dann nach Westen und abermals nach Norden, bis sie die ungastlichsten Gegenden Islands erreicht hatten, nämlich Strandir und Hornstrandir. Zu dieser Zeit, fast hundert Jahre nach Beginn der Landnahme, waren die Möglichkeiten, das Schicksal von den Göttern entscheiden zu lassen, vielleicht begrenzt. Die später eingetroffenen Landnahmemänner mussten sich wohl mit den wenigen Gebieten zufriedengeben, die noch unbesetzt und unbebaut waren.

Nach dem Frühstück fahren wir an Land und in eine Garagenhalle, wo ein Zollbeamter ans Fenster klopft und fragt, was wir auf Island vorhaben. Ich sage, dass wir um die ganze Insel fahren wollen, in Verbindung mit einem Buch, das ich über Erik den Roten schreibe.

»Ein Buch über Erik den Roten?«, fragt er auf Englisch. »Das ist aber originell.«

»Ja«, sage ich. »Es ist noch kein Buch über ihn geschrieben worden, nicht seit den Sagas im 13. Jahrhundert.«

»Hat er viele Verwandte hier in Island?«

»Das glaube ich eher nicht. Sie wissen doch, er ist dann nach Grönland weitergezogen, und da sind seine Kinder aufgewachsen. Einer seiner Söhne ist ja sogar in Amerika gestorben.«

»Genau«, sagt der Zollbeamte und winkt uns weiter.

Seyðisfjörður scheint im Winterschlaf zu liegen. Im Sommer muss hier gewaltig was los sein, wenn einmal in der Woche fünfzehnhundert Fahrgäste und Hunderte von Autos und Lastwagen an Land kommen. Jetzt treiben nur wir und einige Globetrotter in Autos mit Allradantrieb uns zögerlich auf den Straßen herum.

Wir fahren aus der Stadt hinaus und auf eine Felsscharte zu, wo sich ein enges Tal gleichmäßig zu den Bergen hin anhebt. Am Straßenrand liegt der Schnee über drei Meter hoch. Ein Alpinzentrum war offenbar dermaßen zugeschneit, dass sie den Versuch aufgeben mussten, es offen zu halten.

Nachdem wir durch die Stadt Egilsstaðir gefahren sind, mit ihren 2500 Einwohnern die größte in dieser Gegend, geht es eine Stunde nach der anderen auf der Nordseite der Insel nach Westen. Die ganze Zeit über langgestreckte, verschneite Hochebenen. Ich hatte mir vorgestellt, der Winter in Island sei nicht der Rede wert, eher so wie in Jæren, mit Regen und braunen Feldern. In Wirklichkeit komme ich mir vor wie auf einem endlosen norwegischen Gebirgspass im Februar. An diesem ersten Tag ist unser Ziel der kleine Ort Reykjahlíð am See Mývatn. Ein seltenes Mal sehen wir unter sanften Hängen ein im Schnee verstecktes Bauernhaus.

Während ich über die Hochebenen fahre, denke ich über die Theorie nach, nach der Thorvald und Erik hier oben im Nordwesten Land nehmen mussten, weil der Rest des Landes schon besetzt war.

Ein großer Vulkanausbruch im Jahre 871 hatte eine dicke Schicht aus Asche und Staub hinterlassen, die bei Ausgrabungen im Boden entdeckt worden ist. Mit wenigen Ausnahmen liegt die ältere Bebauung über dieser Schicht, und so kann die Archäologie bestätigen, was uns das *Landnahmebuch* über die ersten altnordischen Siedler erzählt, die um 870 eingetroffen sind. Wir erfahren dort von etwa 430 Landnahmemännern in der ersten Besiedlungsphase bis 930. Sie alle brachten ihren gesamten Haushalt mit, also auch Leibeigene, freies

Gesinde und Freunde. Als Thorvald und Erik einige Jahrzehnte später angesegelt kamen, hatte das Land vielleicht 20.000 Einwohner. Es gab kaum Städte in den Gegenden, aus denen die ersten Siedler kamen, und sie gründeten auch in Island erst im 19. Jahrhundert welche.

Heute sind die Menschen in Island Europas urbanisierteste Bevölkerung. Von den 350.000 Einwohnern leben 94 Prozent in Städten. Die Anzahl derjenigen, die auf verstreut liegenden Höfen wohnen, ist ungefähr dieselbe wie zu der Zeit, als Erik der Rote hinkam. Damals war das Boot also voll? Aber Stunde um Stunde auf dem Weg nach Mývatn ist alles menschenleer. Auch Thorvald und Erik blickten sicher auf endlose unbewohnte Gegenden im Inselinneren.

Als im 9. Jahrhundert die ersten Wikinger herkamen, war das Land bedeckt mit dichtem Laubwald und Dickicht, das sich von den Ufern bis hoch in die Berge zog. Das meiste davon wurde abgebrannt und zu mit Gras bewachsenen Weiden für Schafe umgewandelt. Höher oben lag bereits fertiges Weideland, aber der Boden war Jahrtausende lang ungestört geblieben, das Gras war langsam gewachsen, und als die Schafe dort zu weiden begannen, wuchs es nicht nach. Die Hochebenen waren danach ausgezehrt, und da tiefer im Boden die Ascheschichten lagen, sanken sie ein; die Jahrzehnte vergingen, und als Erik und Thorvald eintrafen, waren gewaltige Bereiche im Binnenland zu unbewohnbarem Ödland geworden. Unter den endlosen, schneebedeckten Weiten, die wir passieren, verbergen sich vor allem Kies und Sand.

Nicht weit vom Mývatn entfernt wechselt die Landschaft zu einem Chaos aus kleinen Gipfeln, und an vielen Stellen quillt Dampf aus dem Boden. Der Atlantische Rücken, wo die Kontinentalplatten von Amerika und Eurasien aneinanderstoßen, zieht sich quer durch Island. Der Mývatn und seine Umgebung sind ein Treffpunkt, an dem das Grundwasser aus dem rotglühenden Erdmantel austritt, als Dampf nach oben gepresst wird und das Wasser in den oberen Schichten erwärmt, das dann kochend an die Oberfläche strömt.

Wir fahren auf einen verschlammten Parkplatz. Eis und Schnee schmelzen trotz der Minusgrade. Sigurd rennt los, um Fotos von den brodelnden Schlammpfützen zu machen. Was haben die ersten Siedler gedacht, als sie das hier sahen? Glaubten sie, die Welt würde vor ihren Augen noch einmal erschaffen? In der altnordischen Mythologie entsteht dort neues Land, wo sich Feuer und Eis begegnen. Kriege und Konflikte hätten die Welt fast untergehen lassen, aber an einem anderen Ort stieg dann abermals die fruchtbare Erde auf. Im *Landnahmebuch* wird erzählt, dass viele der ersten Siedler in Island Häuptlinge waren, die dabei waren, im Kampf gegen den westnorwegischen König Harald Schönhaar zu unterliegen. Man kann fast den Eindruck gewinnen, dass die alten Häuptlingssippen ins Meer gejagt wurden. Vielleicht wurde Island als Paradies betrachtet, wo sie einen neuen Pakt mit den Gottheiten eingehen könnten, ein Ginnungagap, wo unterirdische Flammen auf das Eis trafen und eine neue Welt erschufen?

Wir fahren weiter zu dem großen Binnensee Mývatn, der so seicht ist, dass man im Sommer viele Kilometer weit darin waten kann. Jetzt sehen wir nur eine endlose Fläche aus Eis und Schnee. Wir wollen in dem kleinen Ort Reykjahlíð am Ende des Sees übernachten. Es geht auf den Abend zu, und wir brauchen Ruhe. Ich habe hier eine kleine Hütte gebucht. Wir holen den Schlüssel in einer Art Jugendherberge – eine lange Baracke voller Weltenbummler aus Asien und den USA, Reisende zwischen zwanzig und vierzig Jahren, die sich alle kleine Wagen mit Allradantrieb gemietet haben, um das exotische und unzugängliche Island im Winter zu erleben. Ich muss meine Theorie, dass nur Norweger an kalten, ungastlichen Orten Ferien machen, an den Nagel hängen. Reykjahlíð besteht aus vierzig bis fünfzig niedrigen Häusern, die scheinbar zufällig über eine flache Stelle am Ende des Sees verteilt sind, mit einer etwas am Rand der Siedlung errichteten weißen Steinkirche und einem Hotel mit mehreren Etagen.

Nichts in der Umgebung von Reykjahlíð lässt sich mit Erik dem Roten in Verbindung bringen. Sigurd und ich wollen jetzt einfach einige Tage zusammen sein und Island erleben. Ich finde, dass die Reise zu den Herdstätten der Sagahelden an sich schon ein Teil des Ziels sein müsste, auch in den Büchern, die ich danach über diese Helden schreiben werde. Die meisten von uns brauchen eine Verschnaufpause von den historischen Untersuchungen.

Nachdem wir im lokalen Supermarkt Lebensmittel, Schokolade und Limonade gekauft haben, biegen wir auf eine kleine Straße zum Flugplatz ab, den wir hinter einer sanften Erhebung sehen können. Auf der Straße ist schon eine ganze Weile kein Schnee mehr geräumt worden. Der Flugplatz ist im Winter wohl kaum in Betrieb. Ich gebe zwischen den Schneewehen so viel Gas, wie ich es nur wage, dann biegen wir auf eine noch kleinere Straße ab, genauer gesagt, wir sehen sie nicht, und ich weiß gar nicht, ob sie überhaupt vorhanden ist, es gibt nur eine Spur im Schnee, der ich mit hämmerndem Herzen folge, während der Wagen sich einem winzigen, funktionalistischen Haus nähert, das ganz allein zwischen Kirche und Flugplatz steht, ein wenig höher als der Ort, mit phantastischem Blick auf Vulkangebirge und einsame Hochebenen. Das Haus sieht aus wie ein rechteckiger Holzklotz mit Schrägdach und einem Fenster, das mehr als die Hälfte der einen Längswand einnimmt. Nachdem wir eine Menge Schnee weggetreten haben, können wir die Tür öffnen und stehen dann in einer Küche mit Holztäfelung an den Wänden und einem Panoramafenster zur offenen Landschaft hin. Außerdem hat das Haus ein Schlafzimmer mit einem großen Bett und ein kleines Badezimmer. Das alles auf einer Fläche von insgesamt fünfundzwanzig Quadratmetern mit Fußbodenheizung überall.

Am Abend fahren wir zum Naturbad *Mývatn,* mit Schwimmbecken auf mehreren Ebenen und bis zu 40 Grad im Wasser zwischen Eis und Schnee. Wir baden, bis die Sonne hinter dem Horizont versinkt.

*

Am nächsten Morgen stehe ich mit der Sonne auf und sehe sie über dem weißverkleideten Vulkan am gegenüberliegenden Ufer glühen. Wir wollen eine Tagestour nach Húsavík an der Küste machen und an einer Walsafari teilnehmen. Draußen ist es siebzehn Grad unter null und windstill. Unser kleines Schuhkartonhaus ist warm und angenehm. Ich mache mir einen Kaffee, setze mich an den Küchentisch und lese. Wir haben bisher erst ein Drittel der Strecke von Ost- nach Westisland zurückgelegt. Thorvald und Erik müssen fünf Tage von der Ostküste bis zur Landnahme ganz oben im Nordwesten gebraucht haben.

Ich gehe ins Schlafzimmer und wecke Sigurd, damit wir rechtzeitig zur Walsafari unterwegs sein können. Als wir am Vorabend in dem warmen Becken lagen, hatte ich ihm von dem besonderen Ritual erzählt, das dem *Landnahmebuch* zufolge durchgeführt wurde, wenn jemand Land nehmen wollte.

»Weißt du noch, was sie dann machen mussten?«, frage ich und schaue auf die Landschaft draußen.

Sigurd reibt sich den Schlaf aus den Augen und zieht die Knie bis ans Kinn.

»Das Landnahmeritual. Weißt du noch?«

»Jetzt hetz mich doch nicht so.«

»Wir müssen vor der Walsafari ein bisschen Schule absolvieren.«

Sigurd schüttelt den Kopf und seufzt, antwortet aber:

»Am frühen Morgen stiegen sie auf einen Berg und machten dort ein großes Feuer. Dann gingen sie, so weit sie konnten, und machten immer weitere Feuer, bis die Sonne unterging. Von einem Feuer mussten sie bis zum nächsten blicken können. Am Ende machten sie aus den Feuern eine Art Kreis oder Viereck oder so, und alles darin war ihr Land.«

»Ja. Wenn das Land also nicht schon von anderen genommen war. Und das Feuer, das sie bei Sonnenaufgang entfachten, musste bis zum Sonnenuntergang ganz herunterbrennen.«

Wir schauen aus dem Fenster und zeigen auf mehrere erloschene Vulkane, die ein Landnahmemann besteigen konnte, um ein Feuer zu machen. Hier muss es möglich gewesen sein, ein großes Stück Land zu nehmen. Ich erzähle, dass dieses Ritual auch aus anderen menschenleeren Gegenden in Skandinavien und Irland bekannt ist. Und dass diese Feuer vielleicht auch übernatürliche Mächte davon in Kenntnis setzen sollten, dass Menschen nun dieses Land besetzt hatten. Die Menschen erhielten dieses Recht gewissermaßen von der Natur aufgrund der Tatsache, dass sie das Feuer kontrollieren konnten.

*

Unten an der Küste sind es nur zwei Grad unter null, aber auf dem Fischkutter, auf dem wir die Walsafari antreten, weht es heftig, es ist so bitterkalt, dass wir das schon wieder exotisch und spannend finden. Wir heben und senken uns drei Stunden lang zwischen hohen Wellen und sehen nur vier Delphine, aber trotzdem ist Sigurd absolut zufrieden. Er hat sich nicht eine Sekunde lang beklagt, sondern ist in den Bug geklettert, wo die Gischt ihm ins Gesicht schlägt. Die anderen an Bord, die auf mich wirken wie mehr oder minder professionelle Reisende aus aller Welt, lächeln und zeigen auf Sigurd, während sie selbst vor Kälte bibbern.

Am Nachmittag kraxeln wir zweihundert Meter einen steilen Hang hoch und erreichen, zwei Kilometer von unserem Haus entfernt, einen riesigen Krater. Er stammt von einem Vulkanausbruch ungefähr 100 Jahre vor Christus. Ich stelle mir das Drama vor, das sich hier draußen zugetragen hat und von niemandem gehört wurde. Ein gewaltiges Drama mitten in der Stille.

Wir brauchen zwei Stunden, um den Krater zu umrunden, und lange sehen wir dort oben keinen anderen Menschen. Tief unter uns fegt eine Gruppe von Schneemobilen durch das Gebirge. Es dämmert schon, als wir einer total verängstigten jungen Frau aus Taiwan begegnen, die sich nicht traut, dort nach unten zu gehen, wo sie aufgestiegen ist. Ich nehme ihre Hand und zeige ihr, wie sie auf dem steilen Hang die Hacken in den Schnee bohren soll. Am Ende lässt sie meine Hand los. Sigurd und ich wickeln uns in Plastiktüten und jagen in wildem Tempo nach unten. Hinter uns heult die Taiwanesin vor Lachen.

Danach fahren wir mit unserem Auto mit Allradantrieb durch die Dunkelheit über einen Offroadweg zu einer einsam gelegenen Höhle. Wir kriechen immer tiefer hinein, bis wir mit unseren Handylampen einen großen, dampfenden See im Berginneren anleuchten können. Im Haus machen wir dann ein Video. Sigurd legt sich ins Bett, isst Süßigkeiten und schaut sich auf seinem Telefon Videos an. Ich denke, dass er diesen Tag nie vergessen wird.

Erik der Rote muss ebenfalls klare Erinnerungen die ersten Tage zusammen mit seinem Vater Thorvald in Island gehabt haben. Bestimmt hat er über die Delphine, den Dampf der heißen Quellen und die Berge mit den klaffenden Kratern gestaunt.

*

Am nächsten Tag fahren wir zu den Westfjorden, dieser deformierten und scheinbar verzauberten Hand, die sich im Nordwesten vom restlichen Island wegstreckt. Die Ostseite der Hand wird Strandir genannt und ist die am wenigsten bebaute. Dort haben Erik der Rote und sein Vater Land genommen. Wir können die Hütte des isländischen Schriftstellers und Sprachforschers Bergsveinn Birgisson leihen. Bergsveinn war für seine Romane über das Leben unter den Schafzüchtern vergangener Zeiten in Strandir schon mehrmals für den Literaturpreis des Nordischen Rates nominiert. Dieser moderne Saga-Schreiber hat auch ein Buch über seinen 29 Generationen zurückliegenden Ahnen, den halb sibirischen Landnahmemann Geirmund Heljaskinn (›Schwarzhaut‹), geschrieben, einen dunkelhäutigen Häuptlingssohn aus Avaldsnes, der zu Reichtum gelangte, indem er mit Hilfe von rothaarigen Sklaven aus Dublin den Walrossbestand in den Westfjorden ausrottete. Das Buch, *Der schwarze Wikinger,* zeigt uns die erste Zeit in Island aus einem ganz anderen Blickwinkel als sonst. Die übliche Überlieferung beschreibt die frühesten Einwohner Islands als freiheitsliebende Norweger, die vor der Zwangsherrschaft Harald Schönhaars geflohen waren. Wenn wir Bergsveinn Birgisson glauben wollen, war der Reichtum, den die Walrossjagd brachte, mindestens ebenso wichtig, und die Verbindung nach Dublin, wohin die Walrossprodukte exportiert wurden, war ebenso zentral wie der Handel zwischen Norwegen und Island.

Als wir uns den Westfjorden nähern, geht es plötzlich steil abwärts zu einem der gewaltigen Flusstäler und dann weiter an einem langen, engen Fjord entlang. Wir biegen von der Hauptstraße ab und fahren auf einem kleinen, schmalen Kiesweg am Westufer des Fjords. Wir fahren nach Norden, in die Westfjorde hinein, und dann weiter aufwärts nach Strandir. Hier liegt sehr viel weniger Schnee, aber ein scharfer Wind fegt über die Straße, und ich weiß nicht genau, ob wir uns auf einer winteroffenen Strecke befinden oder nicht. Es ist überhaupt nicht so leicht, das System der Winterstraßen in Island zu durchschauen. Viele davon sind geschlossen, aber die Isländer mit ihren riesigen Allradautos befahren sie trotzdem.

Auf den ersten Dutzenden von Kilometern dort oben begegnet uns kein einziges Fahrzeug und wir sehen kaum einen Menschen. Sigurd schläft. Ich finde es schade, dass er diese einsame, karge Landschaft nicht erlebt. Im ganzen Bezirk Strandir leben nicht mehr als 800 Menschen.

Nach einigen Stunden im Schneckentempo erreichen wir Hólmavík, mit seinen 376 Einwohnern der zentrale Ort von Strandir. Wir decken uns im Supermarkt für die nächsten Tage ein. Um zur Hütte zu gelangen, müssen wir einen weiteren Fjord umfahren und dann noch ein Stück nach Norden vordringen.

Ich rufe Bergsveinn Birgisson an. Er wird sich bei den zuständigen Stellen über die Straßenverhältnisse informieren. Zehn Minuten später ruft er zurück und sagt, es müsste möglich sein, ostwärts bis Drangsnes zu fahren, von dort jedoch müssten wir für einige Kilometer einem sogenannten schwarzen Weg folgen, einer Straße, die eigentlich für den Winter geschlossen ist und nicht regelmäßig geräumt wird, von der er also nicht weiß, ob sie befahrbar ist, aber wenn wir weiterkommen, sollen wir ihn noch einmal anrufen, dann kann er uns den Weg zur Hütte erklären.

Die Landschaft ist kahl und felsig, Schneewehen wechseln sich mit zerrupftem braunen Gras ab, wo der Wind den Schnee weggefegt hat. Wir fahren durch den drittgrößten Ort von Strandir, das Fischerdorf Drangsnes mit 67 Einwohnern. Das Meer liegt riesig und dunkelblau vor uns. Hinter dem Dorf fahren wir einen steilen Hang hoch und erreichen einen Viehrost, der das Ende der im Winter gewarteten Straße markiert. Hier ist fast aller Schnee von der Straße geweht worden, nur an einigen wenigen Stellen müssen wir schneller fahren, um die Schneehaufen zu passieren.

Bergsveinn erklärt mir am Telefon den Weg zur Hütte. Die steht auf dem Hof, auf dem sein Vater aufgewachsen ist. Wir passieren einige Höfe mit Häusern und Ställen aus den 1970er Jahren und finden am Ende einen kleinen Kiesweg, der uns zum See und zur Hütte hinunterbringt. Die Hütte hat gelbe Bretterwände und kleine, sprossenlose Fenster mit roten Rahmen, ist vielleicht 60 Quadratmeter groß und im Winkel errichtet. Hinter der Hütte befindet sich ein langes, flaches Steingebäude mit sieben roten Türen. Hier ist es im Winter so kalt, dass alle Funktionen unter ein Dach gelegt wurden, vom Wohnungsteil bis zu Stall, Scheune und Vorratsschuppen, man konnte einfach zu einer Tür hinaus- und zur nächsten hineingehen.

»Es ist nicht ganz einfach, den Schlüssel zur Hütte zu finden«, sagt Bergsveinn am Telefon.

»Hä?«, rufe ich zurück. Ich habe den Wagen abgestellt und stehe vor dem langen Steinhaus. Der Wind tobt und wirbelt den Schnee um mich herum auf.

Wir müssen durch Tür Nr. 4 in dem langen Haus gehen, aber dort ist Schnee hineingeweht worden und drinnen hinter der Tür, die sich nach innen öffnet, steinhart geworden. Mit großer Mühe kann ich die Tür einen Spalt breit aufwuchten, durch den Sigurd sich hindurchaalt. Ich rufe Bergsveinn wieder an. Wir sind drinnen! Nach genauen Anweisungen findet Sigurd im dritten Blumentopf auf der Fensterbank einen Schlüssel. Ich laufe durch das Schneegestöber die hundert Meter zur Hütte. Der Schlüssel passt nicht! Wieder Bergsveinn am Telefon. Nein, der ist nicht für die Hütte, der ist für Tür Nr. 6 im Hofgebäude, und dort müssen wir dies und das und so und so tun. Am Ende stehen wir im Wohnbereich des langen Hauses, in einer Stube und einer Küche, wo es wunderbar warm ist, aber der halbmeterhohe Schnee, den wir vor dem Eingang wegschaufeln mussten, verrät, dass hier schon länger niemand mehr war. Dennoch, in der Küche im authentischen Stil der sechziger Jahre sieht es aus, als habe hier eben noch jemand bei einer Tasse Kaffee gesessen und dann vergessen, sie wegzuräumen.

Bergsveinn führt uns am Telefon durch allerlei Küchenschränke, bis ich eine Blechdose mit an die 20 verschiedenen Schlüsseln finde. Er ist nicht ganz sicher, wie der Schlüssel zur Hütte aussieht, und er hat zwei oder drei Vorschläge, was vielleicht draufsteht, aber am Ende finde ich einen, den Bergsveinn für den richtigen hält.

Auf der Veranda vor der Hüttentür liegt ebenfalls viel Schnee. Wir finden hinter Tür Nr. 7 im Haupthaus Schaufeln und schippen wie die Besessenen, um warm zu bleiben. Als wir fertig sind, ist es schon dunkel geworden. Dann müssen wir allerlei Techniken anwenden: gegen die Tür drücken, während wir gleichzeitig den Schlüssel zuerst ein Stück nach rechts und dann nach links drehen, bis das Schloss nachgibt und aufspringt. Zwei Stunden nach unserem Eintreffen auf dem Hof sind wir drinnen. Einige elektrische Öfen sind eingeschaltet, aber trotzdem ist es kalt. Ich hole unter der Hütte Holz hervor. Sigurd legt sich mit drei Decken auf das Sofa, während ich Feuer mache. Dann toasten wir uns angebrannte Käsebrote, trinken Pepsi Max und fühlen uns so wohl, wie das überhaupt nur möglich ist.

Nun liegt Drangar, der Hof Eriks des Roten, nur 70 Kilometer weiter an der Küste.

Ich studiere das *Landnahmebuch* und vertiefe mich in die Karte, um zu sehen, wer an den verschiedenen Orten weiter im Norden an der Küste von Strandir Land genommen hat. Am nächsten Tag ist klares Wetter, und obwohl ein ziemlich scharfer Wind weht, fahren wir los, gespannt, wie weit in Richtung Drangar wir wohl kommen werden. Das Ziel ist ungefähr da, wo die Straße endet, oben bei Munaðarnes gibt es einen Aussichtspunkt, von dem aus wir angeblich das Land sehen können, das Erik und sein Vater Thorvald damals genommen haben. Schnee wird über den zeitweise steilen und kurvenreichen Kiesweg geweht, aber vorläufig scheint er sich konsequent anderswo als auf dem Weg niederzulassen.

Nach 15 Kilometern erreichen wir Bjarnarfjörður. Der Weg führt auf eine Landspitze am Ende des Fjords, und wir fahren durch eine Hofanlage mit einem riesigen Betriebsgebäude, das vielleicht in den 1980er Jahren errichtet worden ist, mehreren Wohnhäusern und einer heruntergekommenen Holzkirche. Abgesehen von den gewaltigen Allradautos, die halb im Schnee vergraben vor den Häusern stehen, kann ich keine Lebenszeichen entdecken. Es war einmal ein Mann namens Björn, der alles Land hier an diesem Fjord nahm, deshalb der Name *Bjarnarfjörður.* Diese Landnahme muss sich irgendwann zu Beginn des 10. Jahrhunderts zugetragen haben. In der *Laxdæla Saga* lesen wir, dass dieser Björn aus einer mächtigen Familie stammte und sehr reich war, und dass seine Tochter Jorunn hieß und als die beste Partie der ganzen Westfjorde galt. Vermutlich erreichten Erik und Thorvald diesen Fjord hier Ende Mai oder Anfang Juni um das Jahr 960 herum und erkundigten sich nach den Verhältnissen weiter nördlich an der Küste. Björn selbst war damals wohl schon tot. Der Hof muss an einen seiner Söhne gefallen sein.

Wir fahren weiter Richtung Fjordende, passieren ein breites Flussbett und folgen auf der anderen Seite einer langen, geraden Wegstrecke. Am Ende der Ebene, wo sich Fluss und Fjord begegnen, versperrt uns eine Schneewehe den Weg. Ich fahre langsam in den Schnee hinein und habe Angst, an dieser einsamen Stelle steckenzubleiben. Nach einigen Metern drehen die Räder durch und ich muss zurücksetzen.

Es ist noch immer eine lange Strecke auf diesem kurvenreichen Weg, bis wir die Stelle erreichen, wo wir vielleicht Blick auf Drangar haben. Das ganze Projekt ist hoffnungslos und nicht zu verantworten. Leider bin ich geradezu krankhaft darauf versessen, so weit nach Norden zu gelangen wie überhaupt nur möglich. Ich will ja trotz allem ein Buch darüber schreiben. Ich finde es wichtig, am eigenen Leib denselben eiskalten Winter zu erleben, den Thorvald und Erik dort oben auf 66 Grad nördlicher Breite Jahr für Jahr ertragen mussten. Also wickeln wir uns in viele Schichten Kleidung und gehen weiter. Gemeinerweise ist der Weg hinter der Wehe schneefrei.

Wir folgen dem Weg anderthalb Stunden nach Nordosten. Der Wind wird immer heftiger. Wir nähern uns der Gemeinde Árneshreppur, mit 42 Einwohnern und einem kleinen Flugplatz, von dem sie im Winter abhängig sind. Wir frieren beide und kämpfen uns durch zu einer kleinen Hütte mit einer Terrasse, wo wir uns eine Schneehöhle graben. Dort essen wir ein paar belegte Brote und Schokolade, die wir mitgebracht haben. Ich fange an, mich vor dem Rückweg zu fürchten, davor, dass das Auto vom Schnee begraben wird, und ich sehe ein, dass wir nicht weiterkommen. Der Wahnsinn muss ein Ende haben.

Sigurd lässt kein einziges Klagewort hören. Er zittert und bibbert.

Noch immer sind wir unendlich weit von Drangar entfernt.

Ich komme mir vor wie auf einer Polarexpedition. Diese Landschaft hat etwas Nacktes, Abweisendes und Bedrohliches. Die Sonne geht unter und meine Angst wächst.

Thorvald und sein Sohn Erik der Rote gehörten zu den Großen in Jæren, wo die Schafe im 10. Jahrhundert das ganze Jahr über draußen weiden konnten. Dann ließen sie sich als Bauern unter den Bergen von Drangar nieder, direkt unterhalb des Polarkreises.

Blieb ihnen wirklich nichts anderes übrig?

*

An dieser Stelle muss ich meinen Bericht kurz unterbrechen.

Wir kamen also nicht weiter auf dem Weg nach Strandir. Später schafften wir es auch nur mit knapper Not zurück nach Norwegen. Inzwischen war Corona über uns hereingebrochen. Im folgenden Sommer spielte ich mit dem Gedanken, noch einmal nach Island zu fahren. Vielleicht könnte ich mit Zelt und Sturmküche nordwärts zum weglosen Drangar wandern, aber nein, ich kam nirgendwo hin. Uns stand eine lange Isolation bevor.

Ich musste in Norwegen bleiben. Die Schulen wurden geschlossen. Wir saßen auf unserem Hof fest und durften niemanden treffen. Es war wie eine ewigwährende Hüttentour. Die Berge um uns herum waren verlassen, nicht ein einziger Besucher fand sich ein. Und das fand ich wunderbar. Endlose Skitouren in Einsamkeit. Aber nach und nach wurden die nicht unternommenen Reisen zum Problem. Denn ich stand vor unbeantworteten Fragen, die mit dem dritten Satz in der Saga zu tun hatten:

> [Thorvald und Erik,] Vater und Sohn fuhren aufgrund von Mordangelegenheiten von Jæren nach Island und nahmen Land bei Hornstrandir und wohnten in Drangar.

Hornstrandir ist der gebrochene kleine Finger ganz im Norden der Westfjorde. Drangar liegt ein Stück küstabwärts im Süden von Hornstrandir.

Haben sie an einer Stelle Land genommen und anderswo gewohnt? Gehörte ihnen die Gegend, wo sie wohnten, gar nicht?

Ich versuche mir mit Hilfe des *Landnahmebuchs* und der Isländersagas einen Überblick über die Besitzverhältnisse in Drangar und weiter im Norden bei Hornstrandir zu verschaffen, aber ich finde die vielen Fjorde, Buchten und Namen nur noch verwirrend. Ich hatte gehofft, eine Reise dorthin, wo Thorvald und Erik Land genommen hatten, würde mir weiterhelfen. Dass das Erleben der Landschaften den kurzen Satz über Eriks Leben dort oben in Islands Nordwestecke erläutern würde.

Schlimmer noch war es, dass ich auch nicht nach Grönland fahren konnte. Sollte ich denn wirklich über die Entdeckung der größten Insel der Welt schreiben, ohne hinzureisen? Das drohte mein ganzes Konzept zu torpedieren.

Dann geriet ich in die glückliche Lage, ein exklusives Grundstück zu Hause in Numedal für eine Hütte in den Bergen verkaufen zu können, und danach hatte ich eine Million Norwegische Kronen auf der Bank. Etwas von diesem Geld investierte ich in einen der leistungsfähigsten Computer, die damals auf dem Markt waren, und in die neueste Technologie namens Virtual Reality, mit Raumsensoren und Headset mit Displays, die die Bewegungen von Kopf und Pupillen nachvollziehen, während zwei Controller Arme und Hände simulieren. Der Freund meiner Tochter, ein Fachmann für avancierte IT-Systeme, richtete mir auf dem Altenteil unseres Hofes den virtuellen Raum ein.

Ich lud mir den neuesten Flugsimulator von Microsoft herunter, wo der ganze Erdball, basierend auf Satellitenbildern, Landkarten und KI, nachgestellt ist. Die geographischen Daten werden hier fortlaufend aktualisiert, und der ganze Spaß hat eine Größe von drei Millionen Gigabyte, so dass noch der letzte Winkel unseres Planeten bis ins kleinste Detail wiedergegeben wird. Nach vielem Hin und Her konnten wir eine Menge Zusatzfeatures herunterladen, die die Landschaften in Island und Grönland noch präziser darstellten. Nach Tagen voller Versuche, Fehlschläge und Korrekturen war ich endlich startbereit.

Die Reise gen Norden zum Hof Eriks des Roten in Strandir konnte weitergehen.

*

Ich setze das Virtual-Reality-Headset auf und befinde mich in dem kleinen Flugzeug *Diamond Aircraft DV20*, mit einem Aussichtsfenster, das mich in dem kleinen Cockpit mit nur zwei Sitzen umschließt wie eine Kuppel. Das Flugzeug ist sieben Meter lang, wiegt 528 Kilo und erreicht eine Spitzengeschwindigkeit von 256 Stundenkilometern. Ich habe kaum Ahnung von Flugzeugen und habe mich für dieses Modell vor allem deshalb entschieden, weil es leicht zu manövrieren ist und weil das Aussichtsfenster mir den Blick in alle Richtungen ermöglicht.

Die Maschine vibriert ein wenig auf der Rollbahn. Ich schaue hinaus auf die kahle Umgebung des kleinen Flugplatzes Gjögur in Árneshreppur in Strandir. Rechts gibt es einige schlichte weiße Garagen, ansonsten sehe ich nur eine hügelige Landschaft ohne Vegetation. Links das spiegelglatte Meer. Vor mir die hohen, schönen, pyramidenförmigen Berge am anderen Fjordufer. Ich drücke den Gashebel so weit nach vorne, wie es geht, aber es folgt durchaus kein Gebrüll, sondern nur eine kontrollierte Drehzahlerhöhung des vierzylindrigen 100-PS-Motors.

Ich löse die Handbremse und sause über die Rollbahn dahin. Verspüre ein gewaltiges Gefühl von Freiheit. Nach einigen Hundert Metern ziehe ich den Steuerknüppel vorsichtig zurück und bin in der Luft. Das Flugzeug steigt in gleichmäßigem Tempo auf eine Höhe von zweitausend Fuß. Der Ausblick über Fjord und Berge unter dem azurblauen Himmel ist umwerfend. Ich schwebe zwischen Gipfeln südwärts auf den Bjarnarfjörður zu, lasse mich über dem linken Fjordufer etwas absinken und folge der Straße ins Binnenland, bis ich die Hütte finde, bei der Sigurd und ich unsere Expedition aufgeben mussten, wo wir in einer Schneehöhle auf der Terrasse gesessen und Schokolade gegessen haben. Wir kämpften uns gegen den Wind zurück, fanden das Auto, bekamen es flott und schafften es mit Mühe und Not durch den dichten Schneefall zurück zu Bergsveinns Hütte.

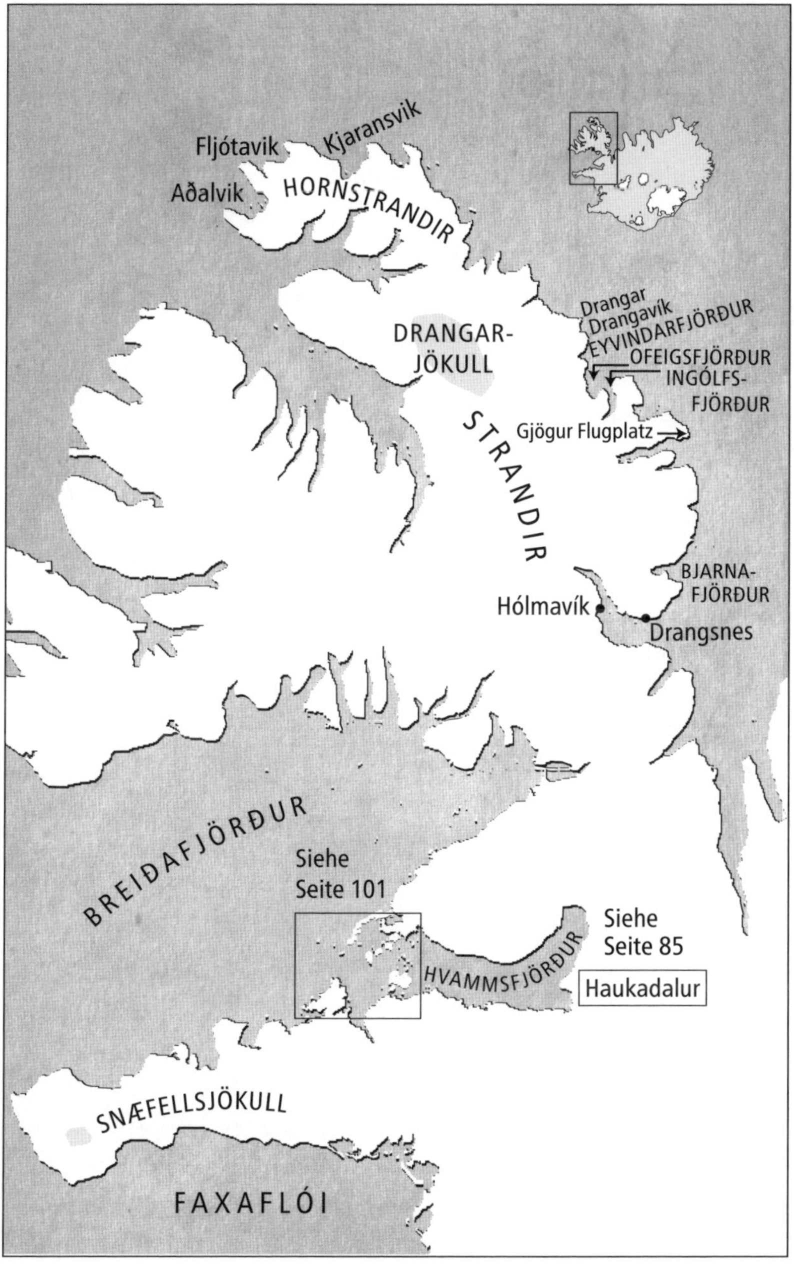
Fljótavik
Kjaransvik
Aðalvik
HORNSTRANDIR
DRANGAR-
JÖKULL
Drangar
Drangavík
EYVINDARFJÖRÐUR
OFEIGSFJÖRÐUR
INGÓLFS-
FJÖRÐUR
STRANDIR
Gjögur Flugplatz
BJARNA-
FJÖRÐUR
Hólmavík
Drangsnes
BREIÐAFJÖRÐUR
Siehe
Seite 101
Siehe
Seite 85
HVAMMSFJÖRÐUR
Haukadalur
SNÆFELLSJÖKULL
FAXAFLÓI

Ich bin selten so erleichtert gewesen.

Sigurd hatte immerhin den harten Winter in Strandir erlebt.

Ich wende das Flugzeug und folge der Küste nordwärts von der Stelle aus, wo Sigurd und ich kehrtgemacht haben, gebe Gas und lasse die Maschine absinken, bis sie mit 150 Stundenkilometern 20 Meter über dem Wasser dahinsaust. Ich habe ein gewaltiges Gefühl von Geschwindigkeit, als ich direkt unter mir das Spiegelbild des weißen Flugzeugs mit mir am Steuer sehe. Ich stoße ein Freudengeheul aus. Die Vorstellung, so tief zu fliegen, dass ich ungefähr dasselbe sehen werde wie Thorvald und Erik, als sie um 960 im Juni hier entlangsegelten. Seit damals hat sich nicht viel verändert. Die Höfe sind noch dieselben, die Fjorde sind dieselben, dasselbe Flussdelta mit dem grünen Gras, das sich bis unter die runden Gipfel dahinzieht, bis dahin, wo die Vegetation auf Schneeflecken stößt. Ich sehe mir das fremde Land an, das sie nun erreichten.

Das Flugzeug saust um die markante faustförmige Halbinsel Munaðarnes herum und in den Ingólfsfjörður hinein mit den Überresten einer 1952 stillgelegten Heringsfabrik. Der schmale Fjord schlängelt sich im Schutz von steilen, mit einem Mosaik aus Grüntönen verkleideten Hängen dahin. Kein einziger Baum, kaum ein Busch. Ganz hinten im Fjordinneren liegen an die 20 Dekar Felder um die Häuser eines aufgegebenen Hofes herum. Die Geschichte der Landnahme hier nimmt ihren Ausgangspunkt im Häuptling Herrød Kvitesky, der auf Harald Schönhaars Befehl hin ermordet wurde. Daraufhin segelten seine drei Söhne, Øyvind, Ofeig und Ingolf, nach Island, das muss zu Beginn des 10. Jahrhunderts gewesen sein. Der letztgenannte Bruder nahm Land hier an diesem Fjord.

Ich fliege weiter über einen Berg, über dem Meer dann wieder tiefer und jage nach Norden, vorbei an dem breiten Ofeigsfjörður, der, den Elementen preisgegeben, zum Meer hin gelegen ist. Ich schaue nach links und blicke auf einen Hofplatz auf einem großen, grünen Fleck bei einem Flussdelta. Hinter dem Hof ist das Gelände ziemlich flach, und ich sehe die rotbraunen Hochebenen im Binnenland, ehe ich wieder nach vorn schauen muss. Herrød Kviteskys zweiter Sohn, Ofeig, nahm Land an diesem Fjord. Der letzte Bruder nahm Eyvindarfjörður, was in der nächsten Bucht liegt. Hier gibt es keine Häuser mehr, nur Spuren von alten Holzfundamenten. Der Hof muss dort gelegen haben, wo sich der Fluss in einem Becken sammelt, ehe er ins Meer fließt, der Berg dahinter ist unterteilt in kleine, flache Terrassen.

Diese Höfe sahen Thorvald und Erik sich an, als sie nach Norden segelten. Angeblich wurden sie nach Strandir getrieben, weil alles übrige Land bereits genommen war. Aber diese drei Häuptlingssöhne hatten sich dieses Land zu Beginn des 10. Jahrhunderts ausgesucht. War Island schon damals überfüllt gewesen? Wohl kaum. Außerdem handelte es sich um mächtige Häuptlinge. Irgendetwas muss sie nach Norden gelockt haben. Um das Jahr 960 wohnte Olav Øyvindssohn, der Sohn des Landnahmemannes, in Eyvindarfjörður. In mehreren Sagas wird er als Anführer der Bauern von Strandir bezeichnet. Wir können davon ausgehen, dass Thorvald und Erik in dieser Bucht hier Anker warfen und sich nach den Eigentumsverhältnissen und Möglichkeiten für neue Landnahme erkundigten. Sicher wurde ihnen erzählt, dass der Großteil des Landes bereits vergeben war. Es waren nur noch einige Buchten übrig, dazu ein paar Ebenen und Flussmündungen im Schatten hoher Berge.

Ich lasse das Flugzeug auf eine Höhe von 1300 Fuß steigen, um mir einen Überblick zu verschaffen. Im *Landnahmebuch* steht, dass Thorvald und Erik Land auf Engines nahmen, der spitzen Halbinsel, die in den nordöstlichen Teil des Eyvindarfjörður hinausragt. Die Landspitze ist flach und leuchtendgrün und gehörte vermutlich Olav Øyvindssohn. Ich möchte glauben, dass das Land meiner Leute auf der anderen Seite der Landspitze begann, wo sich eine schmale grüne Passage unter dem steilen, zu Kies zerbröckelnden Hang durchstiehlt.

Erik und Thorvald nahmen Land auf der anderen Seite des Berges und in Drangavík. Ich fliege über den Gipfel und lasse mich auf die

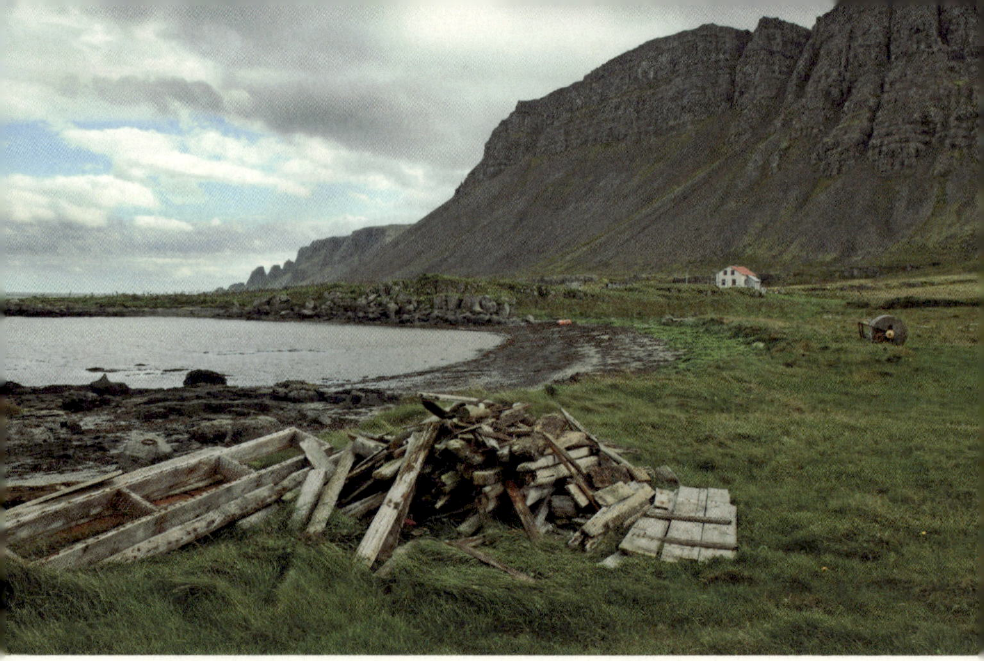

Drangar. Der Hof, den Thorvald und Erik in Hornstrandir verwalteten, heute. (Foto: Ragnar Th. Sigurdsson)

Bucht auf der anderen Seite zufallen. Jetzt sehe ich die sieben charakteristischen Felskegel: Drangarskörð. Sie stehen wie die Orgelpfeifen hintereinander auf der Landzunge, die sich weit ins Meer hinaus erstreckt, es sieht aus, als sei hier das halbe Gebiss eines Riesen liegengeblieben, und Drangavík liegt im Schatten dieses fast beängstigenden Anblicks. *Drangar* bedeutet ›hohe Felsen‹, und der Name ist diesen steilen und spitzen Zähnen zu verdanken. Das Land in dieser Bucht kommt mir düster vor, auf beiden Seiten überschattet von den hohen Bergen. Jetzt, Anfang Juni, reichen die Schneeflecken fast bis ans Ufer hinab. Ein einsames graues Wohnhaus eines verlassenen Hofes steht kurz vor dem Einsturz. Erik der Rote und sein Vater waren die Ersten, die hier Land genommen haben. Der letzte Bauer ging 1947 von hier fort. Einige Jahre zuvor war ein Eisbär über das gefrorene Meer angewandert gekommen und hatte Menschen angegriffen, die auf dem Hof hier in Drangavík im Freien arbeiteten. Sie konnten

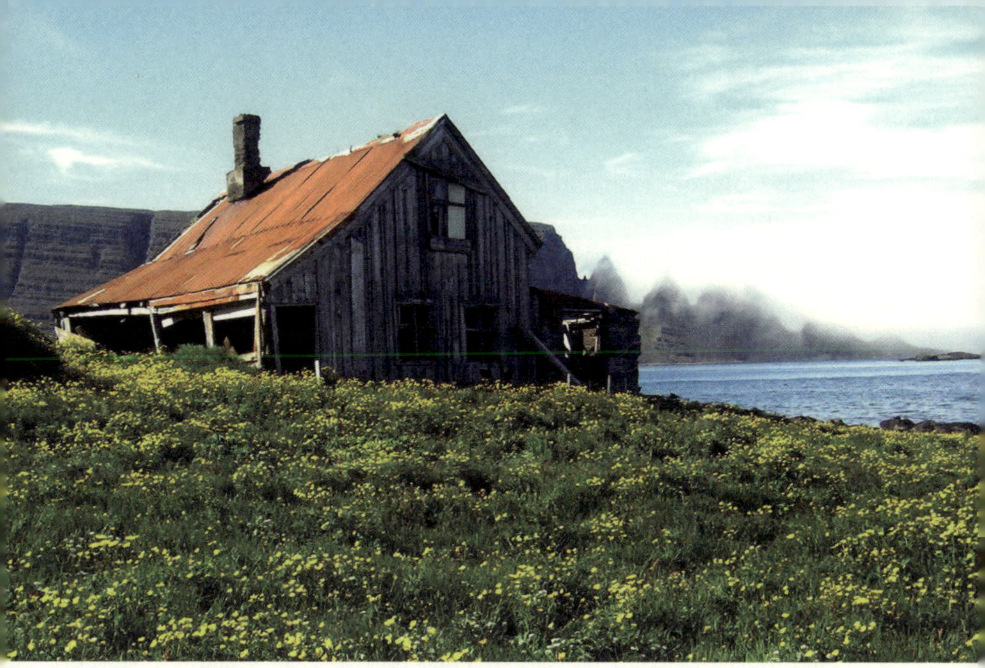

Drangavík. Hier nahmen Thorvald und Erik unmittelbar im Süden des Hofes Drangar Land. Der letzte Bauer verließ den Hof 1947. (Foto: Reinhold Richter)

sich mit knapper Not ins Haus retten, und der Bauer konnte den Bären erschießen, ehe der weiteren Schaden anrichtete.

Ich folge dem Fluss zwischen nackten Felskuppen am Ende der Bucht, biege nach links ab und erreiche eine Talschüssel mit Weideland und kleinen Wasserfällen. Angeblich sind der Fluss und die Seen auf den Hochebenen im Binnenland ideal zum Angeln. Die Gegend im Westen von Drangar wurde *Drangaland* genannt und ebenfalls von Erik und Thorvald genommen.

Engines, Drangavík und Drangaland, das war, dem *Landnahmebuch* zufolge, alles, was sie sich nahmen. Vielleicht nicht gerade beeindruckend. Es kann stimmen, dass hier oben um das Jahr 960 herum sonst nichts mehr frei war. Ich denke an den Bericht über Omund Holzfuß, der laut der *Grettis Saga* schon im Jahr 910 an Strandir entlangsegelte und sich sagen lassen musste, dass alles attraktive Land bis nach Hornstrandir im Norden bereits vergeben sei.

Das Land, das Erik und sein Vater Thorvald nahmen, war also nicht attraktiv.

Aber die beiden ließen sich nicht auf ihrer Landnahme nieder. Die Saga und das *Landnahmebuch* berichten beide, dass Erik und sein Vater auf dem Hof Drangar wohnten, der auf der anderen Seite von Drangaskörð liegt, einem Hof, der schon längst von anderen genommen war.

Ich fliege weiter nordwärts um die charakteristischen Klippen herum, und dann öffnet sich die Landschaft hin zu kilometerlangen Stränden. Die Karte zeigt, dass zu dem Hof Drangar mehr als zwei Kilometer Strandlinie gehören. Ein aus Kies und Sand bestehender Strand löst den anderen ab, zuerst unterhalb der Klippen, dann weitet sich die Landschaft bei einem Fluss, der zwischen grünen Mooren dahinströmt. Hinter diesen Stränden wachsen Gras und Engelwurz auf ansteigenden Wiesen. Ein weiterer Fluss mündet einige Kilometer dahinter ins Meer. In der Nähe gibt es warme Quellen und Becken. Der Hof Drangar reicht von Drangaskörð bis zu einem Fjord namens Bjarnarfjörður, der sich dort ins Land hineinfrisst, wo der langgestreckte Bogen aus Stränden ein Ende nimmt und neue Berge gen Himmel ragen.

Dieses Land wurde von einem Mann genommen, der Hella-Björn genannt wurde und aus Westnorwegen kam. Er war einige Male auf Plünderfahrt auf den britischen Inseln gewesen und zu einem wohlhabenden Mann geworden. Zu Hause in Norwegen war er ein großer Häuptling, geriet dann jedoch mit Harald Schönhaar aneinander. Zu Beginn des 10. Jahrhunderts reiste er nach Island. Er segelte im Norden von Drangar in den Fjord, mit einem Schiff, auf dem die Schilde dicht an dicht auf beiden Seiten hingen, weshalb er später den Namen ›Schild-Björn‹ bekam. Er nahm Land um den Fjord herum, dazu ganz Drangar bis hinab nach Drangaskörð. Außerdem nahm er alles Land in den nördlichsten Teilen von Strandir und bis hinauf zum ein Stück oberhalb von Hornstrandir gelegenen Straumsnes. Damals waren noch keine Begrenzungen dafür eingeführt worden, wie viel Land eine Person nehmen durfte. Schild-Björns Landnahme folgte einer Küstenlinie von ungefähr 85 Kilometern. Vergleichsweise hätte er alles Land zwischen Oslo und Tønsberg nehmen können. Er selbst ließ sich weder in Drangar noch weiter hinten am Bjarnarfjörður nieder, sondern im weiter nördlich gelegenen Skjaldbjarnavík. Ihm gehörte eine Reihe von Höfen entlang dieser gewaltigen Küstenstrecke. Diese Höfe, unter anderem Drangar, gab er an Pächter weiter. Der Hof in Drangar wurde zu Beginn des 10. Jahrhunderts von einem Mann betrieben, der ebenfalls Thorvald hieß.

960 war Schild-Björn sicher bereits verstorben, und seine Söhne hatten sein Land übernommen und Drangar weiterhin verpachtet. Aus irgendeinem Grund gelangte Thorvald aus Jæren in diese Position, und er und sein Sohn Erik wohnten mindestens 15 Jahre lang hier. Den größten Teil seines Lebens in Island verbrachte Erik der Rote hier oben. Er und sein Vater pachteten eine lange Landstrecke an der Küste, außerdem gehörte viel vom Binnenland zu Drangar, bis hinauf zu dem riesigen Gletscher Drangarjökull. Sie hatten dazu ihre eigene Landnahme in der Bucht und der Gegend südlich von Drangar. Dort hatten sie vermutlich einen Hof, der von einem von Thorvalds Freigelassenen oder einem anderen Reisegenossen von der Knorr betrieben wurde. Wahrscheinlich war der Posten des Pächters auf Drangar begehrt. Nachdem Erik den Hof aufgegeben hatte, verließ der bereits erwähnte Olav Øyvindssohn seinen eigenen Landbesitz unten in Eyfindarfjörður und ließ sich auf Drangar nieder, wo er bis ins 11. Jahrhundert hinein ansässig blieb. In mehreren Sagas wird er einfach als Olav Drangar erwähnt.

Für den reichen und mächtigen Schild-Björn waren offenbar die Ländereien oben bei Hornstrandir die interessantesten in seinem großen Reich, da er sich dort niederließ, statt auf Drangar. Die Saga berichtet, dass auch Erik und Thorvald dort oben Land nahmen. Aber kann das stimmen?

Ich fliege vorbei an Drangar und biege über dem Bjarnarfjörður ab, dann folge ich dem Flusslauf. Vor mir thront der majestätische Gletscher Drangajökull. Ich schaffe es mit Mühe, das kleine Flugzeug auf 3050 Fuß Höhe hochzuziehen, damit ich auf den Rücken des Eismassivs gelange, ich habe fast das Gefühl, im Eis zu versinken, ehe ich am Gletschergipfel entlang weiter nach Norden fliege, und bald sehe ich unter mir die Landschaft von Hornstrandir, das nördlichste Festland Islands, nackt und grau, mit steilen Felswänden, flachen, verschneiten Gipfeln und tiefen u-förmigen Tälern, die sich zum nördlichen Eismeer hinziehen.

Ich überprüfe den Benzinstand. Der Tank ist reichlich gefüllt. Ich kann der Versuchung nicht widerstehen und fliege nach Nordwesten über das offene Meer.

Ich lasse das Flugzeug langsam auf 5000 Fuß steigen und erhöhe das Tempo auf 200 Stundenkilometer. Nach nur 20 Minuten taucht am Horizont eine weiße Landmasse auf: Grönland. Von Hornstrandir sind es keine dreihundert Kilometer durch die Dänemarkstraße bis zur größten Insel der Welt. Als Erik nach Island kam, waren die Wikinger schon seit hundert Jahren in diesen Gewässern unterwegs gewesen. Manche unter ihnen müssen dieses große Land im Nordwesten erblickt haben. Bei guten Windverhältnissen hätten sie an einem langen Tag hinübersegeln können. Von Hornstrandir nach Grönland ist es viel kürzer als von Jæren nach Shetland.

Aber ich will nicht nach Grönland, noch nicht, ich wende und schwebe zurück nach Hornstrandir. Folge der Küste nach Osten, entlang an dem zerbrochenen Finger, den diese zerklüftete Gegend im Norden darstellt. Ich lasse das Flugzeug in Aðalvik, Fljótavik und Kjaransvik nach unten sinken. Ganz Hornstrandir wurde nach dem Zweiten Weltkrieg verlassen. Alles ist menschenleer. Keine Häuser, keine Straßen, kein Strom. Fast kein Gras. Felsen und Berge, Täler mit Kies und Geröll und dazwischen einige grüne Flecken. Die ganze Gegend hier oben wurde vor 29 Generationen von Bergsveinn Birgissons Ahnen in Besitz genommen, dem bereits erwähnten Geirmund Heljarskind, dem dunkelhäutigen Königssohn aus Avaldsnes, der um das Jahr 900 nach Island kam. Er nahm Land am ganzen nördlichen Teil von Hornstrandir. Dem *Landnahmebuch* zufolge war er der reichste Mann Islands und ritt mit 80 Kriegern von einem Hof zum anderen. Harald Schönhaar dagegen hatte nur ein Gefolge von 60 Kriegern. Bergsveinn Birgisson schreibt in seinem Buch *Der schwarze Wikinger*, dass die Walrossjagd hier oben seinen Vorfahren reich gemacht hat. Er verpachtete einen Hof nach dem anderen in den weiten Buchten und überließ den Fang diesen Männern. Er selbst organisierte die Logistik und den Export der Walrossprodukte, Taue, Zähne und Öl, nach Süden ins Handelszentrum Dublin.

Gleich südöstlich von Geirmunds Ländereien in Hornstrandir hatte der oben erwähnte Schild-Björn Land genommen. Auch er besaß eine Reihe von verpachteten Höfen entlang der Küste, zu denen auch Drangar gehörte. Vermutlich sorgte die Walrossjagd auch hier für großen Reichtum. Geirmund Heljarskinds und Schild-Björns Landnahme umfasste Küste und Binnenland. Hier gab es für Thorvald und Erik nichts mehr zu holen.

960 hatten die Nachkommen von Schild-Björn und Geirmund auf Hornstrandir das Sagen. Aber wir können annehmen, dass die Walrossjagd nicht mehr sonderlich lukrativ war. Die Tiere waren von ihren Aufzuchtplätzen im Norden Islands verschwunden. Vielleicht waren sie ausgerottet worden. Vielleicht waren sie über das Meer nach Norden geflohen. Das *Landnahmebuch* erzählt, dass Teile von Hornstrandir bereits um die Mitte des 10. Jahrhunderts in eine Allmende umgewandelt worden waren, ein deutlicher Hinweis darauf, dass diese Gegend nicht mehr sonderlich attraktiv war. Vielleicht machten Thorvald und Erik hier oben Jagd. Sie müssen die Berichte über den großen Reichtum gehört haben, der in früheren Zeiten mit Walrossjagd zu erlangen war. Aber dass sie auf Hornstrandir Land nahmen, kann nicht stimmen. Beim Aufzeichnen der Saga ist da offenbar etwas

durcheinandergeraten. Der Autor wusste vielleicht, dass die beiden an einem Ort Land nahmen und sich an einem anderen niederließen, und dann hat er die Namen möglicherweise verwechselt. Tatsache ist, dass sie etwas weiter im Süden bei Strandir Land nahmen und dann auf Drangar wohnten.

Nachdem ich 20 Minuten lang die Küste hinabgeflogen bin, sehe ich die Felskegel von Drangar wieder. Ich fliege vorbei an der Mündung des Bjarnarfjörður, vorbei an den Flüssen, vorbei an den heißen Quellen und kreise über den Häusern des heutigen Hofes. Der Hof Drangar wurde 1971 aufgegeben. Jetzt ist er immerhin in den Sommermonaten bewohnt. Wo heute ein großes, weißes Holzhaus steht, stelle ich mir ein an die 20 Meter langes, mit Torfsoden verkleidetes Wikingerhaus vor. Der Hof war seit Beginn des 10. Jahrhunderts in Betrieb, aber Wohnhäuser mit Außenwänden aus Stein und Torf vor Pfosten und Wänden aus Holz hatten auf Island in der Regel keine lange Lebensdauer. Thorvald und Erik rissen vermutlich ein älteres Haus ab und bauten sich aus dem Material ein neues, das sie mit an den Wänden angebrachten Bänken und einem Hochsitz aus den Stöcken einrichteten, die sie von ihrem Hof auf Jæren mitgebracht hatten.

Wahrscheinlich konnten sie ihr seekrankes Vieh an Land und in die älteren Ställe führen. Die Knorr konnte in einem großen Bootshaus unten am Strand untergebracht werden. Dann fing das neue Leben an. Mit Vieh auf dem Land, Fischen im Meer und Jagd auf Seehunde und Wale weiter draußen auf dem Ozean. Sie hatten kleine Inseln in nächster Nähe, wo sie Eiderdaunen sammelten. Vielleicht konnten sie im Winter sogar Eisbären jagen. Vielleicht konnten sie sich im Sommer noch immer an der Walrossjagd beteiligen. So können wir uns ihr Leben vorstellen.

Ich glaube, wie gesagt, dass Erik 960 als etwa 15-Jähriger herkam. Als er um 975 heiratete, muss er von hier weggezogen sein. Aber vielleicht hat er nicht die ganze Zeit hier gewohnt. Eine Saga berichtet, dass er zu Beginn der 970er Jahre nach Norwegen zurückging und dort bei Håkon Jarl in Diensten war.

Thorvald muss hier oben zum alten Mann geworden sein.

Die Saga ist allerdings geizig, was Geschehnisse auf Drangar angeht. Alles, was wir wissen, steht im vierten Satz:

Þar anaðisk þorvaldr.

Dort starb Thorvald.

Kapitel 2

Haukadalur. Die Sätze 5 bis 12

Ich werde nun den Bericht der Saga über Erik den Roten, also die vierzig nüchternen Sätze, weiter auspacken. Ich bin jetzt beim fünften und sechsten angekommen.

Nachdem Thorvald oben auf Drangar gestorben war, geschah Folgendes:

5. *Eiríkr fekk þá þjóðhildar, dóttur Jǫrundar Úlfssonar ok þorbargar knarrabringu, er þá átti þorbfjǫrn inn haukdælski.*
6. *Rézk Eiríkr þá norðan ok ruddi land í Haukadal ok bjó á Eiríksstǫðum hjá Vatnshorni.*

5. Erik heiratete Thjodhild, die Tochter von Jörund Ulfssohn und Thorbjörg Schiffsbrust, die damals mit Thorbjörn aus Haukadalur verheiratet war.
6. Nun verließ Erik den Norden und machte Land in Haukadalur urbar und wohnt in Eiriksstaðir beim Vatnshorn.

Erik heiratete also eine Frau namens Thjodhild. Dabei war zunächst sicher keine Liebe im Spiel. Er kann durchaus in eine Leibeigene verliebt gewesen sein oder eine Liebschaft mit der Tochter eines besitzlosen Landarbeiters oben auf Drangar gehabt haben. Das hatte nichts mit der Heirat zu tun. Bei Eheschließungen ging es um sozialen Status, um Bündnisse und Zukunftsaussichten, eine Heirat war ein Pakt zwischen zwei Familien, aus dem beide Nutzen ziehen konnten. Wen Erik heiratete, müsste uns allerlei über seinen Status und seine Stellung in Island erzählen können.

Wer war also diese Thjodhild? Sie war die Tochter von »Jörund Ulfssohn und Thorbjörg Schiffsbrust«. Jörund wiederum war der Sohn von Ulf dem Scheeläugigen, dem Sohn des berühmten westnorwegischen Häuptlings Hogne dem Weißen. Ulf der Scheeläugige, also Thjodhilds Großvater, war vor Harald Schönhaar geflohen und hatte sich in Irland niedergelassen, zusammen mit seinem Pflegebruder, dem bereits erwähnten Geirmund Heljarskind. In Irland heiratete Ulf eine Tochter des schwedischen Häuptlings Öyvind aus dem Osten und der irischen Prinzessin Rafarta.

Ulf der Scheeläugige reiste dann nach Island und ließ sich dort zusammen mit seinem Pflegebruder Geirmund Heljarskind nieder. Wie Bergsveinn Birgisson in *Der schwarze Wikinger* nachweist, bauten die beiden in den nordwestlichen Landesteilen ein Jagdimperium auf.

Geirmund galt als der mächtigste Landnahmemann in Island. Ulf wird als fast ebenso einflussreich bezeichnet.

Ein Mann mit dem charakteristischen Namen Gils Schiffsnase hatte damals an dem strategisch wichtigen Gilsfjörður Land genommen, einem Fjord, der sich im Inneren des Breiðafjörður beim Zugang zu den Westfjorden ins Land hineinschneidet. Sein Landbesitz war offenbar wichtig für die Ausschiffung von Jagdprodukten aus Strandir und Hornstrandir. Ulf der Scheeläugige und Gils Schiffsnase waren Nachbarn am Breiðafjörður und verabredeten eine Eheschließung zwischen Ulfs Sohn Jörund und Gils' Tochter Thorbjörg Schiffsbrust. Deren Tochter wiederum war Thjodhild, die sich mit Erik verheiratete.

Thjodhild stammte aus einer der fürstlichen Sippen von Westnorwegen, und ihr Großvater Ulf der Scheeläugige war einer der reichsten und mächtigsten Männer in Island gewesen. Ihre Urgroßmutter hieß Rafarta und war die Tochter des irischen Königs Cerball. Thjodhild hatte auch noch einen Stiefvater: Der fünfte Satz der Saga erzählt uns, dass ihr Vater Jörund nicht mehr lebt und dass ihre Mutter Thorbjörg Schiffsbrust sich nun mit Thorbjörn aus Haukadalur verehelicht hat. Nach langer Suche komme ich zu dem Schluss, dass er der Sohn des Björn gewesen sein muss, der am Bjarnarfjörður in Strandir Land genommen hatte, der Gegend, wo Sigurd und ich auf unserer Fahrt nach Norden steckengeblieben sind. Ich weiß nicht, ob es dieser Thorbjörn war, der die Ländereien bei Strandir von seinem Vater geerbt hatte, aber es wirkt wahrscheinlich. Thorbjörns Schwester hieß Jorunn und wird in der *Laxdæla Saga* als beste Partie der Westfjorde bezeichnet, und sie heiratete dann den Häuptling Hoskuld Dala-Kollssohn, der sowohl in der *Njåls Saga* als auch in der *Laxdæla Saga* auftritt.

Thorbjörn, Thjodhilds Stiefvater, wird in der Saga als »der aus Haukadalur« bezeichnet und absolut nicht mit dem Familienbesitz oben bei Strandir in Verbindung gebracht. Wichtig ist, dass er den Hof Vatn in Haukadalur am Breiðafjörður in Westisland besitzt. Wir müssen uns vorstellen, dass der etwa 30 Jahre alte Erik auf den Hofplatz geritten kommt, weil er um die Hand der vornehmen Thjodhild anhalten will.

Erik und Thorbjörn aus Haukadalur setzen sich im Langhaus an den Tisch, jeder mit einem Humpen Bier. Erik muss erklären, warum er eine gute Partie für Thorbjörns Stieftochter Thjodhild wäre. Welche Argumente konnte er wohl vorbringen? Das wüsste ich auch gern. Es gibt so viele Löcher in dieser Geschichte, die ich nicht füllen kann, dass sie eigentlich kaum als Geschichte bezeichnet werden kann. Womit hatte sich Erik der Rote für eine Einheirat in eine der vornehmsten Familien Islands qualifiziert? Er kam zwar aus einer berühmten Häuptlingssippe in Agder und war ein Nachkomme von Stier-Thore. Aber damals gab es in Island viele Nachkommen von großen Häuptlingen. Seine Landnahme oben in Strandir war vielleicht nicht besonders beeindruckend, aber er konnte sich immerhin Landnahmemann nennen. Möglicherweise hatte er sich auch auf Schild-Björns Besitz in Drangar und weiter oben in Hornstrandir eine gewisse Stellung erworben. Er kann sich auf hundert Arten ausgezeichnet haben, von denen wir nichts wissen. Er kann auch reich gewesen sein. Und wenn stimmt, was in der *Flóamannasaga* steht, dass er vor kurzer Zeit in Diensten von Håkon Jarl in Norwegen gestanden hatte, konnte ihm das zu einem guten Ruf verholfen haben.

Was immer Erik gesagt haben mag, Thorbjörn aus Haukadalur hat dann von seiner Seite des Tisches her genickt und die Verlobung von Erik und Thjodhild gebilligt. Dann musste über den Brautpreis verhandelt werden, den er für sie bezahlen sollte, und über die Werte, die sie in die Ehe mitbringen würde. Diese Mitgift war ihr persönliches Eigentum, das sie im Falle einer Scheidung aus der Ehe wieder mitnehmen konnte. Eheschließungen wurden damals wie ein mündlicher Kaufvertrag ausgehandelt.

Das Übliche war, dass das Hochzeitsfest auf dem Hof des Brautvaters stattfand, ehe die Braut mit ihrer Mitgift den Bräutigam in sein Zuhause begleitete. Normalerweise musste ein Mann mindestens einen Hof sein Eigen nennen, um eine Frau wie Thjodhild heiraten zu können. Erik besaß das Land, das er und sein Vater oben bei Strandir genommen hatten, und vielleicht hatte er auch noch das Nutzungsrecht für Drangar. Aber die beiden wollten sich nicht dort oben niederlassen. Erik sollte südwärts nach Haukadalur ziehen, was darauf hinweisen kann, dass Erik in einem Leben oben auf Drangar keine Zukunft mehr sah.

Da Eriks und Thjodhilds ältester Sohn, Thorstein, der Sagachronologie zufolge in der zweiten Hälfte der 970er Jahre geboren worden sein muss, nehme ich an, dass Erik und sein Gesinde um 975 Drangar verließen und südwärts zogen. Es muss in einem Sommer gewesen sein, als das Meer eisfrei und das Wetter am günstigsten war. Auf dem Landweg sind es mindestens 250 Kilometer von Drangar nach Haukadalur. Wahrscheinlich schickte Erik einen Teil seines Gesindes zu Fuß los, zusammen mit Schafen, Kühen, Ziegen und Pferden, denn es wäre reichlich unpraktisch gewesen, die vielen Tiere in die Knorr zu packen. Der Viehbestand musste inzwischen ein Vielfaches dessen betragen, was sie aus Jæren mitgebracht hatten. Erik selbst hat sicher alles Treibholz mitgenommen, das er gesammelt hatte. Noch heute werden in Strandir dicke Stämme aus den russischen Flüssen angeschwemmt, und da es in Island keine Bäume mehr gab, muss dieses Holz einen hohen Wert gehabt haben. Erik muss auch einige Bauteile von den Häusern mitgenommen haben, die sie auf Drangar errichtet hatten, unter anderem die großen Sitzstöcke für den Hochsitz, die sie bereits aus Jæren mitgebracht hatten und die Eriks Häuptlingswürde bewiesen.

Das alles ließ sich in der großen Knorr unterbringen.

Sie segelten nach Nordwesten, um Hornstrandir herum, und wandten sich dann nach Süden. Dabei übernachteten sie zweifellos an Bord ihres Schiffes. Am nächsten Tag erreichten und überquerten sie den Breiðafjörður und glitten darauf langsam, ein Stück weiter im Südosten, in die Mündung des Hvammsfjörður. Hier lagen Inseln und Schären dicht an dicht, und Erik musste vorsichtig navigieren, ehe sie an der Landspitze im Inneren des Fjords anlegen konnten, ungefähr da, wo heute Búðardalur liegt. Dort konnten sie sicher Pferde mieten, um das Treibholz nach Haukadalur hinauf zu bringen.

Der Pferdeweg durch das Binnenland führte über mehrere große Höfe inmitten von grasbewachsenen Ebenen. Wenn Erik und seine Leute sich umdrehten, sahen sie hinab auf den Hvammsfjörður, und wenn sie den Blick hoben, fiel er auf die Felskegel, die sich am Südufer des Breiðafjörður bis zum Meer hinziehen. Vor ihnen lagen rechts die abgerundeten Bergkuppen, die oben wie mit Haaren mit braunem Gras bewachsen waren. An den grünen Hängen grasten Schafe, Lämmer, Ziegen und Kälber, Tiere, die während des Sommerhalbjahrs frei herumliefen. Ihnen begegneten Bauern und deren mit hohen Heuballen beladene Pferde. Hier sah alles ganz anders aus als in der Küstenlandschaft oben bei Drangar.

Nach zwei Stunden Wanderung mit den Packpferden gen Osten erreichten sie den See Haukadalsvatn. Sie gingen auf der Nordseite des Tals weiter und gelangten am Hang oberhalb des Binnensees auf ein Plateau. Dort lag der Hof Vatn mit einigen Häusern mit Torfwänden und Torfdach. Hinter dem Plateau ragten wie zum Schutz hohe Felskuppen auf. Der Häuptling hier hatte die volle Kontrolle über das Kommen und Gehen im Tal.

Die Hochzeit musste warten, bis Erik mit seinem Gesinde eingetroffen war. Die Braut Thjodhild trug dabei vermutlich einen roten Umhang, der über einem weißen Leinenkleid von schalenförmigen Broschen aus Silber zusammengehalten wurde. Ich versuche, sie mir vorzustellen, aber wir kennen weder ihr Aussehen noch ihr Alter. Da ihr Großvater Ulf der »Scheeläugige« genannt wurde, ihr Großvater Gils »Schiffsnase« und ihre Mutter den Beinamen »Schiffsbrust« hatte, der auf ihre umfangreiche Vorderpartie anspielte, wird Thjodhild in meiner Phantasie zu einer Mischung aus diesen Merkmalen.

Ich überlege wieder, wie alt sie gewesen sein kann. Ihr Großvater war einige Jahre nach der Schlacht bei Hafrsfjord, die um das Jahr 900 ausgefochten worden sein muss, nach Island gekommen. Sein Sohn Jörund kann um das Jahr 910 geboren worden sein. Thjodhild kam vermutlich irgendwann nach 950 auf die Welt. Es steht nicht fest, ob sie über 20 war, als sie Erik heiratete. Das alles bleibt im Dunkeln. Wie auch, was sie von diesem rothaarigen Mann von ungefähr 30 Jahren hielt. Es war zwar üblich, dass die Frauen nach ihrem Einverständnis zu einer Eheschließung gefragt wurden, aber das letzte Wort hatte der Vater oder in diesem Fall der Stiefvater.

Ich lande immer wieder bei derselben Frage: Welche Vorteile sah Thorbjörn aus Haukadalur in einer Verbindung mit Erik dem Roten? Erik sollte in den Süden ziehen. Er hatte keinen eigenen Hof, auf den er Thjodhild hätte mitnehmen können. Welche Pläne hatte Erik? Ich weiß es nicht. Ich kann es auch nicht klären und muss einfach auf dem vagen Strom an Informationen weitersegeln, den die Saga mir bietet. Bald wird Erik ohnehin solchen Ärger am Hals haben, dass seine Zukunftspläne vielleicht keine Rolle mehr spielen.

Sie haben sicher angestoßen, Bier getrunken, Reden gehalten und zur Musik von Trommeln und Leiern getanzt. Verwandte und Freunde von Freunden sollten enger aneinandergebunden werden. Am zweiten Tag wurde das Fest dann damit beendet, dass sechs Männer Erik und Thjodhild zu ihrem auf einer der breiten Schlafbänke in einem der Langhäuser errichteten Lager geleiteten und zusahen, wie die beiden sich unter die Felle legten und einander umarmten. Erst jetzt galten sie offiziell als Mann und Frau. Vielleicht hatte Thjodhild ihren Vater und seine Männer zu den Jagdgebieten bei Strandir begleitet und dort oben Erik kennengelernt. Dann hatte sie ihn gesehen, als er nach Süden gekommen war, weil er um ihre Hand anhalten wollte. Jetzt lagen sie zusammen unter den Fellen und sollten den Rest ihres Leben miteinander verbringen.

Das nächste, was infolge des sechsten Satzes der Saga geschieht, ist, dass Erik »Land in Haukadalur urbar macht«.

*

Es ist zwei Tage her, dass Sigurd und ich unsere Expedition nach Strandir aufgegeben haben. Wir sind von Bergsveinns Hütte aus mehrere Stunden nach Süden gefahren und haben die Berge bei Hvammsfjörður erreicht. Kurz vor dem Fjord sehen wir hinüber zu einer Felskuppe, die aus der Ferne aussieht wie eine schwarze, von einem Troll errichtete Burg. Oben auf der Burg thront ein riesiges Steinkreuz. Die Erste, die hier Land genommen hat, war Auður die Tiefsinnige, die Gemahlin von Olav dem Weißen, dem irisch-nordischen König von Dublin. Auður war Christin, und so ungefähr das Erste, was sie in Island unternahm, war, die Anhöhen mit Kreuzen zu versehen. Auf der Rückseite des Hügels, der hier vor uns liegt, befindet sich eine Höhle, die Auður und ihre Leute angeblich als Kirche genutzt haben.

Die Sagas berichten, dass Auður die Tiefsinnige in einer Knorr mit 40 Personen an Bord von Schottland nach Island gekommen war, das muss irgendwann in den 890er Jahren gewesen sein. Damals war das ganze Land in der Nähe des Hvammsfjörður noch unbesetzt und ungenutzt. Später durfte eine Frau nur noch so viel Land nehmen, wie sie mit einer zum Kalben bereiten Färse im Laufe eines Tages umrunden konnte. Auður die Tiefsinnige hätte sich sicher nicht an eine solche Regel gehalten. Sie nahm nämlich alles Land um den Hvammsfjörður und dazu alle Täler, die sich unten vom Fjord weg in die Landschaft hineinziehen. Auður stammte aus einer Mischkultur auf den Hebriden und sprach Gälisch und die damalige nordische Sprache. Ihre Brüder und ihre eigenen Nachkommen hatten gälische Beinamen.

Auf der Überfahrt hatte Auður etliche Freigelassene bei sich, Kinder von Adeligen aus den schottischen Königreichen Dál Riada und Piktland, denen sie Land für eigene Höfe zuteilte. Der irisch-schottische und christliche Hintergrund der hiesigen Siedler prägt die Namen der Landschaft, die Sigurd und ich vom Auto aus sehen. Mehrere Inseln draußen im Fjord heißen Piktland *(Þjattland)* oder Irenland *(Írland)*. Andere Inseln bekamen den Namen *Dímun*. Eine Landmarke wurde Piktenstein genannt *(Þjattasteinn)*, ein Steinzeichen Irenmarke *(Íravarða)* und zwei Fjorde und mehrere Höfe wurden nach dem irischen Heiligen Patrick und dem Sagenhelden Tristan genannt.

Im Fjordinneren biegen wir ab in Richtung Haukadalur, wo sich Erik der Rote nun häuslich niederließ. Auch dieses Tal hatte zum Besitz von Auður der Tiefsinnigen gehört. Thjodhild war eine entfernte Verwandte von ihr. Es ist viel darüber diskutiert worden, ob Thjodhild Christin war. Jedenfalls waren beide Großeltern väterlicherseits mit ihren Wurzeln in Irland und auf den Hebriden christlich gewesen, und das galt auch für ihren Urgroßonkel, Helge den Mageren, der in Island gelebt hatte. Falls Thjodhild selbst keine Christin war, so war sie mit dieser Religion jedenfalls vertraut. Beide Nachbartäler im Osten von Haukadalur waren von Auður der Tiefsinnigen an schottische Freigelassene übergeben worden, und deren christliche Nachkommen wohnten noch immer dort.

Nach einigen Kilometern erreichen wir den See Haukadalsvatn. Wir fahren vorbei am Hof Vatn, wo vor 1045 Jahren die Hochzeit stattgefunden haben soll. Heute stehen dort nur ein einzelnes Wohnhaus und eine Garage. Wir fahren weiter bis zum Ende des Sees, wo die Straße in das ungefähr einen Kilometer breite Tal hinabführt. Der vereiste Fluss zieht sich in riesigen Schleifen durch das Tal. Die Sonne scheint uns entgegen, der Himmel ist fast blau, nur dekoriert mit dünnen, brautschleierhaften Wolken in den oberen Luftschichten. Hier, weiter südlich, liegt so viel weniger Schnee, zerzaustes braunes Gras taucht in den weißen Flächen auf dem Weideland zu beiden Seiten der Straße auf.

Sigurd sitzt mit einem Stützkissen um den Nacken und seiner Tasche auf den Knien auf dem Beifahrersitz. Einen Kilometer hinter dem See erreichen wir Stóra Vatnshorn, einen Hof mit einer im Winter geschlossenen Pension und einer kleinen Kirche dicht vor dem steilen Felshang. Im 10. Jahrhundert gab es hier keinen Hof, aber der sechste Satz der Saga berichtet, dass Erik seinen Hof Eiriksstaðir »beim Vatnshorn« baute, und kurz hinter der Kirche stoßen wir auf eine Rekonstruktion seines Hauses.

Oben in Drangar »nahmen« Erik und sein Vater Land und wohnten anderswo, hier in Haukadalur »machte er Land urbar«. Das bedeutet, dass Erik seinen Hof von Grund auf errichten musste, auf einem Stück Land, das anderen gehörte. Ursprünglich hat der Hof wohl zu Vatn gehört, dem Hof seines Schwiegervaters Thorbjörn.

Wir fahren auf einen großen Parkplatz mit einem geschlossenen Andenkenkiosk. Ein Denkmal für den Sohn Eriks des Roten, Leif Erikssohn, blickt uns entgegen. Vor allem Amerikaner pilgern im Sommer hierher, um eine Art Ursprungsort für die Entdeckung Amerikas zu erleben. Ein Stück von dem leeren Parkplatz entfernt steht ein älteres Allradauto, als habe der Besitzer die Geländetauglichkeit seines Fahrzeugs betonen wollen.

Wir steigen einen sanften Hang hoch und stehen vor dem mit Torfsoden verkleideten Langhaus, wo uns das Ehepaar Bjarnheiður und Reynir empfängt. Sie betreiben einen Hof auf der anderen Seite des Tals. Eine Stiftung hat sie für den Betrieb von Eiriksstaðir angeheuert. Der Hof ist im Winter geschlossen, aber sie haben sich bereiterklärt, uns herumzuführen. Bjarnheiður ist eine untersetzte Frau um die 50, sie ist gekleidet wie eine wohlhabende Bäuerin zur Wikingerzeit, in einen langen, weißen Kittel mit einer Kordel um die Mitte, an der ein großer Schlüsselbund hängt. Ihr Mann Reynir, der vielleicht 60 ist, trägt weiße Kniestrümpfe und einen dunkelgrauen, knielangen Friesumhang. Bjarnheiður ist hier die Redselige, Reynir bleibt zurückhaltend im Hintergrund und hört zu.

Sie zeigt auf ein Plateau ungefähr 100 Meter höher am Hang und erklärt, dass dort die Bodenbretter von Eriks Haus liegen. Das Haus stand ursprünglich unten am Bach, mit Blick auf den innersten Teil des Tals und den See. Zwischen 1997 und 2000 fanden dort Ausgrabungen statt. Danach arbeiteten die Archäologen zusammen mit einigen der bedeutendsten isländischen Fachleute für traditionelles Handwerk, um eine genaue Kopie zu errichten: Größe, Raumverteilung, Feuerstätte, Bänke und Baumethoden, alles sollte dem ursprünglichen Haus so ähnlich sein wie nur möglich.

Das Haus erinnert an eine Erdhütte oder an eine Hobbithöhle, es liegt eingefügt in die Landschaft unter der Mischung aus Schnee und braunem Gras, die die gesamte Gegend hier prägt. Das Haus könnte mit seinen Wänden und seinem Dach aus Torf kaum noch niedriger sein. Zwölf Meter lang, vier Meter breit, anderthalb Meter hoch bis zum Dach auf der Vorderseite, wo die Wand leicht gebeugt ist, auf der Rückseite noch niedriger. Außer denen des kleinen Langhaues und

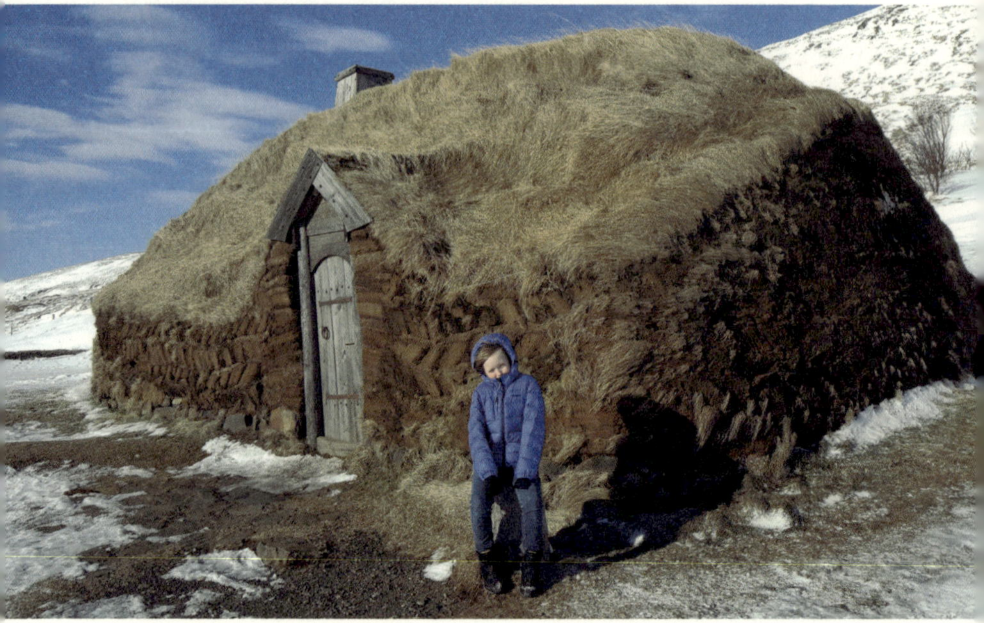

Sigurd Morten vor der Rekonstruktion von Eriks Haus in Eiríkstaðir in Haukadalur. (Foto: Øystein Morten)

einer Erdhütte, die vermutlich als Webstube genutzt wurde, wurden keine weiteren Gebäudereste gefunden.

Sagt dieser Ort uns etwas über Erik den Roten? Das Haus ist kaum größer als ein Wohnhaus auf einem mittelgroßen Hof zu seiner Zeit.

Wir bücken uns und betreten einen kleinen Gang. Eine neue Tür führt in einen Aufenthaltstraum mit festgetretenem Lehmboden und einer aus Steinen gemauerten Feuerstätte, wo der Rauch durch ein zwei Meter über uns im Dach befindliches Loch entweicht. Bei der inneren Holzkonstruktion handelt es sich um einen Ständerbau mit Querbalken durch den mittleren Teil des Raumes. Hinter den freistehenden Pfosten gibt es Nischen mit Bänken von einem Meter Breite, wo die Menschen morgens und abends saßen. Hier saßen sie, hier widmeten sie sich ihrem Handwerk, und hier schliefen sie.

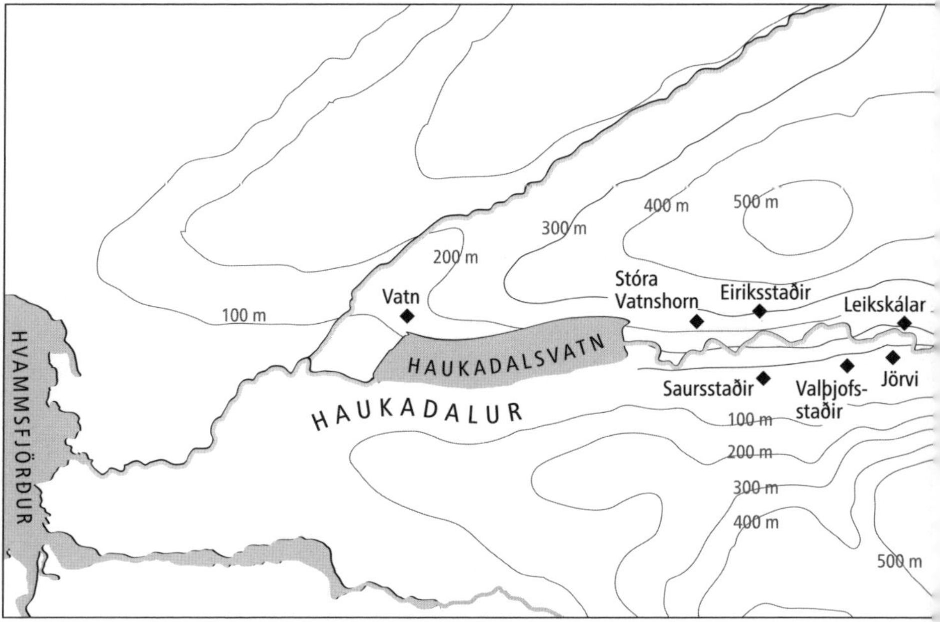

In dem engen Durchgang mitten im Raum kann kein Tisch gestanden haben. Unter und neben der Schlafstätte in der Mitte der Nordwand gibt es einige prachtvoll geschnitzte Bretter.

Das hier war der Platz des Hausherrn. Das gesamte Holz dieser Rekonstruktion ist Treibholz, was vermutlich auch beim Original der Fall war; das Holz, das Erik aus Drangar mitgebracht hatte, wurde in seinem Haus hier in Haukadalur verbaut.

Insgesamt gibt es sechs Bettnischen mit Platz für zwölf Erwachsene und wohl auch Kinder in dem an die dreißig Quadratmeter großen Raum. Ich habe oft über den Mangel an Privatsphäre in diesen offenen Räumen aus der Wikingerzeit gestaunt, wo alle einander ins Bett schauen konnten. Wer waren die zehn anderen, mit denen Erik und Thjodhild den Raum teilten? Neben den sechs Nischen gibt es eine Art Hängeboden, der in den Nebenraum hineinreicht.

»Da oben haben möglicherweise Eriks Leibeigene geschlafen«, sagt Bjarnheiður.

»Wir wissen, dass er viele hatte«, fügt sie hinzu. Ihr Mann steht ein Stück hinter ihr, faltet die Hände unter seinem Bauch und nickt vorsichtig.

Sigurd filmt.

»Aber woher wissen wir, dass Erik hier gewohnt hat?«, frage ich.

»Im Volksmund hat dieser Hof hier immer Eiriksstaðir geheißen, und das ist ein ziemlich ungewöhnlicher Name. In einem Landverzeichnis aus dem Jahre 1702 ist er aufgeführt als der verlassene Pachthof Eiriksstaðir, der zum Gut Vatnshorn gehörte, genau wie die Saga berichtet. Eine Karbondatierung der Überreste hat ergeben, dass das Haus im 10. Jahrhundert erbaut worden ist. Es war wohl nur an die zehn Jahre in Gebrauch. Danach hat niemand mehr hier gewohnt.«

»Der Saga nach war Erik lange hier«, sage ich.

»Nein. Es kann sich um höchstens zehn Jahre gehandelt haben«, sagt Bjarnheiður.

»Ja, Erik muss irgendwann um 975 hergekommen sein, vielleicht etwas früher. Aber schon 980 fuhr er dann nach Grönland. Thjodhild und die Söhne der beiden können bis 984 hier gewohnt haben.«

Bjarnheiður erzählt von den dramatischen Ereignissen der Jahre, in denen Erik hier wohnte. Ursprünglich war der Wohnraum etwas breiter, aber dann wurde das Haus wohl von einem Erdrutsch getroffen. Der Hof lag dicht am steilen Felshang. Durch den Erdrutsch stürzte eine Wand ein, darauf wurde ein Stück tiefer in den Raum hinein eine neue errichtet. Der Sagachronologie zufolge müssen der älteste Sohn, Thorstein, und Leif in den Jahren geboren worden sein, in denen Erik hier wohnte. Vermutlich fand der Erdrutsch im Herbst statt, als es besonders heftig regnete und die Landschaft äußerst instabil war. Vielleicht wurden alle mitten in der Nacht von den polternden Erdmassen geweckt und sahen, wie die Rückwand nach innen gepresst wurde.

Archäologische Spuren zeigen, dass die Haustür ursprünglich mitten in der Längswand des großen Raumes lag, dicht bei der Feuerstätte.

»Das war eine seltsame Lösung«, sagt Bjarnheiður. »Da kam ja die Kälte direkt ins Haus, wenn jemand rein- oder rausging.«

Reynir schmunzelt im Hintergrund.

»Bei den Winterstürmen wurde das Feuer sicher fast ausgeblasen, wenn jemand hereinkam«, fügt Bjarnheiður hinzu.

Später wurde das Haus durch den Gang verlängert, die Türöffnung im Hauptraum wurde dichtgemacht, und man betrat zuerst das kleinere Zimmer und ging von dort aus weiter. Mir kommt es fast vor, als wäre das Haus in aller Eile und ohne einen Gedanken an Dauerlösungen errichtet worden. Später wurde es umgebaut, erweitert und verbessert. Aber dann haben die Bewohner, wie die Archäologie zeigt, das Haus schon nach relativ kurzer Zeit wieder verlassen, und danach wohnte niemand mehr hier. Die Spuren im Haus passen fast verdächtig gut zu dem, was die Saga über Eriks des Roten Aufenthalt hier in Haukadalur erzählt.

Wir betreten einen Raum am anderen Ende des Hauses. Auch der ist ein Anbau aus der kurzen Zeit, in der Erik hier gewohnt hat. Er wurde zur Zubereitung von Essen, zum Mahlen von Getreide und für ähnliche Arbeiten genutzt. Als wir wieder in dem großen Raum stehen, fragt Bjarnheiður, ob Sigurd ein Wikingerkostüm anprobieren möchte. Er gibt mir seine GoPro-Kamera, setzt einen blanken Helm mit Schutz vor der Nase auf, nimmt eine große Axt mit breiter Schneide in die Hand und lässt sich ein zottiges Fell über die Schultern legen. Die Axt war im Island des 10. Jahrhunderts die am weitesten verbreitete Waffe.

»Man muss Mut haben, um mit einer solchen Axt in den Krieg zu ziehen«, sagt Bjarnheiður und zeigt auf das Exemplar, das Sigurd hochhält. »Es musste mit beiden Händen gehalten werden, wenn man richtig zuschlagen wollte, und dann konnte man keinen Schild zum Schutz benutzen.«

»Vielleicht hat Erik seine Nachbarn mit so einer Axt getötet?«, frage ich.

»Nicht unwahrscheinlich.«

Wir gehen hinaus. Ein kalter Wind weht. Sigurd filmt weiter, klagt aber darüber, dass seine Finger erfrieren.

Ich denke an den siebten Satz in der Saga.

7. *Þá felldu þrælar Eiríks skriðu á bæ Valþjófs á Valþjófsstǫðum.*

7. Dann lösten Eiriks Leibeigene auf dem Hof von Valtjof auf Valþjofsstaðir einen Erdrutsch aus.

»Wo liegt Valþjofsstaðir?«, frage ich.

»Da«, sagt Reynir und zeigt auf die andere Seite des Tals. »Links von dem Bach, der vom Gipfel herunterkommt.«

Es muss eine Strecke von zwei oder drei Kilometern sein.

»Liegt da heute auch ein Hof?«

»Nein«, antwortet Bjarnheiður. »Wir wohnen auf dem Nachbarhof Jörvi und Valþjofsstaðir gehört uns. Aber da steht kein Haus mehr.«

»Ihr wohnt auf Jörvi und Valþjofsstaðir gehört euch?«

»Ja.«

Diese Menschen kommen mir vor wie mitten aus der Saga entsprungen. Wir machen aus, dass sie vor uns herfahren, damit sie uns die Stelle zeigen können, wo Eriks Leibeigene den Erdrutsch ausgelöst haben. Wir biegen nach rechts auf einen Kiesweg ab, überqueren eine Brücke über den Fluss, kommen am Hof Jörvi vorbei, biegen dann nach Westen ab und fahren zur anderen Seite des Tals hinüber. Reynir und Bjarnheiður stellen ihren Wagen einige Hundert Meter hinter ihrem eigenen Hof ab. Sigurd filmt, während wir am Straßenrand stehen und ein Gespräch führen.

»Das ist Valþjofsstaðir«, sagt Bjarnheiður und zeigt auf eine flache Stelle oben am Hang. Dahinter steigt die Landschaft steil zu einem düsteren Berg hin an.

»Da ist also kein Haus?«

»Nein, nur Bodenbretter. Da wohnt seit dem 18. Jahrhundert niemand mehr.«

Ich schaue nach oben und stelle mir eine Gruppe von Leibeigenen in dunklen Kitteln vor. Vermutlich stammten einige von ihnen aus Irland. Plötzlich löst sich die Erde unter ihnen und die Massen wälzen sich auf die Torfhäuser weiter unten zu.

»Aber das ist am anderen Flussufer, weit entfernt von Eiriksstaðir und dem Grundstück von Eriks Schwiegervater in Vatn. Was hatten Eriks Leibeigene hier zu suchen?«

Reynir räuspert sich, ehe er antwortet:

»Den Leibeigenen gehörte Jörvi, wo wir heute wohnen.« Er zeigt auf die Dächer der Häuser, die wir hinter der Anhöhe gerade noch sehen können. »Die Leibeigenen wohnten im Stall, auf dem Hängeboden über den Tieren«, fügt er hinzu.

»Welche Quellen hast du dafür?«, frage ich.

»Das wurde mündlich von einer Generation auf Jörvi an die andere weitergereicht, schon seit dem 10. Jahrhundert. Mir hat es meine Großmutter erzählt«, sagt Reynir.

Ich staune über diese Aussage. Leibeigene konnten doch gar keinen Hof besitzen. Sie können einen von Eriks Höfen betrieben haben, aber später in der Saga heißt es, dass Jörvi zwei anderen Männern gehörte. Vielleicht hatte Erik einige Leibeigene an die Besitzer von Jörvi vermietet? Das könnte erklären, warum sie an diesem Flussufer arbeiteten, und wenn sie auf dem Hängeboden über dem Stall schliefen, wie die lokale Tradition behauptet, haben sie den Hof wohl kaum selbst betrieben. Es spricht eher dafür, dass sie Eriks Eigentum waren und für die beiden Bauern auf Jörvi arbeiteten.

»Gibt es hier häufiger Erdrutsche?«, frage ich.

»Ja, die Ascheschichten machen die Erde darüber instabil«, erwidert Reynir.

»Kann Erik seinen Leibeigenen befohlen haben, oberhalb von Valþjofsstaðir einen Erdrutsch auszulösen? Kann es sich um einen Überfall gehandelt haben?«

»Nein, es muss ein Unfall gewesen sein. Es ist schwer, gezielt einen Erdrutsch auszulösen«, entgegnet Reynir.

In der Saga steht nichts darüber, was aus Valtjof wurde, dem der Grund und Boden hier gehörte, aber vermutlich kam er ums Leben. Der nächste Satz in der Saga berichtet von den Folgen:

8. *Eyjólfr saurr, frændi hans, drap þrælana hjá Skeiðsbrekkum upp frá Vatnshorni.*

8. Eyolf Saur, sein Verwandter, tötete die Leibeigenen bei Skeiðsbrekkene, gleich oberhalb vom Vatnshorn.

»Eyolf Saur war Valtjofs Vetter und wohnte auf dem nächsten Hof, nur ein paar Hundert Meter weiter die Straße entlang«, sagt Bjarnheiður. »Saursstaðir.«

»Und wo liegt Skeiðsbrekkene?«, frage ich.

Sie zeigt auf die andere Seite des Tals, in Richtung Stóra Vatnshorn gleich bei Eiriksstaðir. Skeiðsbrekkene sind die steilen Hänge gleich hinter dem Hofplatz. Eyolf Saur muss einige Leute mitgenommen haben, von seinem Hof aus durch das Tal gegangen sein und dort die Leibeigenen angegriffen haben. Oder vielleicht hatten die Leibeigenen Zuflucht in Häusern gesucht, wo heute Stóra Vatnshorn liegt. Dort wurden sie von Eyolf und seinen Leuten überrascht, versuchten, die Hänge hinauf zu fliehen, wurden aber eingeholt und dort oben erschlagen.

Damit war die Spirale der Gewalt in Gang gesetzt.

9. *Fyrir þat vá Eiríkr Eyjólf saur.*

9. Dafür tötete Erik Eyolf Saur.

Es ist auch möglich, dass Erik auf Eyolf und dessen Männer zustürmte, nachdem die Leibeigenen ermordet worden waren, aber dann wäre Erik entweder in der Unterzahl gewesen oder er hätte viele Leute bei sich haben müssen, von denen vermutlich mehrere ums Leben gekommen wären. In der Saga steht nur, dass Erik Eyolf tötete, weil der die Leibeigenen erschlagen hatte. Ich deute das so, dass es später passiert ist. Das übliche Vorgehen wäre gewesen, dass Erik für die Leibeigenen Schadensersatz verlangt hätte, nicht, dass er ihretwegen eine Fehde vom Zaun brach. Die Leibeigenen waren Eriks Eigentum, genau wie Vieh, und Eyolf hätte dem Gesetz nach ihren Verlust ersetzen müssen. Aber Eyolf hatte sich vermutlich geweigert und angeführt, dass er das Recht gehabt habe, seinen Vetter Valtjof zu rächen, der beim Erdrutsch sein Leben verloren hatte. Erik hätte dann antworten können, das sei ein Unglück gewesen, kein Grund zur Rache, und so hätten sie weitermachen können.

Am Ende muss Erik geglaubt haben, dass durch die Folgen des Erdrutsches seine Ehre auf dem Spiel stand. Er war als Fremder nach Haukadalur gekommen, ohne Grundbesitz. Er hatte die Stieftochter von Thorbjörn auf Vatn geheiratet und sich am Rand von dessen Hof eine Siedlerstelle eingerichtet. Wenn er nun einfach seine Leibeigenen ungestraft hätte töten lassen, hätte er sich in Schande gebracht und als Mann gegolten, der seinen Besitz nicht verteidigen konnte, mit dem man leichtes Spiel hatte, einer, der sich und seine Familie nicht beschützen konnte, ein Mann ohne Ehre.

Erik saß vermutlich als leichte Beute in seinem kleinen Haus in Eiriksstaðir. Er musste zurückschlagen. Um diese Zeit sind wohl seine Söhne Thorstein und Leif auf die Welt gekommen. Vielleicht waren sie ein und zwei Jahre alt. Für Thjodhild und die Kinder wäre es leichter gewesen, wenn er in Ehren gestorben, als wenn er zurückgewichen und sie mit in die Schande gezogen hätte, eine Schande, die sich an seine Söhne und weiter an deren Kinder vererbt hätte. So dachten die Menschen im Island des 10. Jahrhunderts. Einen Feind anzugreifen, um die eigene Ehre wiederherzustellen, war ein Dienst, den man seinen Nächsten erwies.

Auch hier dürfen wir nicht unterstellen, dass Erik in Wut oder Zorn tötete, wie es Lesende ohne weitere Kenntnisse der Sagawelt oft tun. In der Saga steht nichts darüber, dass Erik Eyolf nach dem Tod der Leibeigenen im Affekt angegriffen hätte, da steht nichts über Kämpfe, gleich nachdem Eyolf die Leibeigenen erschlagen hatte. Erik der Rote hatte sich die Sache vermutlich gründlich überlegt, ehe er sich zum nächsten Schritt entschloss.

Er begab sich mit seiner breiten Axt über den Fluss auf die andere Seite des Tals, unter dem schwarzen Gipfel, wo Eyolf Saurs Hof lag. Vielleicht forderte er Eyolf ein letztes Mal auf, die Leibeigenen zu ersetzen. Vielleicht hat Eyolf sich geweigert und es endete mit Eriks tödlichem Axthieb.

Aber damit war die Sache noch nicht zu Ende. Der nächste Satz berichtet von einer weiteren Person, die von Erik getötet wurde.

10. *Hann vá ok Hólmgǫngu-Hrafn at Leikskálum.*

10. Er tötete auch Holmgangs-Hrafn auf Leikskálar.

Ich frage Bjarnheiður, wo Leikskálar liegt. Wir stehen noch immer bei Valþjofsstaðir und reden. Sie zeigt ein Stück tiefer ins Tal hinein, auf das andere Flussufer. Auf einen Hof hinter einem großen, ebenen Stück Land.

»Lag dort im 10. Jahrhundert ein Hof?«, frage ich.

Sie gibt die Frage auf Isländisch an Reynir weiter.

»Vermutlich nicht«, sagt er. »Das war eine Versammlungsstätte für das ganze Tal, wo sie sich trafen, im Winter Schlittschuh liefen und im Sommer Ball spielten.«

Sigurd friert und filmt noch immer, als wir uns von Bjarnheiður und Reynir verabschieden. Er versucht seine Finger vor der Heizung aufzutauen, als wir weiter durch das Tal und zu Eyolf Saurs Hof Saursstaðir fahren. Der Hof sieht größer aus als die anderen in der Gegend, mit großen Ställen und riesigen Maschinen. Zum Fluss hinab und weiter in Richtung Haukadalsvatn liegen viele Kilometer Weidefläche. Wir wenden und fahren zurück, vorbei an Jörvi, überqueren auf der anderen Seite des Tals wieder den Fluss und sehen das Schild, das in Richtung Leikskálar weist. Dieser Hof liegt einige Hundert Meter weiter auf dieser Talseite. Er sieht klein aus. Ich bleibe bei der Zufahrt stehen und schaue mich um, wiederhole leise den zehnten Satz:

»Er tötete auch Holmgangs-Hrafn auf Leikskálar.«

»Was?«, fragt Sigurd.

»Das war ein allgemeiner Versammlungsort«, sage ich. »Und hier hat Erik einen gewissen Holmgangs-Hrafn umgebracht.«

»Darüber habe ich gelesen«, sagt Sigurd.

»Komischer Name. Holmgangs-Hrafn. Weißt du, was Holmgang bedeutet?«

»Nein.«

»Das war ein Zweikampf, durch den ein Streit entschieden werden sollte. Die beiden, die kämpfen sollten, wurden auf eine Schäre, ein kleine Insel oder eine andere abgegrenzte Stelle gebracht und mussten kämpfen, entweder bis zum Tod oder bis zum ersten Blutstropfen.«

»Ohne Waffen?«

»Nein, aber mit demselben Typ Waffe. Zum Beispiel hatte jeder einen Speer, ein Schwert und einen Schild oder nur eine Axt. Ich glaube, dass Erik der Rote auf diese Weise hier auf Leikskálar mit diesem Holmgangs-Hrafn gekämpft haben kann.«

Gleich unter uns teilt sich der Fluss und bildet in der Mitte ein Inselchen. Ich zeige darauf und sage, dass es so eine kleine Insel gewesen sein kann, Holmgangs-Hrafn ist in dieser Fehde Eriks einziger Widersacher, der nicht zur Familie von Valtjof und Eyolf gehört, und da sie sich am Versammlungsort Leikskálar gegenübertreten, halte ich es für sehr wahrscheinlich, dass Eyolfs Verwandte einen bekannten Kämpfer angeheuert hatten, um Erik herauszufordern und den Streit damit zu beenden. Einen Mann, der dafür bekannt war, solche Kämpfe zu gewinnen. Wir wissen aus anderen Sagas, dass es möglich war, so einen zu mieten, der dann in einer Fehde für eine bestimmte Sippe kämpfte. Erik war also ein gefürchteter Mann, wenn die Gegenseite nun einen Außenstehenden anheuerte, der für sie kämpfen sollte. Erik muss zudem ein kühner und gewaltiger Krieger gewesen sein, da es ihm gelang, diesem Holmgangsexperten Hrafn das Leben zu nehmen.

Aber damit hatte der Konflikt noch kein Ende gefunden. Die nächsten Sätze sagen nämlich:

11. Geirsteinn ok Oddr á Jǫrva, frændr Eyjólfs, mæltu eptir hann.
12. Þá var Eiríkr gǫrr brott ór Haukadal.

11. Geirsteinn und Oddur auf Jörvi, Verwandte von Eyolf, erhoben Klage gegen Erik.
12. Da wurde Erik aus Haukadalur verbannt.

Eyolfs Verwandte wollten Erik offenbar für vogelfrei erklären lassen, wegen des Erdrutsches, bei dem Valtjof ums Leben gekommen war, und wegen des Mordes an Eyolf. Das bedeutet, dass sein gesamter Besitz eingezogen würde, jedermann würde das Recht haben, ihn zu töten, und in den nächsten drei Jahren würde niemand Erik zu Hilfe kommen dürfen. In der Praxis bedeutete das, dass er Island verlassen müsste. Dass er jedoch nur Haukadalur verließ, weist darauf hin, dass ein Kompromiss geschlossen wurde. Sein Schwiegervater Thorbjörn wird in dieser Fehde überhaupt nicht erwähnt, aber das liegt sicher daran, dass er als mächtiger Mann in Haukadalur Erik unterstützt hat, um zu diesem Vergleich zu gelangen. Das bedeutete jedoch, dass Erik Eiriksstaðir unverzüglich räumen musste. Er hatte keinen Zufluchtsort mehr. Es ist wahrscheinlich, dass Thjodhild und die beiden kleinen Söhne zumindest einstweilen auf Eiriksstaðir wohnen blieben, da die Verbannung aus Haukadalur offenbar nur Erik selbst betraf.

Wohin sollte er gehen? Die Rückkehr nach Drangar war zweifellos keine Alternative.

Erik war jetzt Mitte 30 und musste sein Zuhause verlassen. Er nahm etliche seiner Männer mit, vielleicht einige Leibeigene und einige freie Arbeiter. Sie gingen zur Knorr unten am Fjord. Erik musste noch einmal von vorn beginnen.

Sigurd und ich verlassen Haukadalur und fahren westwärts zum Hvammsfjörður.

Kapitel 3

Die Inseln. Die Sätze 13 bis 27

Wir biegen auf den Kiesweg ab, der an dem meernahen Ufer des Hvammsfjörður entlangführt. Schräg unter mir sehe ich das dunkelblaue Meer. Dort unten ist Eriks Schiff gesegelt. Nach meinen Berechnungen sind wir im Herbst 979 angekommen. Er wollte nicht weit, nur bis zur Fjordmündung.

13. *Hann nam þá Brokey ok Øxney ok bjó at Trǫðum í Suðrey inn fyrsta vetr.*

13. Er nahm Land auf Brokey und Öxney und verbrachte den ersten Winter in Traðir auf Suðurey.

Dort, wo der Hvammsfjörður auf den breiten Breiðafjörður trifft, wimmelt es nur so von Inseln und Schären. Erik ging auf Brokey an Land, der größten Insel, die ungefähr einen Kilometer breit, vier Kilometer lang und am höchsten Punkt 34 Meter hoch ist. Er hatte Holz bei sich, machte Feuer und wanderte von Anhöhe zu Anhöhe. Dann setzte er auf das nahe gelegene Öxney über; an einigen Stellen liegen die Inseln nur 30 bis 40 Meter voneinander entfernt. Öxney ist ungefähr halb so groß wie Brokey, beide sind stellenweise steil und felsig, weisen aber auch Moore, ausgedehnte Weideflächen und Buchten mit guten Anlandemöglichkeiten auf.

An diesem Abend loderte das Feuer in der herbstlichen Dunkelheit. Menschen und Naturgeister sollten sehen und spüren, dass hier ein Mann auf den Inseln Land nahm.

Ich glaube nicht, dass Erik Zeit genug hatte, um vor Einbruch der Kälte auf seinem neuen Land ein Haus zu errichten. Das muss die Erklärung dafür sein, dass er in diesem Winter auf Suðurey wohnte, gleich bei Brokey, ein bisschen näher zum Land hin gelegen. Die Insel gehörte dem Häuptling Thorgjest auf dem Hof Breiðabolstaður.

Nach einer halben Stunde Fahrt erreichen wir Breiðabolstaður. Ich mache Sigurd darauf aufmerksam, dass wir uns jetzt wieder mitten in der Saga befinden. Der Hof liegt an einem sanften Hang unterhalb einiger Felskuppen, anderthalb Kilometer vom Fjord entfernt. Hier wohnte der Häuptling Thorgjest über große Teile des 10. Jahrhunderts. Die Gegend im Süden des Fjords wird Skógarströnd genannt, weil früher einmal Wald *(skógur)* bis zum Ufer hin stand. Jetzt gibt es nur noch kahle Felsen und verschneites Weideland voller Kies und Gestein.

Es sieht heutzutage nicht gerade nach Reichtum aus, ein heruntergekommener, grauer Stall, Landbaumaschinen, die vor einem gelben Fertighaus aus den 1980er Jahren im Schnee vor sich hinrosten. Doch draußen auf der Wiese steht, scheinbar fehl am Platze, eine weiße Holzkirche mit einem kleinen Turm. Ein Überbleibsel aus der Zeit nach Einführung des Christentums, als sich jeder größere Häuptling auf seinem Hof auch eine eigene Kirche baute. Ich halte an, mache Fotos und überlege, ob ich anklopfen und den Bauern fragen soll, ob er mir etwas darüber erzählen kann, was zwischen Erik dem Roten und dem vorherigen Besitzer des Hofes vorgefallen ist, entscheide mich dann aber dagegen.

Weiter im Westen hatten zwei wichtige Sippen das Sagen. Die eine Fraktion bestand aus den Leuten von Thorsnes, den Nachkommen des Landnahmemannes Thorolf Mosterbart aus Moster in Hordaland, der sich hier niederließ und ein Thing in Thorsnes einberief, etwas weiter draußen im Breiðafjörður. Die zweite Gruppierung wurde

Kjalleklingen genannt und ging auf den Landnahmemann Björn aus dem Osten zurück. Im Jahre 912 waren beide Sippen beim Thorsnesthing aneinandergeraten. Damals hatten sich Thorgjest von Breiðabolstaður und sein Nachbar Aslak dazwischengeworfen und zusammen mit ihren Männern dem Kampf ein Ende gemacht. Thorgjest muss schon ein erwachsener Mann gewesen sein, um einen solchen Einsatz zu wagen. Jetzt, im Herbst 979, war er hoch in den Siebzigern und wurde nur noch Thorgjest der Alte genannt.

Dieser Mann also ließ Erik in Traðir auf Suðurey wohnen.

Zugleich geschah Folgendes:

14. *Þá léði hann þorgesti setstokka.*

14. Da verlieh er seine Sitzstöcke an Thorgjest.

Es handelte sich um die Stöcke des Hochsitzes, die Erik und sein Vater Thorvald aus Jæren mitgebracht hatten. Nun gab er sie Thorgjest dem Alten. Es muss eine Art Kaution für das Wohnrecht draußen auf Suðurey gewesen sein.

Hinter Breiðabolstaður führt der Kiesweg hoch zu einer Art Aussichtspunkt mit einem kleinen Parkplatz aus festgestampftem Lehm. Hier oben liegt kaum Schnee, das meiste hat der Wind weggetragen. Wir steigen aus dem Auto und schauen hinunter zum Fjord. Hinter uns erhebt sich ein schwarzer Felsrücken mit Schluchten und spitzen Gipfeln. Ein kalter Wind weht.

»Was ist hier passiert?«, fragt Sigurd. Er fröstelt und scheint nicht sonderlich lange hier stehenbleiben zu wollen. Ich sage, er solle zu den Inseln im Norden hinüberschauen.

»Auf der nächsten Insel da hinten, Suðurey, hat Erik in dem Winter gewohnt, nachdem er aus Haukadalur vertrieben worden war.«

»Ok.«

»Traðir heißt der kleine Hof, den Erik da draußen leihen konnte, es gab ein kleines Langhaus, kleiner als das auf Eiriksstaðir, die Wände waren aus Stein und Torf. Stell dir mal so einen Winter vor wie jetzt, mit Kälte und Schnee und dem vielen Wind da draußen. Sie hatten mitten im Raum ein Feuer und an den Wänden Bänke, auf denen sie sicher dicht an dicht lagen, in Felle gewickelt. Er hatte einige Landarbeiter, ein paar Frauen und etliche Leibeigene bei sich.«

»Praktisch, so eine Insel, wenn man Leibeigene hat. Da können die nicht abhauen«, sagt Sigurd.

»Kann schon sein, aber da draußen gibt es jede Menge größere und kleinere Inseln, und es sind nur ein paar Hundert Meter zur nächsten und zum Ufer. Die Leibeigenen waren oft Iren und Schotten und konnten schwimmen.«

»Aber wohnten die da nicht nur im Winter? Da ist Schwimmen ja nicht gerade zu empfehlen.«

»Stimmt. Siehst du die etwas größere Insel hinter Suðurey, die mit den etwas höheren Felskuppen?«

»Bin nicht sicher.«

»Das ist Brokey, gutes Weideland. Dahin hat Erik viele von seinen Tieren gebracht. Kannst du hinter Brokey dann noch eine Insel erkennen?«

»Nein.«

»Nein. Von hier aus sieht es aus, als ob die Inseln zusammenhängen. Zwischen denen liegt nur ein schmaler Sund. Du könntest von Suðurey einen Stein hinüber nach Brokey werfen, und von Brokey nach Öxney würde das auch gehen.«

»Öxney – die Insel der Äxte?«

»Nein, es bedeutet Stierinsel. Eriks Urgroßvater wurde doch Stier-Thore genannt. Er besaß in Südnorwegen eine Insel mit 80 Stieren, und die hatte er Stierinsel genannt. Deshalb hat Erik diesen Namen hier verwendet.«

Ein Windstoß wirbelt Schnee vom Boden auf und weht ihn uns ins Gesicht. Wir laufen zurück zum Auto.

*

Im nächsten Satz der Saga steht:

15. *Siðan fór Eiríkr í Øxney ok bjó á Eiríksstǫðum.*

15. Danach begab sich Erik nach Öxney und wohnte auf Eiriksstaðir.

Ungefähr in der Mitte von Öxney gibt es eine höher gelegene Stelle, mit einer ebenen Fläche, wo man freie Sicht nach allen Seiten hat. Darunter bildet eine schlüssellochförmige Bucht einen perfekten Hafen. Dort oben auf der ebenen Fläche baute Erik einen neuen kleinen Hof mit Langhaus und Nebengebäuden. Auch diesen Hof nannte er Eiriksstaðir.

Ich stelle mir vor, dass es im zeitigen Frühling ist, nachdem sie sich in dem geliehenen Haus auf Suðurey durch den Winter hindurchgefroren haben. Sie haben die Tiere zum Weiden nach Brokey gebracht, während sie selbst eine Insel weiter an der Arbeit sind. Sie haben Wände und Dach des neuen Langhauses fertiggestellt und sind schon eingezogen, aber es fehlt noch etwas: Sie brauchen die Sitzstöcke, ehe sie Bänke und Hochsitz anbringen können.

*

Wir haben den Motor angelassen und uns aufgewärmt. Ich habe von dem neuen Hof erzählt, den sie draußen auf Öxney errichtet haben.

»Dann gab es Ärger«, sagt Sigurd. Er weiß das aus dem englischen Buch über Erik, das er auf der Fähre gelesen hat.

»Ja.«

»Sie haben sich um die Stöcke gezankt?«

»Ja. Die Hochsitzstöcke, die sie aus Jæren mitgebracht hatten, die Stöcke, durch die sie mit den Göttern und den Häuptlingssippen zu Hause in Norwegen verbunden waren. Die lagen jetzt drüben bei Thorgjest dem Alten.«

Ich zeige auf Sigurds Seite aus dem Fenster. Wir können die Häuser unten auf Breiðabolstaður erahnen.

16. *Þá heimti hann setstokkana ok náði eigi.*

16. Dann wollte er die Sitzstöcke holen, erreichte aber nichts.

Ich sage Sigurd, er solle zu einem Hof mit großen Häusern ganz unten am Fjord hinüberschauen. Dieser Hof heißt Drangar, und einige Historiker meinen, Erik habe dort zuerst einen Hafen angelegt, da der Hof später denselben Namen bekommen habe wie der in Strandir.

»Stell dir vor, wie Erik sein Schiff am Anleger bei Drangar vertäut. Dann gehen er und seine Leute hoch nach Breiðabolstaður, ungefähr

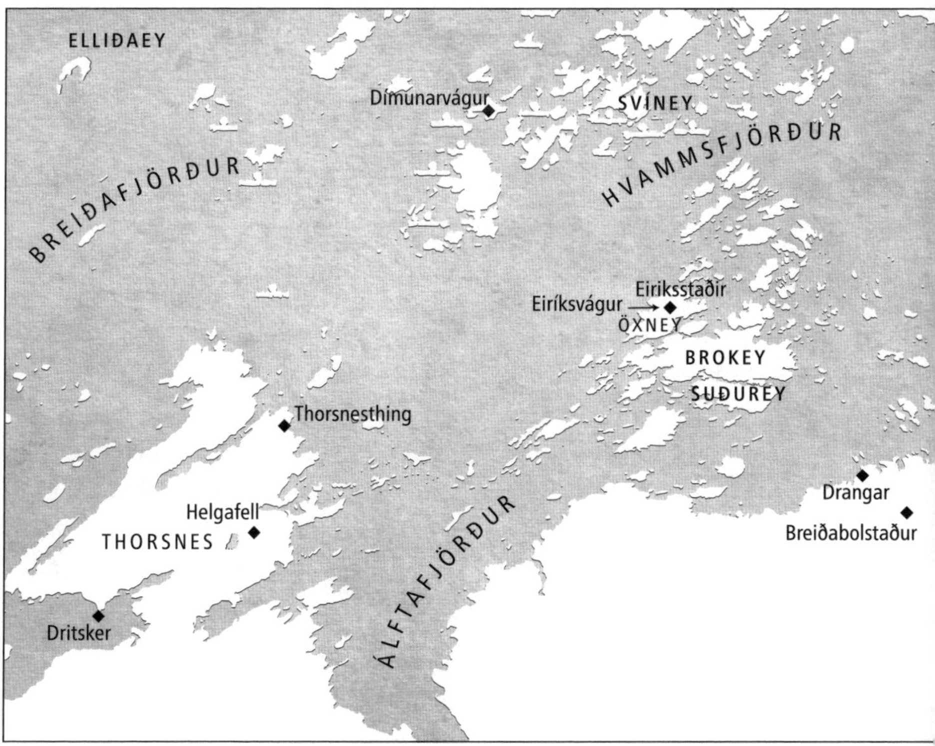

zwei Kilometer vom Meer entfernt. Es ist spät am Abend und Ende April. Sie klopfen bei dem alten Thorgjest an. Erik verlangt seine Sitzstöcke zurück. Aber Thorgjest lehnt entschieden ab.«

»Warum denn?«

»Er will nicht, dass Erik sich draußen auf dem Fjord als Häuptling etabliert, gleich vor seiner Nase. Es ist schon seltsam, dass nur Suðurey Thorgjest gehörte und nicht auch noch Brokey und Öxney, wo diese drei Inseln doch so dicht nebeneinander liegen. Bei Ebbe kann man zu Fuß von einer Insel zur anderen gehen. Bestimmt hat er Erik nur unter Vorbehalten auf Suðurey wohnen lassen. Deshalb wollte er die Sitzstöcke, als Garantie dafür, dass Erik sich da draußen nicht häuslich niederlassen würde. Jetzt aber baute Erik sich einen Hof auf Öxney. Vermutlich war Thorgjest außer sich vor Wut.«

»Aber Erik hat die Stöcke trotzdem mitgenommen«, sagt Sigurd.

»Ja.«

17. *Eiríkr sótti setstokkana á Breiðabólstað, en Þorgestr fór eptir honum.*

17. Erik fuhr mit den Stöcken nach Breiðabolstaður, aber Thorgjest kam hinterher.

»Was glaubst du, wie das passiert ist?«, frage ich.

»Der ist sicher nachts hingeschlichen und hat sich die Stöcke geholt, und da ist Thorgjest aufgewacht und hinterhergelaufen.«

»Ja. So kann es gewesen sein. Aber ich glaube, er wusste von vornherein, dass Thorgjest ihm die Stöcke nicht freiwillig geben würde. Ich glaube, dass er genug Leute bei sich hatte, um die Stöcke mit Gewalt an sich zu bringen. Dann liefen sie nach Drangar zu dem Boot, während Thorgjest seine Männer zusammenrief. Thorgjests Söhne und eine Gruppe von Knechten schnappten sich Waffen, also Äxte, Speere und Schilde, und liefen hinter Erik und den anderen her zum Fjord hinunter.«

Wir schauen wieder nach Drangar hinüber. Heute liegt dort ein ziemlich neues schwarzes Hotel.

»Stell dir vor, wie Eriks Leute den Hang hinunterlaufen, über einen breiten Reitweg, mit den langen Stöcken zwischen sich. Sie nähern sich dem Anleger, wo jetzt das Hotel steht. Aber ehe sie dort ankommen, wird Erik klar, dass die Feinde sie einholen werden. Er befiehlt seinen Leuten, stehenzubleiben und zu den Waffen zu greifen.«

Der nächste Satz in der Saga:

18. *Þeir bǫrðusk skammt frá garði at Drǫngum.*

18. Sie kämpften in der Nähe des Hofes auf Drangar.

»Schilde und Äxte prallen aufeinander. Auf jeder Seite kämpfen ungefähr zehn Mann. Auch der alte Thorgjest hat sich mit ins Gefecht gestürzt. Sie brüllen und feuern sich gegenseitig an. Dann kommen die Schmerzensschreie, das Blut und die Stille, und nun liegen Tote in dem aprilbraunen Gras. Thorgjest brüllt vor Schmerz. Seine Söhne sind unter den Toten auf dem Boden.«

19. *Þar fell tveir synir þorgests ok nǫkkurir menn aðrir.*

19. Zwei von Thorgjests Söhnen und einige andere Männer fielen.

»Die Toten werden nach Breiðabolstaður hochgetragen. Erik geht mit seinen Sitzstöcken an Bord und kehrt nach Öxney zurück.«

»Ja«, sagt Sigurd. »Aber … können wir jetzt weiterfahren?«

»Ja, ja, aber sieh dir die Landschaft an, und nicht dein Handy. Wir kommen bald zu den nächsten Sätzen in der Saga.«

Sigurd schüttelt den Kopf.

Der Kiesweg geht weiter nach Westen. Nur ein seltenes Mal kommt uns ein Auto entgegen, meist eines von den billigen weißen Allradautos, die alle Backpacker aus Asien und den USA gemietet zu haben scheinen. Dieser Landesteil, der in den Sagas dermaßen im Mittelpunkt steht, ist heute offenbar ein totales Randgebiet.

Ich denke an Erik, der nach diesen Kämpfen sein Schiff in der geschützten Bucht unterhalb des Hofes auf Öxney vertäute. Ich glaube nicht, dass er die Stöcke dann sofort im Haus angebracht hat. Er muss froh gewesen sein, dass er sich sein Haus oben auf einer Anhöhe mit freier Sicht nach allen Seiten gebaut hatte. Jederzeit musste er mit einem Angriff von Thorgjest und dessen Verbündeten rechnen. Erik hatte jetzt seine Sitzstöcke, muss sich aber im Hinblick auf die Zukunft unsicherer gefühlt haben als je zuvor. Für ihn gab es nur eine Rettung: genug Freunde zusammenzurufen, um sich und sein neues Heim auf den Inseln verteidigen zu können.

Thorgjest und Erik ließen sofort Bekannte verständigen, auf deren Unterstützung sie hofften.

20. *Eptir þat hǫfðu hvárirtveggju setu fjǫlmenna.*
21. *Styrr veitti Eiríki ok Eyjólfr ór Svíney, þorbjǫrn Vífilsson ok synir þorbrands ór Álptafirði, en þorgesti veittu synir þórðar gellis ok þorgeirr ór Hítardal, Áslákr ór Langadal og Illugi, sonr hans.*

20. Danach hatten sie jeder viele Männer bei sich.
21. Erik wurde unterstützt von Styr, Eyolf von Sviney, Thorbjörn Vifilssohn und den Söhnen von Thorbrand aus Álftafjörður. Thorgjest wurde unterstützt von den Söhnen von Thord Gjelle und von Thorgeir aus Hitardalur und Aslak von Langadalur und Illugi, dessen Sohn.

Thorgjest der Alte suchte Unterstützung bei seinen Nachbarn: Thorgeir aus Hitardalur und Aslak von Langadalur. Thorgjest und Aslak waren mit Töchtern von Thord Gjelle verheiratet, und Thord Gjelles Söhne waren demnach die Schwäger von Thorgjest dem Alten.

Vor allem die Verbindung zwischen den Söhnen von Thord Gjelle und Thorgjest dem Alten machte für Erik die Lage gefährlich. Thord

Gjelle war der Urenkel der legendären Landnahmefrau Auður der Tiefsinnigen und galt im 10. Jahrhundert über lange Zeit hinweg als einer der mächtigsten und reichsten Häuptlinge am Breiðafjörður. Nun war sein Sohn Eyolf der Graue an seine Stelle getreten. Eyolfs Ruhm war noch gewachsen, nachdem er einige Jahr zuvor den berüchtigten Gisle Sursson aufgespürt und getötet hatte. Die Schwester von Eyolf dem Grauen war also mit Thorgjest dem Alten verheiratet. Erik hatte damit zwei Neffen eines der gefürchtetsten und mächtigsten Häuptlinge von Island auf dem Gewissen. Früher oder später würde ihn die Rache ereilen.

Erik muss gewusst haben, dass er mit dem Feuer spielte, als er sich auf diesen Inseln vor Skógarströnd niederließ.

Die meisten von Eriks Unterstützern besaßen Land, das an das von Thorgjest dem Alten und dessen Nachbarn Aslak und Thorgeir in Skógarströnd grenzte. Die Söhne Thorbrands von Álftafjörður wohnten gleich westlich davon. Thorbjörn Vifilssohn besaß das Tal im Osten von Skógarströnd. Eyolf kam von Svíney, der auf der anderen Seite des Sundes Suðurey, Brokey und Öxney gegenüber liegenden Insel.

Keiner von diesen Männern, die nun auf Eriks Seite standen, hätte sich in diesen gefährlichen Konflikt mit Thorgjest dem Alten eingeschaltet, wenn es nicht eine Vorgeschichte gegeben hätte. Ein Konflikt zwischen Sippen in Island war damals in der Regel die Fortsetzung einer Kette von früheren Konflikten.

Thorbjörn Vifilssohn war der Sohn des schottischen Sklaven Vifil, den Auður die Tiefsinnige bei ihrer Landnahme bei sich gehabt hatte. Vifil, der schon als kleiner Junge nach Island gekommen war, war der Sohn eines Adligen aus Dál Riada in Schottland, und Auður die Tiefsinnige hatte ihm Vifilsdalur übergeben. Der Sohn Thorbjörn lag nun mit den Leuten von Skógarströnd und der Familie von Thord Gjelle im Streit um das Eigentumsrecht an dem dem Fjord zugekehrten Teil von Vifilsdalur. Deshalb lag es nahe, dass Thorbjörn, dessen Eltern beide aus Dál Riada stammten, Erik im Kampf gegen die Feinde unterstützte, die er ohnehin bekämpfte.

Dass Eyolf von Svíney sich einmischte, trägt bei zum Verständnis der Frage, worum es hier eigentlich ging, nämlich um das Eigentumsrecht am Boden auf den Inseln und die Möglichkeit zur Kontrolle des inneren Teils des Hvammsfjörður. Es kam oft zu Streitigkeiten um solche inselreichen Gebiete, da nur schwer nachzuweisen war, wer wo Land genommen hatte. Erik hätte sich wohl kaum auf den umstrittenen Inseln niedergelassen, wenn er nicht schon vorher gewusst hätte, dass er auf die Unterstützung durch etliche wichtige Männer der Umgebung bauen könnte. Er muss sich in einen bereits existierenden Konflikt eingeklinkt haben, vermutlich in einem Versuch, seine eigene Ehre zu vergrößern und sich mächtige Freunde zuzulegen.

Unter Eriks Verbündeten sticht vor allem ein Mann hervor, ein gewisser Styr. Er hieß eigentlich Arngrim Arngrimssohn, wurde aber Styr (›Krach‹) genannt, weil es in seiner Nähe immer Ärger gab. Manchmal wurde er auch Mord-Styr genannt. Er war der Urenkel des Landnahmemannes Björn aus dem Osten und gehörte zu den bedeutendsten Kjalleklingene.

»Er hatte allerlei Rechnungen zu begleichen, denn er hatte etliche erschlagen und niemals Wergeld bezahlt«, heißt es in der *Saga von Erik dem Roten.*

Styr war der Vetter Eyolfs von Svíney. Dass er sich im Konflikt zwischen Erik und Thorgjest engagierte, verstärkt die Hypothese, dass hier ein älterer Streit um die Ansprüche auf die Inseln draußen im Fjord schwelte.

*

Kurz nach der Abfahrt nach Drangar, wo die Kämpfe zwischen Erik und Thorgjest vor sich gingen, fahren wir ein Stück ins Land hinein, um den Álftafjörður zu umrunden, einen Seitenarm des Breiðafjörður. Steile Felshänge ragen auf beiden Seiten des schmalen Fjords auf, jetzt im Winter wirkt alles steinig und karg. Im Fjordinneren gibt es große flache Bereiche, die sich sicher zur Landwirtschaft geeignet haben. Hier scheint es durchaus Bauernland gegeben zu haben, aber es gibt hier am Fjord keine Häuser mehr. Angeblich ist die Gegend seit dem Pestwinter 1403 entvölkert.

980 wohnte Thorbrand aus Álftafjörður ganz innen am Fjord. Er hatte fünf erwachsene Söhne, und die begaben sich also nach Öxney, um Erik im Kampf gegen Thorgjest beizustehen. Die bekanntesten dieser Söhne waren Thorleif Kimbe und Snorri. Zu Eriks Glück waren diese Männer enge Verbündete der mächtigen Leute von Thorsnes. Snorri der Gode, der auf dem Thorsnesthing das Sagen hatte, war hier in Álftafjörður aufgewachsen als Pflegebruder der fünf Söhne. Mit diesen fünf Männern an seiner Seite konnte Erik zuversichtlich sein.

Es kam zu keinem Angriff draußen auf Öxney, wo Erik und seine Unterstützer sich aufhielten. Es wäre auch riskant gewesen, sie dort anzugreifen, da Erik auf der Anhöhe und in seinen Häusern mitten auf der Insel einen strategischen Vorteil hatte. Jetzt warteten alle auf das Frühlingsthing, das in der zweiten Maiwoche auf Thorsnes stattfinden sollte. Mit Hilfe der Söhne von Thord Gjelle könnte es Thorgjest gelingen, Erik beim Thing für vogelfrei erklären zu lassen, und nicht nur ihn, sondern auch seine Pächter, die sich am Mord an Thorgjests Söhnen beteiligt hatten. Damit lief Erik Gefahr, seine Häuser auf Öxney zu verlieren und zu einem Dasein verdammt zu sein, wo jedermann ihn und sein Gesinde umbringen durfte. Für vogelfrei erklärt zu werden, bedeutete im Grunde, wie oben schon gesagt, dass man das Land verlassen musste. Es war allerdings streng verboten, den Vogelfreien beim Verlassen des Landes zu helfen.

Ich frage mich, wer von Eriks Nächsten eigentlich bei ihm auf Öxney war. Später in der *Saga von Erik dem Roten* wird erwähnt, dass sein Sohn Leif als Pflegesohn bei einem Freigelassenen namens Tyrkir aufgewachsen war. Das kann bedeuten, dass er in vielen Jahren seiner Jugend keinen Kontakt zu seinem Vater hatte. Ich glaube, dass Thjodhild und die beiden Söhne in Haukadalur auf Eiriksstaðir geblieben waren. In der Saga heißt es auch, dass Erik zwei Kinder hatte, deren Mutter nicht Thjodhild war, nämlich Frøydis und Thorvald, die beide um das Jahr 1000 erwachsen waren. Es wird nicht gesagt, wer ihre Mütter waren, weshalb wir annehmen können, dass es sich um Frauen von niedriger Geburt handelte. Erik hatte zweifellos leibeigene Frauen und Mägde mit auf den Inseln. Vermutlich hatte er mit einigen von diesen Kinder, in den Jahren, nachdem er Haukadalur verlassen hatte.

Wir biegen zu der Stelle ab, wo das Thorsnesthing abgehalten wurde, und fahren über die große Halbinsel Stykkisholmur, die aus etlichen schmalen, in den Breiðafjörður hineinragenden Landzungen besteht. Nachdem wir eine Weile hin- und hergefahren sind, finden wir den kleinen Weg, der auf den Hof Thorsnes führt. Ich weiß nicht genau, wo die erste Thingstätte gelegen hat. Der Ort kommt mir vor wie eine Art Wildwestsiedlung mit vielen Häusern, überall herumstehenden Landbaumaschinen und mehreren Koppeln mit Pferden. Leicht verlegen wende ich das Auto auf dem Hofplatz, wo mehrere Männer in Arbeitskleidung uns zusehen. Ich hätte sie nach dem Weg zur alten Thingstätte fragen müssen, aber ich komme mir hier mitten im Winter als Sagatourist einfach blödsinnig vor.

Wir fahren vom Hofplatz und halten bei einem kleinen Berg, der aus der flachen Umgebung aufragt und an eine mit Moos bewachsene, kleinere Ausgabe des Ayers Rock erinnert. Ich konsultiere mehrere Karten und Bücher, die ich aus dem Kofferraum geholt habe. Nach einer Weile steigt Sigurd aus und klettert den steilen Hang zu dem kleinen Gipfel hoch. Ich überfliege eine Passage in der *Eyrbyggjasaga*, wo allerlei über das Thorsnesthing steht, ehe ich Mütze und Handschuhe anziehe und hinter Sigurd herklettere.

Als ich oben ankomme, sitzt er auf einem Stein und ist in den großartigen Blick auf Fjord und Inseln vertieft. Mir geht auf, dass das hier ein perfekter Aussichtspunkt ist, um die nächsten Sätze der Saga zu erfassen. Wir blicken auf die Mündung des Hvammsfjörður mit den vielen Inseln und dann weiter, hinüber zum Breiðafjörður. Hinter uns, ein bisschen weiter entfernt auf der Halbinsel, sehe ich einen größeren, länglichen Berg, der aus der flachen Landschaft gewachsen zu sein scheint und der vielleicht doppelt so hoch ist wie der, auf dem wir uns hier befinden. Das ist Helgafell, der heilige Berg.

Thorolf Mosterbart kam gegen Ende des 9. Jahrhunderts von der Insel Moster in Hordaland und warf seine mit Bildnissen des Gottes Thor verzierten Hochsitzpfosten in den Breiðafjörður. Er fand die Stöcke dann an der äußersten Landspitze im Westen der Halbinsel, wo der Helgafell aufragt, und deshalb erhielt die Landzunge den Namen Thorsnes. Thorolf Mosterbart entschied, dass das Thing auf der Südseite der Landspitze abgehalten werden sollte, also nicht auf der Seite, wo Sigurd und ich uns gerade befinden. Die Stätte galt als so heilig, dass niemand dort seine Notdurft verrichten durfte. Gleich vor dem Thinggelände gab es eine kleine Schäre, zu der sie hinauswaten konnten, die sie *Dritsker* nannten, ›Scheißschäre‹, und die sie also im Notfall aufsuchen mussten.

Die Nachkommen von Thorolf Mosterbart, die Thorsnesinger, leiteten das Thing und wohnten auf den Höfen in der Nähe des Helgafell, der sich den Sagas zufolge auftat, wenn bedeutende Angehörige der Sippe starben, um sie zu einem Gastmahl im Berg zu holen, wo die toten Häuptlinge mit Thorolf Mosterbart an der Spitze an einer langen Tafel saßen und zechten.

In der ersten Hälfte des 10. Jahrhunderts waren die Kjalleklingene, also die Nachfahren von Björn aus dem Osten, dabei, fast ebenso große Macht zu erlangen wie die Thorsnesingen. Und sie hatten es satt, immer wieder von der Thingstätte hinaus zur Scheißschäre waten zu müssen, weil sie eben mussten. Nach einer besonders soliden Mahlzeit beim Thing fiel den Thorsnesingen auf, dass von den Kjalleklingene keiner den Weg zur Schäre antrat. Stattdessen schlenderten sie hinüber zum Thingplatz. Noch ehe sie die Möglichkeit hatten, sich im Allerheiligsten zu erleichtern, kamen die Thorsnesingen mit erhobenen Waffen angerannt. Auf beiden Seiten kamen viele ums Leben, bis die Skogstrand-Leute mit Thorgjest dem Alten und Aslak aus Langadalur, die nun zu Eriks Gegnern geworden waren, dazwischen gingen und den Kämpfen ein Ende setzten. Danach wurde das Thing auf die andere Seite der Halbinsel verlegt, gleich unterhalb des kleinen Bergs, auf dem Sigurd und ich jetzt sitzen.

Der eigentliche Thingplatz bestand aus einem Kreis aus Steinen, die jeweils einige Meter auseinander standen, in der Mitte des Kreises lag ein großer Stein. Letzterer ist angeblich noch immer zu sehen. Auf diesem Stein wurde, so das *Landnahmebuch,* den Menschen der Rücken gebrochen, die während des Things geopfert wurden. Schon im 2. Jahrhundert nach Christus schreibt Tacitus, die Germanen hätten beim Thing Menschen geopfert, während Adam von Bremen dasselbe über das Uppsala des 11. Jahrhunderts mitteilt.

Ich schaue über die flache Landschaft auf eine Bucht ganz am Ende der Landspitze. Plötzlich sehe ich ihn, einen spitzen, rötlichen Stein, ziemlich nah am Wasser. Ich setze mich auf eine Steinplatte und schaue auf den Thingplatz hinunter. Dort sollte Eriks Fall entschieden werden.

Im Frühjahr 980 wohnte auf dem gleich unter dem heiligen Berg gelegenen Hof Snorri der Gode, dem die Leitung des Things oblag. Er war mittelgroß und eher schmächtig gebaut, wird aber beschrieben als gutaussehend, mit heller Haut und regelmäßigen Gesichtszügen, blonden Haaren und rotem Bart. Normalerweise war er zurückhaltend, ihm war nur schwer anzusehen, ob ihm etwas zusagte oder nicht. Er war ein kluger Mann und konnte vieles vorhersagen, aber er war nachtragend und rachsüchtig, wie es in der *Eyrbyggjasaga* heißt.

Zu den Frühjahrsthings reisten immer Männer aus dem gesamten mittleren Teil von Westisland an. Die wichtigsten Häuptlinge verfügten über eine sogenannte *Bude* für sich und ihren Haushalt. Diese Buden waren kleine Häuser mit Wänden aus Torf und Steinen, die jedes Jahr mit einem neuen Dach aus einem Rahmenwerk aus Holz und Segeltuch versehen wurden. Beim Thinggelände sind Überreste von diesen Häusern gefunden worden. Das größte war an die 20 Meter lang.

Ich versuche mir das Thing vorzustellen, wie es im Mai 980 ausgesehen haben muss, mit Menschengewimmel, genau wie auf einem Markt, in und bei den Buden dort auf der Ebene vor uns. Die meisten Teilnehmer waren zum Thing geritten, aber auch an die zwei Dutzend Schiffe waren in der Bucht vertäut. Einige Teilnehmer wohnten während des Things auf den Schiffen, andere in einer Bude, noch andere in kleineren Zelten, die ungefähr dort aufgebaut worden waren, wo wir jetzt stehen.

Die *Saga von Erik dem Roten* erzählt uns nichts darüber, was auf dem Frühjahrsthing des Jahres 980 geschah. Die *Eyrbyggjasaga* dagegen schildert einige Details, und ich folge in Gedanken dem Verlauf der Geschehnisse, während ich über die Landschaft blicke. Erik selbst war gar nicht anwesend. Er hat sich zweifellos vor dem Ergebnis gefürchtet. Es bestand die Gefahr, dass Thorgjest und alle von Skogstrandir zusammen mit Eyolf dem Grauen und den anderen Söhnen Thord Gjelles sowie mehreren Hundert bewaffneten Männern eintreffen würden. Auch Eyolf von Svíney oder der schottische Christ Thorbjörn Vifilssohn ließen sich hier auf Thorsnes nicht blicken. Ich schaue zu den Inseln draußen im Fjord hinüber. Alle anderen hielten sich draußen auf ihren Schiffen oder bei Erik auf Öxney auf.

Der Einzige von Eriks Unterstützern, der in diesem Frühling zum Thing kam, war Mord-Styr. Nach allem, was ich in der *Eyrbyggjasaga* über ihn gelesen habe, stelle ich ihn mir vor, wie er sein Schiff in der Bucht vertäut und an Land geht. Ich glaube, an diesem Morgen eilt er an Buden und Zelten vorbei. Es gibt nämlich einen Mann, mit dem er vor allen anderen sprechen muss. Styr war groß und stark, er hatte eine große Nase und ein knochiges Gesicht, seine Haare waren hellrot, aber er wurde jetzt kahl, und er hatte zusammengewachsene Brauen und schöne, große Augen. Mord-Styr war angeblich streitsüchtig und ungerecht, und viele bekamen es schon bei seinem bloßen Anblick mit der Angst zu tun. Dennoch glaube ich, dass er jetzt in einem großen Bogen um die Buden der feindlichen Skogstrandir-Leute herum und weiter zu dem Langhaus unter dem heiligen Berg geht, wo der Leiter des Things, der Gode Snorri, sitzt. Die Saga erzählt, dass die beiden vor dem Thing miteinander redeten. Vermutlich hat Snorri Styr in sein Haus gebeten. Styr wird Grüße von Snorris Pflegebrüdern überbracht haben, den Söhnen von Thorbrand vom Álftafjörður. Als Erstes bitten sie Snorri, Thorgjest dem Alten und Eyolf dem Grauen und ihrem Antrag, Erik vogelfrei zu erklären, nicht nachzukommen. Aber Snorri ist nicht bereit, ihnen diese Bitte zu erfüllen.

Ich stelle mir vor, wie der Wortwechsel zwischen diesen beiden mächtigen Männern wohl verlaufen sein mag:

»Erik der Rote wurde bei Drangar in der Dämmerung angegriffen. Er und seine Männer mussten sich verteidigen«, sagt Styr.

»Aber er hat die Sitzstöcke aus Breiðabolstaður gestohlen«, erwidert Snorri.

»Seine eigenen Sitzstöcke? Hatte er denn darauf keinen Anspruch?«

»Nicht, wenn er sie in einem Haus auf Thorgjests Boden verwenden wollte. Das war ein Verstoß gegen die Abmachung, die er mit dem Alten getroffen hatte«, sagt Snorri.

»Brokey und Öxney gehören dem Alten nicht. Er hat nur Suðurey in Besitz genommen. Er hat kein Recht auf die Inseln in der Fjordmündung.«

Und so weiter.

Aber eigentlich sind nicht die angeführten Argumente entscheidend, sondern, welche Unterstützung die jeweiligen Gruppen haben.

Und dieser Fall ist für den Goden Snorri besonders knifflig. Eigentlich wollte er wohl seine Pflegebrüder vom Álftafjörður im Kampf gegen Thorgjest unterstützen. Aber was die Sache für ihn so brisant macht, ist, dass Eyolf der Graue nun die Front gegen Erik den Roten anführt. Snorris Mutter Thordis, die Schwester von Gisle Surssohn, der von Eyolf dem Grauen getötet worden war, hat zwei Jahre zuvor bei Snorri zu Hause Eyolf ein Schwert in den Oberschenkel gebohrt. Nur mit Mühe und Not konnten sie danach einen Vergleich erzielen. Wenn er nun auf dem Thing die Skogfjordinger und Eyolf den Grauen gegen sich hätte, könnte die Lage gefährlich werden. Snorri weiß vermutlich nicht, ob Styr in diesem Kampf für Erik den Roten genügend Männer aus seiner Sippe bei sich hat.

Es gab Grenzen dafür, wie viel Snorri für diesen Flüchtling aus Haukadalur aufs Spiel setzen konnte.

Styr begreift, woher der Wind weht. Die Saga berichtet, dass er und Snorri anfingen, über einen Kompromiss zu verhandeln. Für Styr geht es nun darum, zu verhindern, dass sich Snorri an die Spitze eines Heeres stellt, das auf Erik Jagd machen wird, sowie das Thing ihn für vogelfrei erklärt hat. Oft war es so, dass Snorri, als Leiter des Things, selbst mit seinen waffentragenden Männern und Freunden loszog, um für vogelfrei Erklärte zu töten und ihren Besitz zu beschlagnahmen. Styr will erreichen, dass nur Thorgjest der Alte und seine Gefolgsleute dieses Unternehmen antreten. Das würde Erik eine bessere Möglichkeit zur Flucht verschaffen. Styr sagt, dass er bei der nächsten Gelegenheit Snorri unter allen Umständen unterstützen wird, wenn er sich jetzt bei der Jagd auf Erik nicht an die Spitze stellt. Snorri lässt sich überreden.

Ich stelle mir den kräftigen Styr mit seinen schütteren roten Haaren vor, wie er aus dem Langhaus stürzt, seinen Kittel fest um sich zusammenzieht und zum Schiff zurückläuft, ohne Aufmerksamkeit zu erregen, ehe er auf den Fjord hinaussegelt.

Dann wird das Thing eröffnet.

Zuerst wird, so berichtet die *Eyrbyggjasaga*, über eine Fehde zwischen zwei anderen Sippen verhandelt. Die Stunden vergehen. Auch Leben und Tod anderer Menschen kommen zur Sprache, ehe die Anklage gegen Erik auf dem Programm steht.

Styr legt bei Öxney an und berichtet Erik, wie das Thing ausfallen wird. Erik versammelt seine Leute. Sie packen das Nötigste zusammen und tragen ihre Habseligkeiten zur Knorr hinunter.

Der Fall kommt an den Steinen unter mir zur Verhandlung. Die nüchterne und knappe *Saga von Erik dem Roten* teilt uns nur das Ergebnis mit:

22. *Þeir Eiríkr urðu sekir á þorsnessþingi.*

22. Erik und seine Leute wurden auf dem Thorsnesthing für vogelfrei erklärt.

Thorgjest der Alte war sicher begeistert. Endlich war die Stunde der Rache gekommen! Er muss zu Snorri dem Goden hinübergeblickt und erwartet haben, dass der seine Männer zusammenrufen und das ganze Thing auffordern würde, sich zu den Schiffen zu begeben, damit sie den Schärengürtel nach Erik dem Roten durchkämmen könnten. Er ging sicher davon aus, dass Snorri zudem Männer nach Öxney schicken würde, um dort verbliebenes Gesinde zu töten, die Leibeigenen mitzunehmen und die Häuser in Brand zu stecken.

Aber Snorri wanderte einfach in aller Ruhe zurück zu seinem Hof unter dem heiligen Berg. Weder er noch irgendein anderer Thorsnesinge wollte sich an der Jagd auf Erik beteiligen. Thorgjest hatte Eyolf den Grauen, neben Aslak, Illugi und den übrigen Skogfjordingern, auf seiner Seite. Sie ruderten mit mindestens fünf Schiffen hinaus zu den Inseln. Nun aber mussten sie vorsichtig sein. Sie wussten, dass auch der Vogelfreie auf die Hilfe vieler Männer und mehrerer Schiffe zählen konnte.

Erik traf derweil die letzten Vorbereitungen zur Flucht:

23. *Hann bjó skip í Eiríksvági, en Eyjólfr leyndi honum í Dímunarvági, meðan þeir Þorgestr leitduðu hans um eyjarnar.*

23. Er machte sich ein Schiff in Eiríksvágur bereit, und Eyolf versteckte ihn in Dímunarvágur, während Thorgjest zwischen den Inseln nach ihm suchte.

Vermutlich hatte Erik mit dieser Entscheidung des Things gerechnet. Vermutlich hatte er sich schon seit Tagen, vielleicht seit Wochen, auf die Flucht vorbereitet.

Es können an die 15 freie Männer gewesen sein, die sich auf Eriks Knorr begaben, dazu einige Leibeigene, mehrere Frauen und vielleicht einige Kinder. An Bord können nicht weniger als 30 Personen gewesen sein. Sie haben landwirtschaftliches Gerät bei sich, um einen oder mehrere neue Höfe aufzubauen. Sie haben auch so viel Vieh mitgenommen, wie sie nur unterbringen konnten. Vieh und Geräte befinden sich unter Deck. Zwei Kälber, einige Schafe und einige Ziegen, vielleicht ein Schwein. Außerdem haben sie eine große Ladung Flachbrot, Bier und Trockenfisch an Bord, um auf dem offenen Meer viele Tage überleben zu können.

Nachdem Styr eingetroffen ist, segeln sie in aller Eile hinüber nach Svíney, dem Wohnort ihres Verbündeten Eyolf. Er kennt eine Bucht, die verborgen unter einem Berg liegt, Dímunarvágur, auf einer kleinen Insel in der Nähe. Dort fühlen sie sich vermutlich erst einmal sicher, so lange nur Thorgjest der Alte und dessen Leute sie verfolgen.

In der Bucht hält Erik, wie der nächste Satz der Saga berichtet, für seine Freunde eine Art Rede. Vielleicht weihte er sie erst jetzt in seine kühnen Pläne ein.

24. *Hann sagði þeim, at hann ætlaði at leita lands þess, er Gunnbjǫrn, sonr Úlfs kráku, sá, er hann rak vestr um haf ok hann fann Gunnbjarnarsker.*

25. *Hann kvezk aptr mundu leita til vina sinna, ef hann fyndi landit.*

24. Er erzählte ihnen, dass er nach dem Land suchen wollte, das Gunnbjörn, der Sohn von Ulf Krake, gesehen hatte, als er nach Westen vom Kurs abgetrieben worden war und die Gunnbjörnsschären gefunden hatte.
25. Er sagte, er wollte nach seinen Freunden suchen, wenn er das Land gefunden hätte.

Der Ausgangspunkt war also die Geschichte von Gunnbjörn Ulfssohn aus Norwegen, der weit draußen im westlichen Meer die sogenannten Gunnbjörnsschären gefunden hatte. Es war eine Geschichte, die alle am Breiðafjörður damals gut kannten. Gunnbjörns Bruder Grimkjell hatte draußen an der Mündung des Breiðafjörður Land genommen, in der Nähe des großen Gletschers auf Snæfellsnes. Gunnbjörn wollte seinen Bruder besuchen, wurde aber vom Kurs abgetrieben und landete auf einigen unendlich weit draußen im Meer gelegenen Schären. Als sich das Wetter besserte, sah er weit hinter diesen Schären eine riesige Landmasse.

Das war das Land, das Erik nun suchen wollte.

Sie wagten sich also weiter hinaus auf den Fjord. Jetzt begleiteten nur noch Eriks allerengste Verbündete die Knorr mit ihren eigenen Schiffen. Bis dann die Stunde des endgültigen Abschieds schlug.

26. *Þeir Þorbjǫrn ok Eyjólfr ok Styrr fulgðu Eiríki út um eyjarnar, ok skilðusk þeir með inni mestu vináttu.*
27. *Kvezk Eiríkr þeim skyldu verða at þvílíku trausti, ef hann mætti sér við koma ok kynni þeir hans at þurfa.*

26. Thorbjörn, Eyolf und Styr brachten Erik bis hinter die Inseln, und dort trennten sie sich in aller Freundschaft.
27. Erik sagte, er werde ihnen dieselbe Treue erweisen, falls ihm das gelänge und falls sie seiner Hilfe bedürften.

Diese Sagasätze, die den Abschied von Island beschreiben, haben etwas Seltsames und Insistierendes. Trotz des extrem knappen und informationsgesättigten Stils in allen 40 Sätzen wird hier ungefähr dasselbe gleich mehrmals gesagt: Erik wird zurückkommen und seinen Freunden helfen. Wenn er das neue Land findet, wird er ihnen helfen können.

Welche Hilfe glaubte Erik seinen Freunden demnächst anbieten zu können, den Freunden, die jetzt so viel aufs Spiel setzten, um ihm sicheres Geleit zu geben? Eigentlich wirkt Erik in der isländischen Gesellschaft ziemlich marginalisiert. Ohne Ehre. Er hatte dreimal versucht, sich eine Existenz aufzubauen, in Drangar, in Haukadalur und draußen auf den Inseln. Dreimal hatte er aufgeben müssen. Im letzten Jahr war er von zwei kleinen Gehöften vertrieben worden: von Eiriksstaðir in Haukadalur und von Öxney. Er hatte sich Männern von geringerer Herkunft gegenüber geschlagen geben müssen. Er hatte hoch gepokert, als er die Inseln in Besitz genommen hatte und neue Freundschaften eingegangen war, und abermals hatte er verloren.

Die Schande und sein ruinierter Ruf müssen den inzwischen an die 35 Jahre alten Erik sehr belastet haben. Er war nun ein Mann, über den mit höhnischem Lächeln und Gelächter gesprochen werden konnte. Es wäre durchaus möglich, dass Spottlieder über ihn gedichtet würden. Die Schande würde auch seine Nachkommen noch über Generationen hinweg belasten. Er war zweifellos ziemlich verzweifelt. Um seine Ehre wiederherzustellen, musste er die Erzählungen zurückerobern. Sein Ahne Nadd-Odd hatte zwar aus Norwegen fliehen müssen, doch das wurde durch die Entdeckung Islands in den Schatten gestellt. Davon wurde erzählt, wenn von ihm die Rede war, ungeachtet aller Niederlagen, die er ja ebenfalls erlebt hatte. Jetzt musste Erik eine Erzählung über sich selbst erschaffen, die alle Niederlagen auslöschte.

Neben dem alten Bericht über Gunnbjörn gab es eine neuere Geschichte, die Geschichte, die damals jedenfalls allen in Island bekannt war. Erst zwei Jahre zuvor war ein Vetter zweiten Grades von Thjodhild, also Eriks Frau, ein Mann namens Snebjörn Galte, der ebenfalls ein Nachkomme von Ulf dem Scheeläugigen war, in westlicher Richtung in See gestochen. Genau wie Erik wollte er das große Land hinter den Gunnbjörnsschären suchen. Snebjörn war auf dieser Reise ermordet worden. Einige von seiner Mannschaft jedoch waren nach Island zurückgekehrt und dort untergetaucht. Furchtbare Dinge sollen sich in einem Land jenseits des Meeres zugetragen haben. Einer von der Mannschaft suchte Zuflucht auf Drangar, dem Hof, den Erik oben in Strandir bewohnte. Das, zusammen mit der Tatsache, dass auf dieser Reise mehrere Verwandte von Thjodhild dabei gewesen waren, macht es wahrscheinlich, dass Erik ziemlich gut über die Fahrt informiert war.

Erik muss nach dem Streit um die Sitzstöcke viel Zeit mit Nachdenken darüber verbracht haben, was er machen sollte, wenn er im Streit gegen Thorgjest unterlag. Er muss angefangen haben, von dem neuen Land jenseits des Meeres zu erzählen, und von den Reichtümern, die dort vielleicht zu holen waren. Wir können annehmen, dass der Mann mit dem roten Schopf und Bart ein guter Erzähler war und dass seine Freunde glaubten, dass es trotz allen Ungemachs in Island für sie, die Erik den Roten unterstützten, doch eine Zukunft voller Reichtum und Glück geben könnte.

*

Wir fahren auf dem Südufer des Breiðafjörður weiter nach Westen, über die Halbinsel Snæfellsnes mit dem 1446 Meter hohen Vulkan Snæfellsjökull, der, umgeben von einem riesigen Gletscher, an der äußersten Spitze der Landzunge aufragt. Wir fahren auf einer frisch asphaltierten Straße durch eine öde, flache Landschaft aus erstarrter Lava, die sich bis zu den verschneiten Berghängen hinzieht. Ich erzähle Sigurd von Eriks vollbeladenem Schiff, das rechts von uns auf dem Weg den Fjord hinaus ist.

»Nächster Halt Grönland«, sagt Sigurd. »Wie lange haben sie bis dahin gebraucht?«

»Ungefähr drei Tage, nehme ich an.«

»Fahren wir auch dahin?«

»Ich auf jeden Fall. Ich bin noch unsicher, ob ich dich noch länger aus der Schule nehmen soll.«

Sigurd sagt nichts.

Über dem Gipfel des Snæfellsjökull liegt Nebel. Die kurvenreiche Straße führt durch Tausende von schwarzen Lavasteinen einige Hundert Meter vom Meer entfernt um den ganzen Gletscher herum. Die Sonne versinkt im Westen im Meer. Ich erzähle Sigurd, dass Erik diese beiden Dinge nutzte, um im Unbekannten zu navigieren, nämlich den riesigen Gletscher und die Sonne.

Kapitel 4

Die lange Reise. Sätze 28 bis 34

Ich erinnere mich sehr gut an die ersten Tage der Coronazeit, an diesen dramatischen und absurden Einstieg in eine neue Phase unseres Daseins. Sigurd und ich hatten einige Tage in Reykjavik verbracht, wir hatten das Wikingermuseum besucht und eine lange Tagestour zu den Geysiren und dann weiter nach Gullfoss und þingvellir unternommen. Am letzten Tag besuchten wir den Schriftsteller Bergsveinn Birgisson in einer großen Wohnung ganz unten am Wasser am Rand von Reykjaviks Innenstadt. Nach am selben Tag wollten wir die lange Fahrt an die Ostküste antreten. Die Fähre von Seyðisfjörður nach Hirtshals ging am nächsten Tag, dem 11. März 2020. Das Coronavirus, Covid-19, um das ich mir nicht die geringsten Sorgen gemacht hatte, als wir vor zwei Wochen von Norwegen aus aufgebrochen waren, beherrschte nun die Schlagzeilen in Norwegen und Island.

Als wir gerade aufbrechen wollten, nachdem wir bei Bergsveinn zu Mittag gegessen hatten, kam ein Anruf von der Reederei, der die *Norrøna* gehört. Sie fragten, ob wir noch eine Woche in Island bleiben könnten.

»Fährt das Schiff nach Norwegen nicht?«

»Doch, aber durch den starken Schneefall ist der Gebirgspass vor Seyðisfjörður gesperrt. Wir wissen nicht, wie bald er wieder geöffnet werden kann«, sagte der Mann von der Reederei. »Es ist nicht sicher, ob Sie die Fähre noch erreichen.«

Nun war es ja an sich absurd, dass die Fähre von einem Kaff hinter einem Gebirgspass an der Ostküste abfuhr. Ich hatte Sigurd jetzt schon für zwei Wochen aus der Schule genommen, und es war die Rede davon, dass die Grenzen gesperrt werden könnten, wenn sich die Coronasituation in Europa verschlimmerte.

Ich antwortete, wir müssten unbedingt nach Hause, falls das irgend möglich wäre.

Wir fuhren diesmal an der Südküste entlang nach Osten. Wir hielten an dem berühmten schwarzen Strand bei der Stadt Vík. Der Wind war so heftig, dass ich die Tür mit beiden Händen aufhalten musste, damit Sigurd aussteigen konnte. Wir gingen unten am Strand in die Hocke und ich legte Sigurd den Arm um die Schultern. Riesige Brecher kamen uns entgegen, dann donnerten die Schaumkronen auf den schwarzen Lavasand und das Wasser schäumte uns entgegen. Gleich vor den drohenden Wellen, ja, gefährlich nahe, posierte ein Brautpaar, sie mit langem weißen Schleier und er im schwarzen Smoking, während ein Fotograf um die beiden herumtänzelte. Alle waren barfuß. In regelmäßigen Abständen mussten sie vor den großen Wellen weglaufen. Ich hatte noch nie gesehen, dass irgendwer solche Anstrengungen auf sich genommen hätte, um sich spektakuläre Hochzeitsbilder zu verschaffen. Danach kamen sie an uns vorbei und riefen einander auf Russisch irgendetwas zu. Zugleich spielte sich rechts von uns ein seltsamer Auftritt ab. Ein asiatischer Mann, vielleicht ein Japaner, zog sich aus, fiel auf die Knie und nahm einen toten Vogel in die Hände. Dann vergrub er den Vogel und wurde dabei gefilmt. Das war sicher eine Art Kunstprojekt. Danach meditierte er eine Weile am Grab, ehe er die Arme gen Himmel hob und etwas rief. Am Ende buddelte er den Vogel wieder aus.

Der kleine Ort Egilsstaðir war unser letzter Stopp vor dem Pass hinüber nach Seyðisfjörður. Wir mussten so schnell wie möglich weiterfahren, für den Fall, dass die Straßenwacht den Weg für eine Kolonnenfahrt öffnen würde. Wir fuhren in sieben Stunden von einer Seite Islands auf die andere. Wir waren noch zwei Stunden von Egilsstaðir entfernt, als wir vor einer weiteren Passstraße auf ein geschlossenes Gatter stießen. Es war stockfinster. Der Wind rüttelte am Auto. Mehrere große Wohnmobile und Allradautos hatten sich auf dem Parkplatz neben der Sperre bereits für die Nacht bereitgemacht.

Ich räumte eine Nische zwischen den vielen Büchern, Taschen und Rucksäcken hinten im Subaru frei. Sigurd nahm seinen Schlafsack und kroch dort hinein. Ich deckte mich auf dem Fahrersitz mit meinem eigenen Schlafsack zu. Wind und Schnee tosten um uns herum. Ich hatte Angst, dass wir über Nacht vom Schnee begraben werden könnten. Einige Stunden später wurde ich von der Kälte geweckt. Ich ließ den Motor an. Der Wind hatte sich gelegt, das Schneegestöber ebenso. Um fünf Uhr morgens kam eine Patrouille von der Straßenwacht und öffnete das Gatter. Aus der schmalen Nische hinten im Auto hörte ich Sigurds gleichmäßige Atemzüge. Ich ließ ihn noch eine halbe Stunde schlafen. Wir könnten die Fähre um neun immer noch erreichen. Ich sah auf dem Handy, dass sich die Coronasituation in Europa von Stunde zu Stunde verschlimmerte. Sigurd rieb sich die Augen und sagte, das sei der spannendste und beste Schlafplatz gewesen, den er je gehabt habe. In letzter Minute hatte ich mein Versprechen über eine Übernachtung im Auto doch noch gehalten.

Als wir uns Egilsstaðir näherten, rief die Reederei an und berichtete, die Fähre werde bis zum nächsten Morgen warten, in der Hoffnung, dass die Straße im Laufe der Nacht vielleicht wieder geöffnet werden könnte. In dem kleinen Ort, der mich an Kautokeino mitten auf der norwegischen Hochebene erinnerte, nahmen wir uns ein Hotelzimmer und warteten dort zusammen mit japanischen Bustouristen und amerikanischen und chinesischen Backpackern. Als ich für unser Zimmer bezahlen wollte, machten sich die Leute an der Rezeption an einer Plastikfolie über den Tasten zu schaffen, die schon seit einigen Tagen die Übertragung des Virus verhindern sollte. Wir erfuhren, dass niemand wusste, ob der Pass geöffnet werden könnte. Wegen der Coronasituation würde es wohl für diesen Winter das letzte Schiff sein, das Island verließ.

Um elf Uhr abends wurde plötzlich mitgeteilt, dass die Kolonnenfahrt durch die Berge losgehen könnte. Wir stellten uns mit dem Auto in die Warteschlange, dort, wo die Straße durch das Gebirge anfing. Es war schon nach Mitternacht, als sich die lange Reihe von Lastwagen vor uns endlich in Bewegung setzte. Dichter Schnee fiel. Vielleicht 30 Personenwagen hinter uns. Die Straße ging steil nach oben. Immer wieder mussten wir anhalten, weil ein LKW sich festgefahren hatte. Unten im Tal, wo Seyðisfjörður liegt, ging es dann überhaupt nicht mehr weiter. Ich konnte weit vorn Bagger erahnen, die den Schnee wegschaufelten. Sigurd hatte den Kopf vor dem Fenster an ein Kissen gelehnt und schlief auf dem Sitz neben mir. Drei Stunden standen wir hier, dann wurde die Straße geöffnet und wir konnten in den kleinen Ort ganz am Ende des Fjords fahren.

Im Fährterminal wurde uns in die Augen geleuchtet, um sicherzugehen, dass wir kein Fieber hatten, und wir mussten eine Erklärung unterzeichnen, dass wir frei von Corona-Symptomen seien. An Bord der Fähre desinfizierte ich mir zum ersten Mal die Hände.

Wir hatten wieder die Luxuskabine. Die Wellen waren auch diesmal bis zu zehn Meter hoch. In der Frühstückskantine war alles in Plastik gewickelt, und niemand durfte etwas anderes anrühren als den eigenen Teller. Die Fähre war so leer wie auf der Herfahrt, das Kino geschlossen. Unterwegs erfuhren wir, dass auch Sigurds Schule geschlossen war und dass wir in Norwegen zuerst 14 Tage in Quarantäne verbringen müssten.

Wir erreichten die allerletzte Fähre von Hirtshals nach Larvik. Vor uns und hinter uns wurden die Grenzen geschlossen, und zum ersten Mal sah ich Norweger mit Mundschutz.

Dann kam der seltsame Frühling, in dem wir alle zu Hause auf dem Hof waren, unterbrochen nur durch gelegentliche Ausflüge in den lokalen Lebensmittelladen. Meine Frau arbeitete im Wohnzimmer, Sigurd in der Bibliothek und ich in der Küche oder draußen auf dem Altenteil. Jeden Tag wollte Sigurd trainieren, und ich legte rund um das Grundstück eine Rennloipe an, wo wir auf Skiern Wettrennen veranstalteten, angereichert durch Schießen mit Pfeil und Bogen und Strafrunden. Den Sommer verbrachten wir in unserem Ferienhaus in Nordmøre. Die geplante Reise nach Grönland musste immer wieder verschoben werden.

Und nun kaufte ich die teuren Apparaturen, die die physische Reise durch Virtual Reality ersetzen sollten, mit Bildschirmen vor den Augen, virtuellen Armen und gewaltigen Mengen Stromverbrauch in der Kammer auf dem Altenteil des Hofes.

Mein erstes Ziel war ein fast realistischer Flug nach Drangar und Hornstrandir.

Später versuchte ich, dieses Erlebnis zu perfektionieren, indem ich den Flugsimulator mit anderen Programmen verband, die ebenfalls die virtuelle Technologie unterstützten, wie Google Earth und YouTube, und richtete mir ein virtuelles Büro ein, was bedeutete, dass ich zum Beispiel an Bord eines Schiffes sein konnte, das per Livestream auf YouTube zu sehen war, um dann in einen VR-Kontrollraum überzuwechseln, ohne den Umweg durch meine physische Umwelt nehmen zu müssen. Mit dem Headset als Augen und mit avancierten Kontrollgeräten als Armen konnte ich mich von einem Büroplatz tief in einem Computerprogramm durch die verschiedenen virtuellen Welten manövrieren.

Ich war bereit für die lange Reise nach Grönland.

Ich konnte mit dem Auspacken der Saga weitermachen. Mir blieben nur noch zwölf Sätze der kurzen Biographie Eriks des Roten.

*

Diesmal sitze ich im Cockpit eines etwas größeren Flugzeugs, einer *Cessna Grand Caravan 208*, ein zwölf Meter langes Propellerflugzeug mit einer Durchschnittsgeschwindigkeit von 361 Stundenkilometern. Mit diesem Flugzeug müsste ich innerhalb von zweieinhalb Stunden die Ostküste von Grönland erreichen. Das virtuelle Headset ist eingerichtet und auf meine Augen kalibriert. Insgesamt habe ich fast 200 Gigabyte an aktuellen Informationen über Island, Grönland und das Meer dazwischen heruntergeladen: Details über die Landschaft, Höhenkurven, die Bewegungen der Himmelskörper, alles soll so wirklichkeitsgetreu sein wie überhaupt möglich.

Ich wende den Kopf und sehe hinter mir acht weiße Ledersitze, der eine von einem grauen Fleck verschmutzt. Der ist so realistisch, dass er ekelhaft aussieht. Durch das Fenster auf meiner linken Seite sehe ich eine Art Hochebene mit rotbraunem Heidekraut und grauem Gras. Rechts liegt der Breiðarfjörður. Das Flugzeug steht auf der Rollbahn in Stykkishólmur, an der Spitze der Halbinsel, auf der das Thorsnesthing abgehalten wurde.

Zwischen Heidekraut und Gras liegen Schneeflecken. Es ist März, Vormittag, wolkiger Himmel. Der Simulator streamt ununterbrochen Wetterdaten und Landschaft. Aber weder die Jahres- noch die Uhrzeit stimmen mit dem Aufbruch Eriks des Roten überein. Zu meinem Glück finde ich auf einem Bildschirm ein Menü, um Wetter, Datum und Tageszeit einzustellen. Ich suche mir den 2. Juni aus und sehe, dass der Schnee draußen verschwunden ist und dass auf den braunen Felskuppen hier und da grünes Gras zu sehen ist. Ich stelle die Uhr auf 01.30 nachts. Es wird dunkel, die Landschaft füllt sich mit einer tiefen Glut, und ich komme mir vor wie ein Teil des Weltraums. Der Horizont zeigt ganz unten einen schwarzen Streifen, in den Schichten darüber gibt es dunstige Lilaschattierungen, dann kommen Rot und Gelb, ehe das Farbenspiel in einen indigoblauen Himmel voller kleiner silberfarbener Planeten und Sterne übergeht. Obwohl es Nacht ist und die Sonne erst in einer halben Stunde aufgehen wird, habe ich gute Sicht. Ich sehe Inseln und Berge in meilenweiter Entfernung.

Nach dem Start lenke ich das Flugzeug nach Osten und sehe, wie die Morgendämmerung dort, wo der Breiðafjörður den Hvammsfjörður ablöst, im spiegelglatten Meer badet. Ich schwebe über Trauben von Straßenlaternen zwischen den Holzhäusern und in den Straßen der kleinen Stadt Stykkishólmur, biege nach rechts ab, schalte den Motor aus und gleite mit dem Luftwiderstand in den Ohren langsam über den Berg, auf den Sigurd und ich bei unserem Besuch hier geklettert sind, langsam über die Ebene, wo 980 das Thing stattgefunden hat. Der Boden nähert sich bedrohlich schnell, als ich den Motor wieder anlasse, den Gashebel zurückziehe und über das Meer fege, dass das Wasser unter den Tragflächen sich kräuselt.

Im Breiðafjörður gibt es über tausend Inseln. Viele davon liegen beim Übergang zum Hvammsfjörður. Ich manövriere wie bei einem Slalomrennen zwischen den Felsen, die wie leblose Schatten im Wasser ruhen, rotes Gestein und graugrüne Moore tauchen auf, als ich vorüberfliege. Bald sehe ich mehr Land als Wasser, und das Meer sieht zwischen den Inseln aus wie dunkle, stillstehende Flüsse. Es kann für Thorgjest den Alten und seine Verbündeten nicht leicht gewesen sein, nach einem Schiff zu suchen, das sich in diesem Gewimmel versteckt hatte. Ich fliege durch den Sund zwischen Suðurey und Brokey und folge dem Strand um Brokey, bis ich nach Öxney komme, fliege ein wenig höher und blicke hinab auf die Anhöhe, wo Eriks Häuser fast unbenutzt verlassen wurden.

Aus den knappen Sätze der Erik-Saga können wir den Eindruck gewinnen, dass er seine Flucht gleich an dem Tag angetreten hat, an dem er auf dem Thing für vogelfrei erklärt wurde. Aber daran ist nur eine oberflächliche Lesart der Saga schuld. Dort steht, dass seine Freunde Styr, Thorbjörn Vifilssohn und Eyolf Erik in Dímunarvágur versteckten, während Thorgjest und seine Unterstützer ihn zwischen den Inseln suchten. Das bedeutet, dass sie nicht aufs Meer hinaussegelten, sondern ins Labyrinth aus etwas größeren Inseln auf der anderen Seite des Hvammsfjörður. Also in die Umgebung von Svíney, wo Eyolf wohnte.

Ich fliege nach Norden auf Svíney zu. Der Weg dorthin führt über ein Stück offenes Meer, wo Erik mit seiner Knorr und den Schiffen seiner Freunde durchaus gesehen worden sein kann. Auf Svíney gibt es Weideland und mehrere Höfe. Auch im 10. Jahrhundert muss es eine reiche Insel gewesen sein. Ich gehe mit dem Flugzeug wieder ein bisschen tiefer und schwebe über den Inseln und Felsen, die in Richtung Westen dicht an dicht liegen. Mit einem Schiff mussten sie sich einen Weg durch einen Wirrwarr aus engen Sunden und seichten Passagen suchen, um auf die andere Seite zu gelangen. Nur Männer mit sehr guten Ortskenntnissen konnten sich hier zurechtfinden. Es ist deutlich, dass sie Erik verstecken wollten. Ich erreiche etwas offeneres Wasser und sehe dort zwei kleine Inseln mit hohen Klippen, es sind die beiden höchsten Inseln im Breiðafjörður, Litliklakkur, die 54 Meter hoch ist, und Stóriklakkur, 71 Meter hoch. Die höchstens 400 bis 500 Meter breiten Inseln liegen dicht nebeneinander und werden oft einfach Dimunarklippen genannt. Ich lasse das Flugzeug bis zum Wasserspiegel sinken und fliege dann in eine enge Bucht, die die größere Insel fast durchschneidet. Das ist Dímunarvágur, wo die Freunde Erik versteckt haben. Ganz am Ende ist die Bucht nur fünf Meter breit und auf beiden Seiten von hohen Felswänden umgeben. Sie ist wie eine Höhle, und noch heute wird die Stelle »Eriks Höhle« genannt. Ich ziehe den Hebel nach hinten, um nicht mit der Felswand zu kollidieren, und schaue nach unten, als ich gleich darauf über die sogenannte Höhle hinwegfliege. Auf der Insel standen im 10. Jahrhundert wohl Bäume, und einer mündlichen Überlieferung der Gegend zufolge sollen Erik und seine Freunde die Knorr zur Tarnung mit großen Zweigen bedeckt haben. In dieser Höhle hat Erik angeblich seinen Freunden mitgeteilt, dass er das große Land erforschen wolle, dessen Umrisse Gunnbjörn Ulfssohn im Westen erspäht hatte. Vermutlich wurde von Eyolfs Hof auf Svíney allerlei Proviant an Bord gebracht. Die Freunde müssen begriffen haben, dass Erik damit rechnete, bei dieser Suche mehrere Jahre unterwegs zu sein.

Niemand konnte von außen die Schiffe Eriks und seiner Unterstützer sehen, während ein Späher auf dem Berggipfel über Eriks Höhle feindliche Schiffe entdecken würde, lange, ehe sie die Insel erreichten.

Die *Eyrbyggjasaga* liefert die Zusatzinformation, dass alle drei Freunde ihre Lastschiffe bei sich hatten und Erik von Dímunarvágur bis hinaus nach Elliðaey begleiteten. Ich wende das Flugzeug und fliege zurück zu den anderen Inseln. Bis nach Elliðaey sind es zwölf Kilometer, diese Insel ist geformt wie ein kleines Hufeisen mit einem natürlichen Hafen in der Mitte. Von hier aus führt eine offene Meeresstraße hinüber in den Breiðafjörður. Die Insel ist flach und so abgelegen, dass es nicht leicht ist, sie von den anderen Inseln oder von Land aus zu sehen. Sie müssen die Schiffe ganz früh am Morgen hingebracht haben, um die Tiere an Land zu setzen und eine Basis zu haben, auf der sie sich mehrere Tage lang aufhalten konnten.

Von einer Seite Elliðaeys bis zur anderen ist es ein Kilometer. Die Freunde haben sicher ihre Schiffe mit weiterem Proviant beladen, den Erik mitnehmen konnte. Ich umkreise die Insel und stelle mir vor, wie sie Dörrfleisch, Fische, Felle, Flachbrot und Wassertonnen an Bord von Eriks Knorr gebracht haben. Das Meer umschließt die Schiffe, und an Land sind mehrere Zelte aufgebaut worden. Wenn die *Eyrbyggjasaga* recht hat und sie hier Station gemacht haben, statt weiter aufs Meer hinauszufahren, bedeutete das vermutlich, dass Erik auf das passende Wetter wartete.

Die Uhr in meinem Flugzeug zeigt 01.37. Ich glaube, dort unten auf der Insel wären sie jetzt schon seit einer Stunde wach. Im 10. Jahrhundert wurde die Nacht oft in drei Schlafschichten eingeteilt. Die erste dauerte von ungefähr acht Uhr abends bis kurz nach Mitternacht. Danach waren sie einige Stunden wach und legten sich dann für die letzte Schicht wieder hin. In den Wachstunden in der Nacht

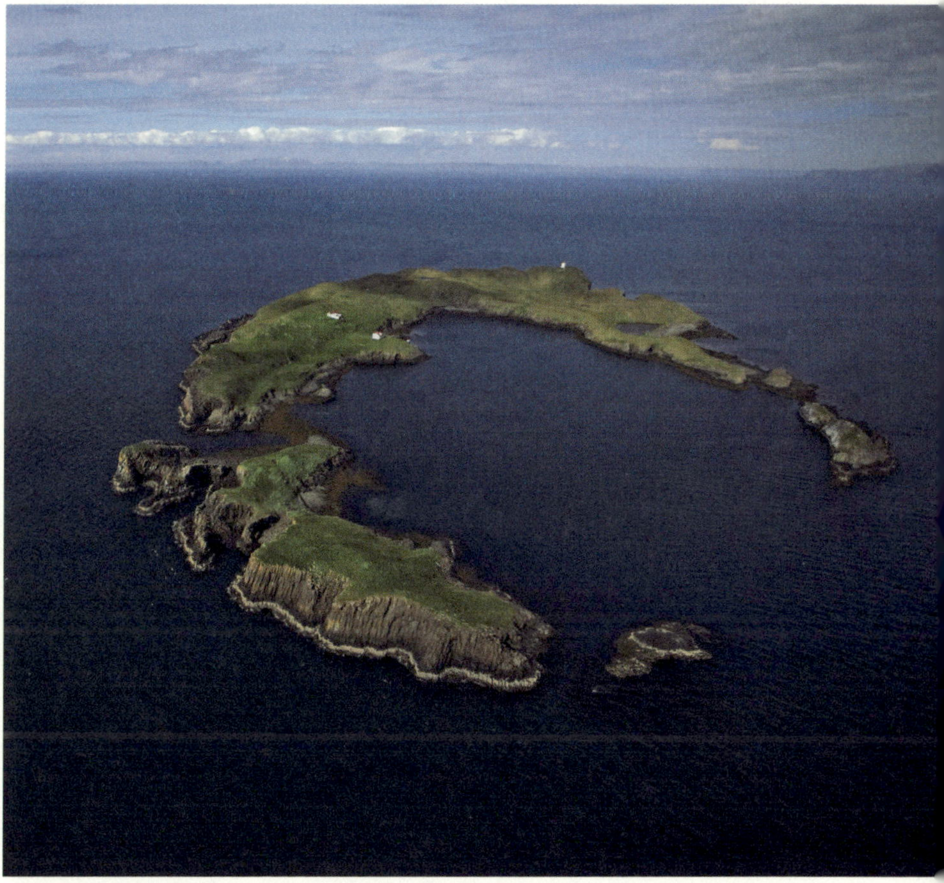

Elliðaey. Eriks des Roten letzter Halt, ehe er nach Westen über das Meer nach Grönland segelte. (Foto: Cavan Images)

haben sie unter anderem das Wetter gedeutet und den nächsten Tag geplant. Erik war vermutlich jede Nacht wach, um zu prüfen, ob die Wetterverhältnisse gut genug waren, um sich auf den Weg nach Westen zu machen.

Erik und sein Gesinde müssen beim Frühlingsthing irgendwann zwischen dem 21. und dem 27. Mai für vogelfrei erklärt worden sein.

Vermutlich wartete er mit seiner Abreise bis Anfang Juni. Er wollte das offene Meer überqueren, gen Westen, bis an den Rand der Welt. Das Wichtigste auf einem solchen Segeltörn, ohne Kompass und ohne Seekarte, war die Sicht, aus so großer Entfernung wie überhaupt nur möglich Land sehen zu können, die Sonne und die Sterne im Blick und dazu Wind zu haben, der das größtmögliche Tempo erlaubte.

Dann kam die Nacht, in der die Verhältnisse perfekt waren: eine wolkenfreie, leuchtende Landschaft, Sterne am Himmel und sanfter Wind. Sie wollten aufbrechen, wenn alle Anwohner auf der Insel schliefen. Allen wurde befohlen, ihre persönlichen Habseligkeiten an Bord zu bringen. Erik nahm Abschied von seinen Freunden und steuerte das an, was er beim Verlassen Islands als Orientierungspunkte nehmen wollte.

Ich fliege über den Fjord. Um 02.05 lugt rechts hinter mir die Sonne über den Horizont. Zu unserem uns von Kindheit an eingetrichterten Grundwissen gehört, dass die Sonne im Osten aufgeht und im Westen untergeht. Aber wie das meiste Alltagswissen ist das eine ziemliche Verallgemeinerung. An nur zwei Tagen im Jahr geht die Sonne genau im Osten auf. Die Sonne, die nun hinter mir am Himmel höher steigt, am 2. Juni in Island, liegt am nordöstlichen Horizont, und die ersten Sonnenstrahlen weisen nach Südwesten. Erik der Rote wusste das natürlich genau, wie alle Seefahrer des 10. Jahrhunderts. Deshalb war der Sonnenaufgang der perfekte Zeitpunkt, um zur Ausfahrt aus dem Breiðafjörður aufzubrechen. Erik hat nun sicher seinen Orientierungspunkt fixiert, den großen Gletscher an der Spitze der Landzunge, bis die Sonne in östliche Position weiterwanderte und er sich daran geradewegs nach Westen orientieren konnte. Obwohl bei klarem Wetter um diese Jahreszeit nachts die Sicht gut war, würde er im Verborgenen segeln können. Niemand würde ihn sehen, niemand ihn verfolgen.

Ich meine, seine Schiffe auf dem Weg aus dem Fjord hinaus sehen zu können, 1000 Fuß unter mir.

Die Saga berichtet Folgendes über den Aufbruch:

28. *Sigldi Eiríkr á haf undan Snæfellsjǫkli.*

28. Erik segelte unterhalb des Snæfellsjökull aufs Meer hinaus.

Ich fliege an der langen, schmalen Halbinsel entlang, die den Breiðafjörður von der großen Bucht Faxaflói weiter im Süden trennt. Der verschneite Vulkankegel Snæfellsjökull leuchtet draußen auf der Landspitze geradezu königlich. Unterhalb des Gipfels auf der Westseite liegen die Felder aus erstarrter Lava.

Nachdem Gunnbjörn Ulfssohn in den Schären weit draußen im Meer Zuflucht gesucht hatte, wartete er in aller Ruhe ab, bis sich das Wetter besserte, dann fuhr er nach Osten, bis er auf der Landspitze die Umrisse des Snæfellsjökull erkennen konnte. Diese Geschichte lieferte Erik vermutlich das Rezept für seine Fahrt: geradeaus nach Westen, ungefähr auf demselben Breitengrad, auf dem der Berg liegt. Vermutlich wusste Erik, wie hoch der Bogen ist, den die Sonne Anfang Juni über dem Snæfellsjökull beschreibt, und so lange er jeden Tag den höchsten Punkt der Sonne messen konnte, konnte er seine Breitenposition mit dem Punkt seiner Abreise vergleichen. Wenn er nach Norden oder Süden abgetrieben worden wäre, hätte er das am Himmel gesehen.

Ich umfliege den verschneiten Vulkankegel, während mich von Nordosten her die ersten Sonnenstrahlen treffen. Mein Magen zieht sich zusammen, als ich gleich unter dem Gipfel die vereisten Gletscherspalten sehe. Dann lasse ich das Flugzeug über den nach Westen gelegenen Hängen tiefer fliegen. Dort, wo der Berg abflacht, schwebe ich nur 50 Meter über dem schwarzen Lavafeld. Der Gipfel liegt genau hinter mir. Ich will Breitengrad 64.48 nach Westen folgen, bis ich vor mir neues Land sehe. Ich fliege niedrig über dem Wasser und sehe dieselbe Landschaft wie Erik, als er 980 Island verließ. Aber jetzt muss ich die Zeit umstellen. Erik wird für die 85 Kilometer von Elliðaey hierher mehr als sechs Stunden gebraucht haben. Ich schaue mich um und berechne die Position der Sonne. Um 08.48 Uhr steht die Sonne genau im Osten über dem Gletscher. Ich benutze eine Kamera, die die Rückseite des Flugzeugs filmt, und richte das Heck genau auf den Punkt des Gletschers, über dem die Sonne steht. Erik wird seinen Kurs auf dieselbe Weise bestimmt haben. Jetzt brauchte er nur im Verhältnis zur Wanderung der Sonne nach Westen diesen Kurs beizubehalten.

Der Erdball krümmt sich vor mir nach rechts und nach links. Es ist eine halbe Stunde her, dass ich vom Gletscher aus losgeflogen bin. Nicht eine einzige Wolke am Himmel. Hinter mir durchbricht nur

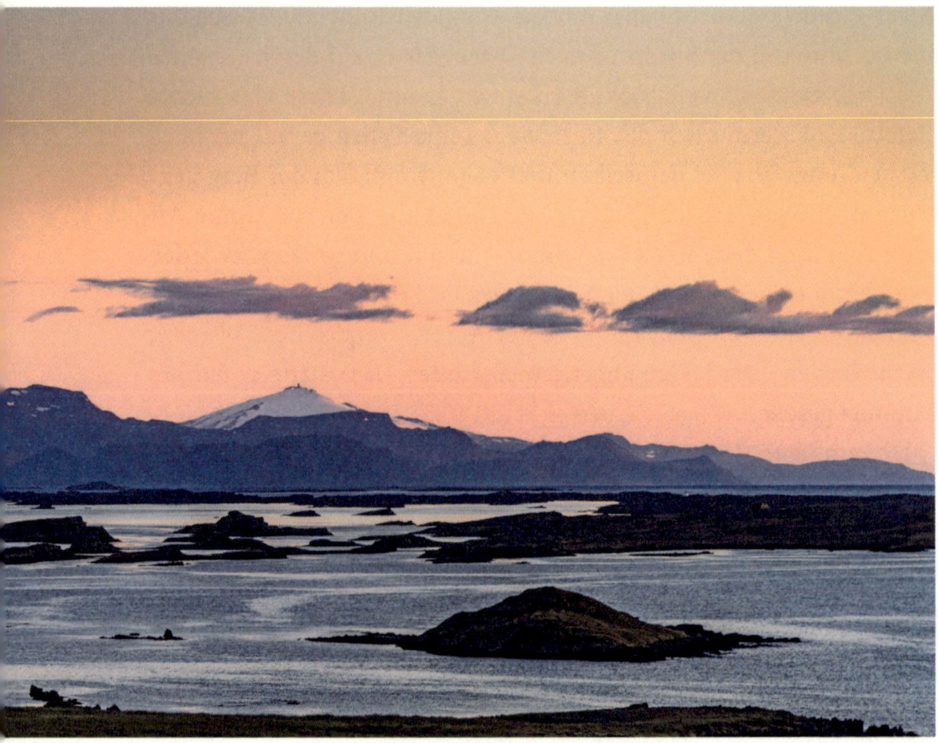

Einige der Inseln im Breyðafjörður, im Hintergrund der weißverschneite Gipfel des Snæfellsjökull. (Foto: Ragnar Th. Sigurdsson)

der Vulkan mit dem weißen Hut die gerade Linie zwischen Meer und Himmel. Er scheint auf einer einsamen Insel zu stehen. Als ich ein Viertel der Strecke bis zur Ostküste Grönlands zurückgelegt habe, kann ich hinter mir noch immer die Konturen des Berges erkennen. Ich begreife, weshalb der Snæfellsjökull als eine der wichtigsten Landmarken Islands galt. Zehn Minuten später ist er verschwunden. Eriks Knorr war jetzt seit ungefähr anderthalb Tagen unterwegs. Die Sonne war für kurze Zeit untergetaucht, zwischen halb zwölf und zwei Uhr nachts, aber richtig dunkel geworden war es nicht. Als die Sonne am zweiten Abend an Bord im Meer versank, war auf allen Seiten nur noch Meer zu sehen.

Was dachten Erik und seine Leute an Bord? Hatten sie Angst vor dem, was sie hinter dem westlichen Horizont erwartete? Hielten sie die Erde für eine flache Scheibe, von der sie jenseits des Meeres herunterfallen könnten? Kein Wort in den Sagas erzählt von solchen Befürchtungen, weder von den Reisen nach Grönland noch von denen noch weiter westlich entlang der Küste des heutigen Kanada. Es kommt vor, dass sie keine klare Sicht haben und abgetrieben werden. Aber sie sind offenbar immer überzeugt davon, dass früher oder später neues Land auftauchen wird. Wovor sie Angst haben, sind die Seeungeheuer, die am Rand der Welt auf sie lauern könnten.

Mathematische und astronomische Berechnungen hatten die Griechen bereits 300 Jahre vor Christus davon überzeugt, dass die Erde eine kreisrunde Kugel sein musste. Dieselbe Wahrheit galt im Römischen Reich. Im europäischen Mittelalter prägte vor allem der Bischof Isidor von Sevilla mit seinem Buch *De natura rerum* (›Über das Wesen der Dinge‹) von etwa 600 das Geographieverständnis der Gelehrten. Sie glaubten, dass es drei Erdteile gebe, Europa, Afrika und Asien, und alle hingen zusammen, mit der Stadt Jerusalem in der Mitte. Ein äußeres Meer umgab die Landgebiete und bedeckte die Rückseite der runden Erdkugel, und ein Schiff, das von Europa aus nach Westen führe, würde an der Ostküste Asiens stranden. Die Menschen im frühen Mittelalter stellten sich die Welt als eine Kugel vor, auf der weder der amerikanische Kontinent noch der Pazifik existierten. Diese Überzeugung war auch unter Seeleuten verbreitet. Vor 980 waren die Wikinger an den meisten Küsten Europas sowie an Teilen von Afrika und Asien entlanggesegelt. Sie müssen das damalige geographische Wissen geradezu begeistert aufgesogen haben. Wir sehen jedenfalls, dass die älteste nordische Literatur aus dem 12. Jahrhundert von dieser Weltsicht beeinflusst ist. Es ist kaum vorstellbar, dass Erik der Rote die Welt für eine Scheibe hielt. Er hat sicher dasselbe gedacht wie andere europäische Seeleute seiner Zeit.

Ich fliege 50 Minuten lang über offenes Meer, ohne Land zu sehen. Erik hätte für diese Strecke einen ganzen Tag gebraucht. Am dritten und vierten Morgen an Bord hätte er in keiner Richtung Land gesehen. Ich stelle die Zeit wieder um, jetzt auf fünf vor ein Uhr nachts, um mir den Himmel anzusehen, den Erik bei klarem Wetter gesehen hätte. Vor meinem rechten Fenster sehe ich den Polarstern, oder den Leitstern, wie Erik und seine Mannschaft ihn nannten, der im Norden leuchtet. Nachts konnten Erik und seine Leute mit Hilfe dieses Himmelskörpers ihren Kurs korrigieren. Erik wusste, dass er über keinen Rand fallen würde, er wusste, dass er früher oder später Land sehen würde, aber Stille und Anspannung an Bord müssen bedrückend gewesen sein. Vielleicht opferte irgendwer den Göttern ein Lamm, andere sahen zu und beteten zum Christengott um Vergebung. Wieder andere verehrten überhaupt keine Gottheit. Es ist schwierig, etwas über das religiöse Klima an Bord zu sagen. Zumeist lebten in dieser kleinen Gemeinschaft mehrere Religionen Seite an Seite. Die *Laxdæla Saga* berichtet jedoch, dass sich diese Männer nur auf ihre eigene Kraft verließen.

Ich bleibe in meinem virtuellen Raum, stelle aber zwei große Bildschirme an die linke Wand im Flugzeug. Auf diese Weise kann ich mich umdrehen und an meinem eigenen Computer arbeiten, während der Autopilot festen Kurs nach Westen, entlang am Breitengrad

64.48, hält und das Flugzeug 30 Meter über dem Wasser fliegt. An dem einen virtuellen Bildschirm arbeitete ich mit einem Rechenprogramm, das die Maximalsicht meiner eigenen Höhe im Verhältnis zu den Erhebungen in der Landschaft an der Ostküste Grönlands berechnet. Auf den anderen Bildschirm habe ich eine E-Bookausgabe von Fridtjof Nansens *In Nacht und Eis* geholt, wo Nansen eine glänzende Beschreibung darüber liefert, welche Naturformationen am Horizont auftauchen, wenn man mit dem Schiff von Island in westlicher Richtung nach Grönland fährt.

Immer wieder schaue ich nach rechts, nach vorn und zum Horizont. Anderthalb Stunden nach dem Start vom Snæfellsjökull habe ich 400 Kilometer zurückgelegt, weit mehr als die Hälfte der gesamten Strecke. Die Knorr mit Erik und seinen Männern und Frauen wäre jetzt etwas mehr als zwei Tage unterwegs. Ich stelle im Simulator Datum und Uhrzeit so ein, dass ich dasselbe sehe, was Erik am dritten Morgen an Bord bei klarem Wetter gesehen hätte. Die Sonne steht hinter uns noch tief am Himmel. Bisher kann ich am Horizont vor mir nicht die geringste Unregelmäßigkeit erkennen.

Der erste Satz in der Saga nach der Abreise aus Island berichtet:

29. *Hann kom útan at jǫkli þeim, er heitir Bláserkr.*

29. Er traf bei dem Gletscher ein, der Blåserk heißt.

Dieser Satz ist ein bisschen seltsam. Hier ist also die Rede von einem Gletscher. Aber im Altnordischen bedeutete das Wort *blá* ›dunkelblau‹ oder eher noch ›schwarz‹. Wenn Erik geradewegs nach Westen gesegelt war, hätte er dort ankommen müssen, wo das Eis auf Grönland fast bis ans Meer reichte, dort, wo das massive Inlandseis alles andere dominierte, verschneit und weiß. *Bláserkr* wirkt wie die Bezeichnung für einen dunklen Berg, und in dem entsprechenden Satz im *Landnahmebuch* wird zwischen dem Gletscher an sich und dem unterschieden, was »Bláserkr« genannt wird. In einem isländischen geographischen Manuskript aus dem 14. Jahrhundert (*Det gamle Grønlands beskrivelse af Ívar Bárðarson*), das vielleicht eine Kopie eines viel älteren Textes ist, heißt es, *Blåserk* sei das erste Stück Land, das man sehen kann, wenn man von Island aus nach Westen segelt. *Bláserkr* bedeutet wörtlich übersetzt ›Blauhemd‹, aber es konnte auch eine Brünne von sehr dunkler Farbe sein.

Als ich mich Grönland nähere, begreife ich, dass ich das erste Land nicht direkt vor mir sehen werde. Da die Küste gleich nördlich vom 65. Breitengrad fast gerade nach Osten führt, sieht der Rand des Landes im Nordwesten näher aus als die Küste vor mir. Ich starre abwechselnd nach vorn und nach rechts. 452 Kilometer nach meinem Abflug vom Snæfellsjökull glaube ich, eine vage Unregelmäßigkeit zu ahnen, eine fast unsichtbare Kerbe im Horizont schräg rechts vor mir. Ich wende das Flugzeug der Kerbe zu.

Nordische Seeleute im 10. Jahrhundert orientierten sich an Landmarken. Erik hätte so schnell wie möglich die Richtung angesteuert, in der er Land erspäht hatte. Dort wäre er gerettet. Sieben Minuten später ist das Land vom Flugzeug aus ganz deutlich erkennbar. Etwas ragt aus dem Wasser. Etwas, das mich an die Umrisse einer einsamen, dunklen Pyramide erinnert. Nach weiteren fünf Minuten ist ganz klar, dass es sich um eine dunkle Gesteinsformation handelt: zwei abgeflachte Gipfel, dazwischen eine sanfte Mulde. Das Ganze sieht wirklich aus wie ein dunkles Hemd mit geraden Armen und Schulterpartien und einem runden Halsausschnitt. Das muss Blåserk sein. Es gibt keinen Zweifel mehr: Ich folge der Strecke Eriks des Roten. Ich sehe seine Landmarke.

Ich drehe den Sessel wieder nach links und hole eine detaillierte topographische Karte von Ostgrönland auf den einen Bildschirm. Auf dem anderen hat das Rechenprogramm die Maximalsicht im Verhältnis zu den unterschiedlichen Höhen und Entfernungen entlang der aktuellen Küstenlinie errechnet. Was ich vom Flugzeug aus sehe, muss der Berg Ingolf Fjeld sein, der mit seinen 2123 Metern nicht weit vom Meer entfernt gelegen ist. Dazu gibt es einen etwas niedrigeren Nachbargipfel etwas weiter im Norden. Das sind die beiden Schulterpartien des Blauhemdes. Ich überfliege Fridtjof Nansens Analyse. Auch er meinte, dass man als Erstes den Ingolf Fjeld sieht, wenn man von Breiðafjörður in Island aus nach Westen segelt.

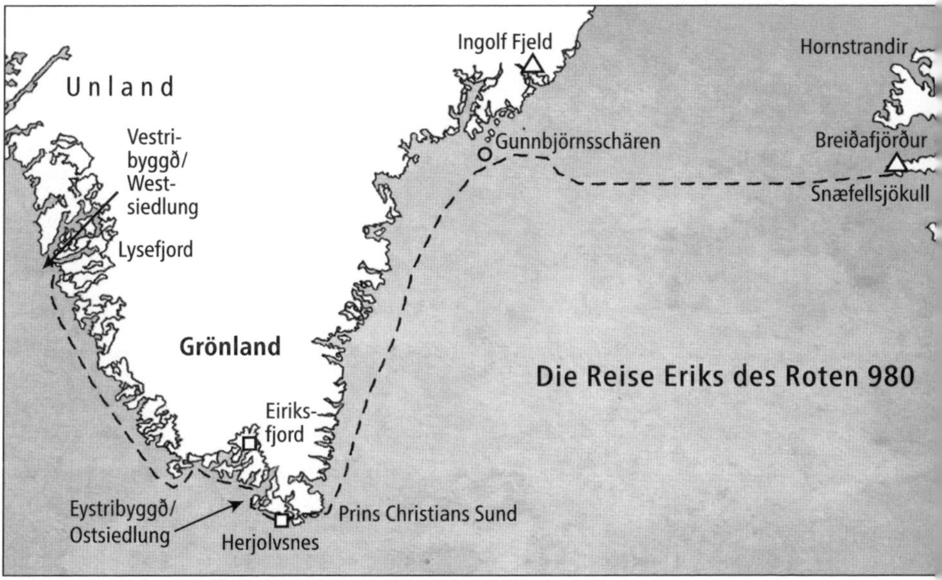

Nach und nach taucht vor mir eine lange Reihe von Bergen auf. Nach weiteren zehn Minuten im Flugzeug, was drei Stunden auf Eriks Schiff entspricht, sehe ich, dass die Sonne von einem großen, weißen Gelände schräg links von mir reflektiert wird. Der Horizont füllt sich mit gleißendem Licht, als wollte mich das Himmelreich willkommen heißen. Es ist das gewaltige Inlandseis, das diese Wirkung hat. Endlich verstehe ich, was in der Saga steht. Gleich vor mir liegt der blauschwarze Berg, direkt neben dem funkelnden Gletscher. Oft missverstehen wir solche Beschreibungen, da wir uns daran orientieren, wie etwas vom Land aus oder auf den präzisen Karten von heute aussieht, wo der Ingolf Fjeld durch viele andere Berge vom Inlandseis getrennt ist. Aber die Saga-Autoren gingen davon aus, was Erik und die anderen auf seinem Schiff von weit draußen auf dem Meer sahen, den Landmarken, die er und andere, die nach ihm kamen, als Navigationsmittel benutzen würden, und wo einige Landformationen zu sehen sind, während die anderen hinter dem Horizont versteckt bleiben.

In dieser Gegend hier lagen wohl die sogenannten Gunnbjörnsschären. Mit ›Schären‹ sind kleine, nackte Felskuppen gemeint, die aus dem Meer herausragen, Orte, wo das Überleben sehr schwer ist. Größere Inseln wurden im Altnordischen *holm* genannt. Die Gunnbjörnsschären müssen ein Stück weit draußen im Meer gelegen haben, da Gunnbjörn erst, als das Wetter aufklarte und er nach Island zurückfuhr, weiter hinten eine größere Landmasse sah. Unter mir sehe ich viele kleine Inseln, zu denen diese Beschreibung passen könnte.

Erik der Rote glaubte durchaus nicht, neues Land gefunden zu haben, als er die Ostküste Grönlands erreichte. Einerseits hatte Gunnbjörn sich ja auf den Schären aufgehalten und Land gesichtet. Andererseits war der Vetter zweiten Grades von Eriks Frau Thjodhild, der Mann, der Snebjörn Galte genannt wurde, hergekommen und hatte das Land hinter den Schären gefunden. Sie hatten versucht, sich an Land niederzulassen, und eine Hütte gebaut, um dort zu überwintern, jedoch festgestellt, dass das Land ungastlich war, mit einem endlosen Winter und ohne Weideland für das mitgebrachte Vieh. Erik wusste, dass es keinen Sinn hätte, sich an diesem Küstenstreifen niederzulassen. Er musste nach anderen Gebieten in dem großen Land suchen, das Gunnbjörn gesehen hatte.

Der nächste Satz erzählt Folgendes:

30. *Hann fór þaðan suðr at leita, ef þar væri byggjanda.*

30. Er fuhr deshalb nach Süden, um zu sehen, ob man sich dort niederlassen könnte.

Für uns heute ist ›Grönland‹ die Bezeichnung für die größte Insel der Welt, aber in der altnordischen Zeit wurde dieses Landgebiet auf andere Weise gedeutet. Die ältesten skandinavischen Beschreibungen dieser Gegenden stammen aus der norwegischen *Historia Norwegie*, die im 12. Jahrhundert auf Latein verfasst wurde. Dort steht, wenn man von Norwegen aus nach Norden reiste und dann weiter am weißen Meer vorbei, käme man nach Bjarmaland. Von hier führe ein zusammenhängendes Landgebiet nach Westen, vorbei an den Gletschern und dorthin, wo Erik auf seiner Reise zuerst Land gesichtet hatte, in die Region, die wir heute Ost-Grönland nennen. Diese Vorstellung hing vermutlich damit zusammen, dass Seeleute, die im Norden Islands weit aufs Meer hinausgetrieben worden waren, die gewaltigen Eisberge gesehen hatten und selbstverständlich davon ausgegangen waren, dass dahinter eine riesige Landmasse liegen und dass diese Landmasse mit dem Land hinter den Eismassen im Norden von Bjarmaland verbunden sein müsse.

Das Weltbild der Menschen im Mittelalter enthielt ein inneres und ein äußeres Meer. Eine Küste, die sich von Finnmark und Bjarmaland nach Westen erstreckte, wurde für das Land gehalten, welches das innere und das äußere Meer trennte. Wer von Hornstrandir ganz im Norden Islands aus lossegelte, konnte im Nordwesten ein Landgebiet sehen, von dem wir heute wissen, dass es sich um die Insel Grönland handelt, das im Mittelalter jedoch für einen Teil dieses zusammenhängenden Landgebietes gehalten wurde. Lange glaubte man, dieses Landgebiet bestehe nur aus Eis, bis dann Gunnbjörn weiter im Süden strandete und ein großes, dunkles Land vor sich sah. Erik der Rote war auf demselben Weg wie Snebjörn Galte von Island aus herübergesegelt und wusste vermutlich bereits, dass dort kein Leben möglich war. Er musste weiter nach Süden, um bisher nicht erforschte Gebiete zu finden. Deshalb vergeudete er keine Zeit an das Land, das er zuerst erreichte.

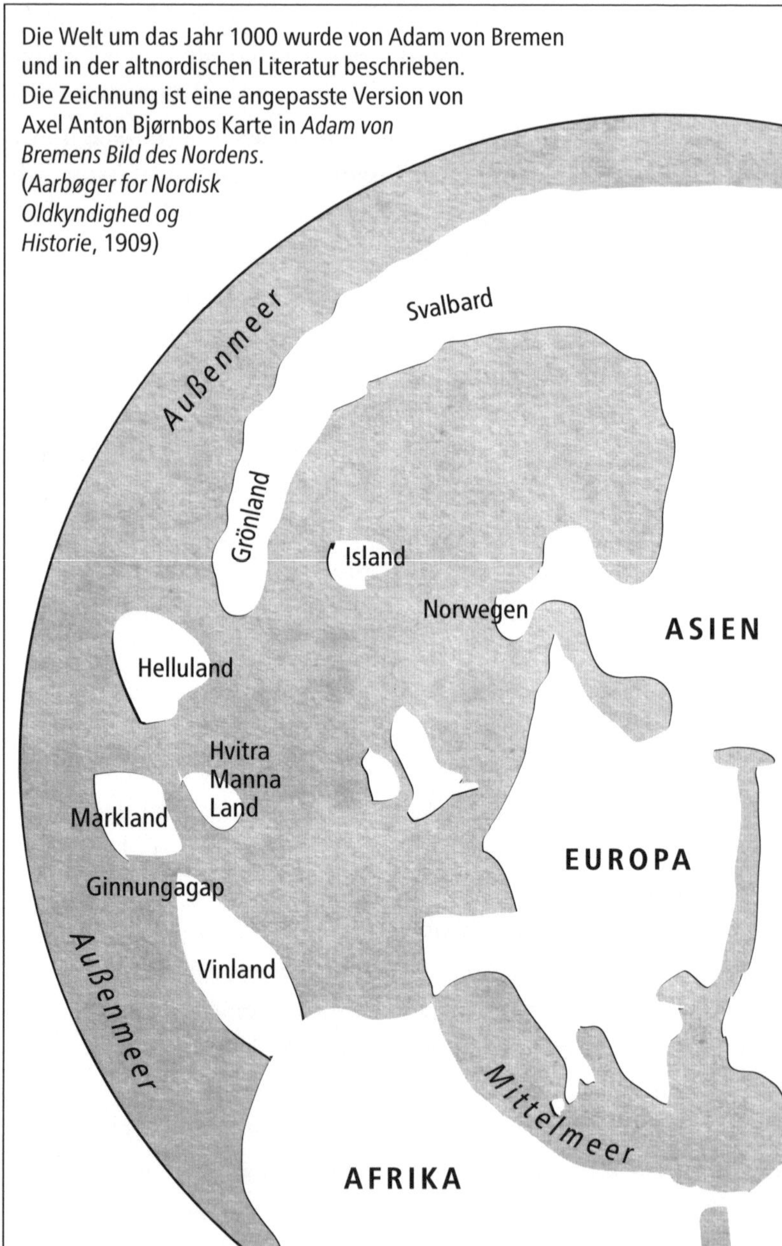

Die Welt um das Jahr 1000 wurde von Adam von Bremen und in der altnordischen Literatur beschrieben. Die Zeichnung ist eine angepasste Version von Axel Anton Bjørnbos Karte in *Adam von Bremens Bild des Nordens*. (*Aarbøger for Nordisk Oldkyndighed og Historie*, 1909)

Ich fliege entlang der Küste von Ost-Grönland nach Süden. Die Berge sind verschwunden. Ich sehe nur das weiße Inlandseis, das sich fast bis zum Meer hinzieht. Erik hätte ungefähr vier Tage gebraucht, um hierher zu gelangen. Tag und Nacht mussten sie Ausschau nach den riesigen schwimmenden Eisbergen halten. Aber durch das warme Klima jener Zeit, vielleicht ungefähr so warm oder ein halbes Grad wärmer als heute, gab es im Sommer vor rund 1000 Jahren eine einige Kilometer breite offene Fahrrinne vor der Küste. Am nächsten Tag wird Erik kaum etwas anderes gesehen haben als ein Land voller Eis. Am Tag darauf aber kamen dann die steilen, kahlen Berge ohne irgendeine Spur von Grün, ehe am folgenden Tag abermals das Inlandseis auftauchte. Nirgendwo sah es aus, als ob man dort leben könnte. Erst am siebten Morgen an Bord wird das Eis sich dann von der Küste zurückgezogen haben und die Berge waren niedriger und gastlicher.

Als sie 60 Grad Nord passierten, bog das Land nach Westen ab. Die ganze Zeit hielten sie Ausschau nach Veränderungen in der Natur: Sie beobachteten die Flugbahn der Vögel, musterten Form und Richtung der Wellen, studierten die Meeresströmungen und kamen jetzt sicher zu dem Schluss, dass die Küste wieder zu einem offenen Meeresgebiet führte, vielleicht zu dem gefährlichen Außenmeer. Ungefähr gleichzeitig tauchte ein schmaler Fjord auf, der nach Westen führte. So weit das Auge reichte, schnitt er sich geradewegs ins Land hinein, wie ein Kanal, fast wie ein Fingerzeig vom Christengott oder den nordischen Göttern, mit stillen, auf beiden Seiten von freundlichen Bergen beschützten Wasserläufen. Ich glaube, Erik steuerte seine Knorr in den Fjord hinein, der heute Prins Christians Sund genannt wird. Ich fliege dieselbe Strecke.

Ich hole mir Google Earth auf den einen Bildschirm, schalte den Flugsimulator auf Pause und widme mich Googles virtuellem Entdecker. Bald stehe ich hoch oben in der Luft und blicke hinab auf eine naturgetreue Wiedergabe des Meeres, der Berge und der Fjorde im südöstlichen Teil Grönlands. Ich durchsuche die Gegend nach

Kamerapunkten und finde eine mit 360 Grad gefilmte Tour von der Ostküste in den Prins Christians Sund. Ich verbinde mich mit der Kamera, stehe auf dem oberen Deck eines Kreuzfahrtschiffes und schaue mich um. Es ist nicht genau wie an Bord zu sein, ich spüre das Schwanken des Schiffes nicht, aber von einer festen Position aus kann ich mich nach links und rechts umschauen, während wir langsam in den schnurgerade verlaufenden Sund hineinfahren. Hier hat es niemals Bebauung gegeben, niemals irgendeine Infrastruktur, keine Eingriffe in die Natur. Das Kreuzfahrtschiff begibt sich in die Welt, die Erik im Juni 980 gesehen hat. Niedrige Felskuppen flankieren die Fjordmündung. Ich denke an die Spannung an Bord von Eriks Knorr, als sie hier eintrafen. Sie hatten keine Ahnung, was sich auf der anderen Seite der Wasserstraße befand. Sie hatten keine Ahnung, welche Tiere oder Menschen oder Mischwesen ihnen dort begegnen würden. Sie hatten allerlei darüber gehört, was sie in diesen äußeren Landgebieten antreffen könnten.

Nach 20 Minuten werden die Berge auf beiden Seiten steiler, die Gipfel sind verschneit. Erik hat sicher dasselbe gesehen, aber auch die kleinen grünen Flecken zwischen den Bergen im Fjordinneren bemerkt. Hier muss er Ausschau nach einer Stelle gehalten haben, wo er das Schiff vertäuen könnte, um dann das Leichtboot auszusetzen, das er zweifellos an Bord hatte. Bestimmt sehnten sich alle nach festem Boden unter den Füßen, sie mussten Kälber, Schafe und Schweine an Land schaffen, damit die Tiere sich von der Seekrankheit erholen und ein bisschen grasen könnten. Links sehe ich eine Stelle, die verlockend gewirkt haben muss. Ich glaube, dort hat Erik Halt gemacht. Neben der ebenen Landfläche steigt der Berg ungefähr 300 Meter zu einem kleinen Gipfel an. Der rothaarige Mann wollte zweifellos unbedingt die Umgebung ansehen, und ich glaube, er hat vielleicht 30 Minuten bis zum Gipfel gebraucht.

Ich klicke das Schiff weg und sause mit Google Earth den Berg hoch, stelle mich auf das kleine Gipfel-Plateau und schaue mich nach allen Seiten um. Ich sehe das Ende des Landes, die Berge und die kleinen Inseln hinter Grönlands abgerundeter Südküste. Weiter im Fjordinneren konnte Erik erkennen, dass die spitzen Gipfel weiter und weiter auseinander lagen. Dazwischen musste noch mehr liegen als nur Gebirge. Das Land war breit, und in dieser Richtung sah er kein Eis mehr. Er muss das Gefühl gehabt haben, sich einer Gegend zu nähern, wo man sich niederlassen könnte, wie es in der Saga heißt.

Ich fahre mit dem Kreuzfahrtschiff weiter durch den geraden Sund. Mir kommt der Gedanke, dass der enge Fjord mit den grauen, steinigen Bergen der Natur an den Fjorden von Rogaland viel näher kommt als irgendeine Gegend in Island. Wenn Erik wirklich, wie ich glaube, von einem Ort am Lysefjord kam, muss diese Landschaft ihn doch an die heimatlichen Gefilde erinnert haben.

Mindestens fünf Stunden lang konnte Erik in das neue Land hineingleiten, ohne die Knorr wenden zu müssen.

Der Virtual-Reality-Film endet ein Stück weiter im Fjord, und ich muss mich in einen normalen Film von einem anderen Schiff einklinken, aufgenommen vom unteren Deck eines kleineren Kreuzfahrtschiffes. Der Film wird in zehnfacher Geschwindigkeit gezeigt und ich sause dahin wie mit einem Speedboot. Nach 63 Kilometern macht der Fjord eine scharfe Biegung nach links, also nach Süden, dann öffnet er sich und gabelt sich in zwei Richtungen. Ich glaube, Erik hat sich rechts gehalten, um tiefer ins Land hineinzugelangen und das äußere Meer zu umgehen. Das Schiff, auf dem ich hier stehe, macht es genauso.

Bald erreichen wir den ersten Ort, der heute besiedelt ist. Aappilattoq – eine Landzunge, die in den Fjord hinausragt, ungefähr ein Quadratkilometer mit flachen Felskuppen und Wiesen, mit einem schmalen natürlichen Hafen unterhalb einer rostroten Felswand. Sie müssen die Gelegenheit genutzt haben, um an Land ihr Lager aufzuschlagen, zum ersten Mal, seit sie sieben Tage zuvor Island verlassen

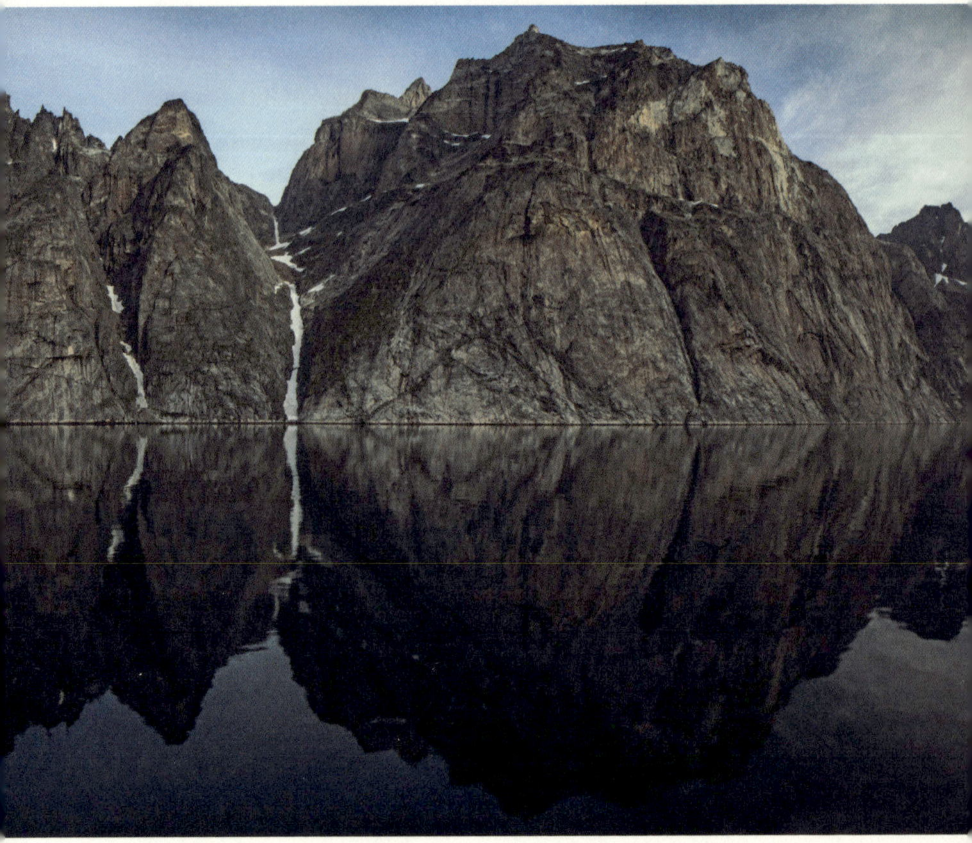

Nach vielen Tagen auf dem Atlantik von Island her kann Erik der Rote eine Passage gefunden haben, eine Art Kanal, der von der Ostseite zur Westseite des neuen Landes führte, das er ›Grünland‹ nannte. Heute heißt diese Passage Prins Christians Sund. (Foto: Pål Hermansen)

hatten. Sie stellten Zelte auf, machten ein Feuer, bereiteten sich eine Mahlzeit und hielten es für möglich, in diesem neuen Land zu leben. Aber noch immer mussten sie nach größeren zusammenhängenden Weidegebieten suchen, mit der Möglichkeit, Futter anzuhäufen, damit alle Tiere den kommenden Winter überleben könnten.

Nach einer Fahrt von ungefähr drei Stunden von Aappilattoq aus weiter durch den Fjord hätten sie auf der anderen Seite dann das Meer erreicht. Hier endet der Film vom Schiff, ich wechsle über auf einen virtuellen Kontrollraum in meinem eigenen Flugzeug, starte wieder den Flugsimulator, steige in ein kleineres Flugzeug um und markiere auf der Karte die Stelle, wo ich glaube, dass Eriks Knorr den Schärengürtel vor der Westküste Grönlands erreichte.

Erik und seinen Männern war sicher klar, dass sie der Küste nach Nordwesten folgen mussten. Bald erreichten sie einen natürlichen Hafen, und dort fanden sie einen halbrunden Strand mit feinem Sand, dahinter Weideland, mit einer kleinen Landzunge vom Ende des Strandes zu einem fast geschlossenen Hafenbecken auf der anderen Seite. Diese Stelle erhielt später den Namen Herjolvsnes. Der Hafen hier galt 500 Jahre lang als Tor zu dem Küstengebiet, das von den nordischen Siedlern Grönland genannt wurde.

Sie hatten sich sicher vor dem gewaltigen Außenmeer auf dieser Seite des neuen Landes gefürchtet, doch als sie weiter nach Nordwesten fuhren, stießen sie auf einen Schärengürtel, der sie vor dem großen Meer weiter draußen beschützte. Hier brüteten Tausende von Vögeln. Erik und seine Leute sammelten Eier und Federn und nahmen sie auf ihre weitere Fahrt mit. Sie fischten. Sie folgten Kanälen zwischen den Inseln, ruhigen Fahrwassern mit zahllosen Ankerplätzen und Häfen. Nach und nach wurde die Landschaft etwas flacher, es gab runde, mildere Gipfel und sanfte, mit Laubwald bewachsene Hänge. Sie konnten in die tiefen Fjorde blicken, in denen es von Flora und Fauna nur so wimmelte.

Außerhalb der Fjorde lagen massive Eisberge, die der Strömung von der Ostseite des Landes her gefolgt waren, Eisschollen mit Flächen, die Dutzende von Dekar ausmachten, auf denen Eisbären lagerten. Draußen an der Küste war es in der Regel kalt, windig und ungastlich, mit isländischen Wintertemperaturen mitten im Sommer, aber auch mit reicher Beute an Seehunden und anderen Tieren, die mit den

Eisbergen von der Ostküste gekommen waren. Doch wenn sie in die Fjorde segelten, stießen sie auf ein ganz anderes Klima. Nur wenige Stunden weiter konnte die Temperatur um 15 Grad steigen. Sie segelten in eine gastfreundliche Gegend, die Erik wie eine großartige Variante des Fjordgebietes im norwegischen Ryfylke erscheinen konnte. Auf Erik und die anderen Norweger muss diese Gegend attraktiver gewirkt haben als Islands exponierte Küstengebiete.

Sie segelten in die Fjorde hinein, und wenn sie das Meer nicht mehr sehen konnten, entdeckten sie viele Kilometer voller Wiesen mit smaragdgrünem Gras, blühende Hügel und Hänge, an denen Zwergbirken und Wacholderbüsche dicht an dicht standen. Sie sahen Torfmoore, die ihnen Brennstoff und Massen an essbaren Beeren liefern konnten. Wenn sie zu den Hochebenen hinüberblickten, entdeckten sie dort weidende Rentierherden.

Und, und das war vielleicht das Allerbeste, nirgendwo waren andere Menschen zu sehen.

Ich denke oft an die Stille, wenn ich mir Erik den Roten und seine Mannschaft auf dem Weg nach Norden und in die Fjorde an der Küste der größten Insel der Welt vorstelle. Keine anderen Menschen, einfach nur Stille und die Geräusche der Natur. Drei Jahre lang fuhr Erik der Rote an der Küste auf und ab und erforschte das Land. Heute ist vielen gar nicht klar, wie umfangreich seine Untersuchungen waren. Sie stellen sich ein Grönland vor, das nur aus Eis und einigen schmalen Ufergebieten besteht, wo sich hier und da eine Siedlung anklammern kann. Grönland besteht zwar zu 80 Prozent aus Eis, aber die eisfreien Bereiche sind viel größer als das heutige Norwegen insgesamt, das Areal des eisfreien Grönland entspricht dem von ganz Schweden und Finnland zusammen. Die südlichste von Erik untersuchte Gegend, die Umgebung von Kap Farvel, liegt auf demselben Breitengrad wie Oslo, während die nördlichsten Teile, die er besucht hat, ungefähr dieselbe nördliche Breite haben wie das Nordkap. Und in großen Teilen dieser Region trennen an die 150 Kilometer den Schärengürtel vom Inlandseis. Das ist ungefähr so weit wie von der schwedischen Grenze bis zur norwegischen Hochebene Hardangervidda.

Es kann Mitte Juni gewesen sein, als Erik den Punkt in dem neuen Land erreichte, den er später Eystribyggð nannte, Ostsiedlung, also die Gegend um den natürlichen Hafen unten auf Herjolvsnes und die Küsten und Fjorde bis 200 Kilometer weiter oben, wo das Inlandseis sich bis zur Küste hinzieht. Hier konnte Erik dann sieben breite und tiefe Fjorde mit guten Voraussetzungen zur Landwirtschaft passieren.

Ich fliege in einem dieser Fjorde ein und aus. In der ganzen alten Ostsiedlung, dem heutigen Süd-Grönland, leben heute etwas mehr als 6000 Personen. In den Fjorden, wo die nordischen Siedler sich niederließen, gibt es nur hier und dort einen Hof und einige winzige Dörfer. Es gibt keine Straßen und keine Städte. Landschaften und Höfe liegen ungefähr so friedlich da wie im 11. Jahrhundert. Das Land ist grün und fruchtbar, mit endlosen Weideflächen an Hügelketten, die sich von einem Fjord zum anderen ziehen.

Das Seltsame ist, dass Erik der Rote nicht anhielt, um sich in diesem fruchtbarsten Teil Grönlands auf den Winter vorzubereiten. Stattdessen, wie die Saga berichtet, fuhr er immer weiter nach Norden.

31. Hann var inn fyrsta vetr í Eiríksey, nær miðri inni vestri byggð.

31. Er verbrachte den ersten Winter auf Eiriksey, ungefähr in der Mitte der westlichen Siedlung.

Als dieser Satz im 12. oder 13. Jahrhundert aufgezeichnet wurde, gab es in Grönland zwei weit voneinander entfernt liegende Siedlungen: Eystribyggð in der fruchtbaren Region in Süd-Grönland und Vestribyggð ungefähr 500 Kilometer weiter Richtung Nordwesten, ungefähr auf dem 64. nördlichen Breitengrad. Die Reise mit dem Schiff von der Ostsiedlung zur Westsiedlung dauerte vermutlich mindestens drei Tage. Das war ungefähr ebenso lang wie die Fahrt von Island zur Ostküste von Grönland.

*

Auf dem Bildschirm im Flugzeug taucht eine Nachricht von meiner Frau auf. Essen! Ich nehme das Headset ab und verlasse die virtuelle Welt. Ein langer und intensiver Arbeitstag ist zu Ende. Meine Augen fühlen sich seltsam an, und die Welt draußen sieht seltsam aus. Ich habe das Gefühl, die ganze Zeit einen Schleier vor dem Gesicht zu haben. Beim Essen starre ich ins Leere. Sigurd sagt etwas, aber ich bekomme es nicht mit. Meine Frau starrt mich wütend an, bis ich zusammenzucke.

»Hallo?«, sagt sie. »Kannst du mit uns zusammen sein?«

*

Am nächsten Tag entscheide ich mich wieder für die schnelle Cessna. Dennoch brauche ich anderthalb Stunden, um von der alten Ostsiedlung im Süden die Küste hoch zur Westsiedlung im Norden zu fliegen. Die Gegend unter mir wird immer karger und nackter, je weiter ich nach Norden komme, mit ausgedehnten Hochebenen, die sich ins Landesinnere hineinziehen. Kann Erik wirklich Volk und Vieh in Richtung Polarkreis gelockt haben, nachdem sie Island verlassen hatten? Im selben Sommer? Oft wird der 31. Satz in der Saga für sinnlos befunden – *Hann var den fyrsta vetr i Eiríksey, nær miðri inni vestri byggð* – und in den meisten Übersetzungen ist die »westliche« Siedlung durch die »östliche« ersetzt worden, obwohl es in den beiden erhaltenen Manuskripten der Saga von Erik dem Roten eben nicht so heißt. Dass dort von der ›westlichen Siedlung‹ die Rede ist, wird als Schreibfehler oder Missverständnis bezeichnet, einfach, weil es nicht wahrscheinlich wirkt, dass Erik noch in dem Jahr, in dem er aus Island gekommen war, so weit nach Norden fuhr. Aber ich muss mich an den Text der Manuskripte halten. Und so oder so wird der Satz sinnlos, wenn ich ihn zu »Eiriksey, ungefähr in der Mitte der östlichen Siedlung« ändere, wie das in den norwegischen Übersetzungen geschieht. Später in der Saga wird eine Eiriksey im Süden beschrieben, in der Ostsiedlung, aber diese hier liegt an der Mündung des später so genannten Eiriksfjord, und der liegt durchaus nicht in der Ostsiedlung, sondern weit im Norden. Auch die Fortsetzung der Saga wird sinnlos, wenn wir im 31. Satz aus der ›westlichen‹ die ›östliche‹ Siedlung machen.

Ich muss dem Erik folgen, von dem die Saga erzählt, und da muss ich glauben, dass er sich nicht damit begnügte, die gastlichen Fjorde im Süden entdeckt zu haben. Er wollte unbedingt die unbekannten Gegenden weiter im Norden kennenlernen. Erik fuhr also im ersten Sommer in Grönland bis zum mittleren Teil der Westsiedlung. Ungefähr in der Mitte dieser Siedlung, am 64. Grad nördlicher Breite, liegt der Fjord, den er Lysefjord nannte, ein schmaler und gerader Fjord, der sich 85 Kilometer tief ins Land hineinzieht. Diese Gegend nannte er vermutlich nach einem Ort, den er aus dem heutigen Ryfylke in Norwegen kannte. Gleich bei der Einfahrt in den Lysefjord liegt eine ziemlich große Insel mitten in einem schützenden Gürtel aus vielen kleinen Inseln und Schären. Die Insel, die er Eiriksey nannte, fast in der Mitte der Westsiedlung, wo er den ersten Winter verbrachte, kann diese große Insel gewesen sein. Sie liegt direkt an der Küste der späteren Westsiedlung und genau an der Einfahrt zu dem Gebiet, das Erik hier oben als Land nahm.

Ich umkreise die Insel, die heute Angisunnguaq heißt, mit dem Flugzeug. Allerlei enge Täler und Schluchten ziehen sich kreuz und quer dahin wie ein chaotisches Labyrinth, durchsetzt von einigen kleinen Seen im Zentrum der Insel. Der Entfernungsmesser von Google Earth erzählt mir, dass sie von Süden nach Norden 4,8 Kilometer misst und von Westen nach Osten etwas weniger. Ich suche mir die wenigen Erwähnungen von Angisunnguaq in Büchern und Artikeln heraus. Im 19. Jahrhundert und bis etwa 1930 gab es auf der Insel angeblich eine kleine Siedlung. Sie muss ein guter Ausgangspunkt für

Fisch- und Fangzüge auf dem Meer gewesen sein. Noch in unseren Tagen sind hier Walrösser gesichtet worden.

Ich halte das Flugzeug an und springe hinüber zu Google Earth VR, wo ich so frei durch die Gegend schweben kann wie der Gott Thor in seinem Bockswagen. Auf der Ostseite der Insel gibt es eine geschützte Bucht mit einem ungefähr 50 Meter breiten Ausläufer, der sich zwischen den Felskuppen in die Landschaft zieht. Innen in der Bucht sehe ich hinab auf Sandbänke, durch die ein Netzwerk aus Bächen und kleinen Flüssen fließt. Hier ist man vor Meer und Nordwind geschützt. Im Frühling werden keine Eisberge hergetrieben. Wahrscheinlich hat Erik sein Schiff hier für den Winter aufgelegt.

Sie wussten nicht, auf welche Art Winter sie sich in dem neuen Land vorbereiten mussten, aber der Schnee, der noch auf den Bergen auf dem Festland lag, muss ihnen klargemacht haben, dass er hart ausfallen könnte. Das Seltsame ist, dass Erik nicht an dem Fjord überwinterte, den er später Lysefjord nannte, wo es ein viel milderes, besseres Klima mit viel mehr Weideland gab. Warum wollte er den ersten Winter in diesem neuen Land auf einer Insel im offenen Meer gleich unterhalb des Polarkreises verbringen?

Vom Ausläufer der Bucht aus führt ein kleiner Fluss durch ein enges Tal ins Inselinnere. Offenbar wachsen an beiden Flussufern Sträucher. Vielleicht standen hier im 10. Jahrhundert Laubbäume. Erik und die anderen brauchten Holz, um sich ein Haus zu bauen und Feuer machen zu können. Vermutlich konnten sie bei der Insel allerlei Treibholz finden. Nach einem knappen Kilometer verengt sich das Tal und ich erreiche einen kleinen See. Die Felskuppen auf beiden Seiten erreichen an die 50 Meter Höhe. Rechts vom See liegen einige flache, mit Heidekraut bewachsene Anhöhen. Ich fliege weiter ins Inselinnere. Jenseits des Sees weitet sich das Tal wieder und Dickicht wechselt sich ab mit zerzaustem Gras. Hier hätten sie Schutz vor dem Nordwind gefunden, und sie hätten den Winter hindurch Wasser genug gehabt.

Ich wüsste gern, wie viele Menschen Erik mit auf diese Insel genommen hat. Ich glaube, dass er einige seiner Leute zusammen mit Vieh bei den fruchtbaren Fjorden im Süden gelassen hat. Vielleicht kamen nur die härtestgesottenen Mannsbilder mit hierher, die Knorr konnte schon mit sechs Personen an Bord gesegelt werden. Kälber und Schweine haben sie wohl kaum mitgenommen, aber vielleicht Ziegen, die im Winter draußen grasen konnten.

Sie müssen Spaten benutzt haben, um sich einen Meter tief in den Boden zu graben und einen Fußboden zu legen. Solche Grubenhäuser waren leicht zu errichten und im Winter warm. Sie müssen Torf gestochen haben, um die Wände oberhalb der Grube zu verkleiden, vielleicht kombiniert mit Flechtwerk und Zweigen und Treibholz für das dann abermals mit Torf gedeckte Dach. Sie fischten und fingen Seehunde und andere Seetiere zwischen den Schären in der Nähe der Insel. Sie legten ein Vorratslager an, sie molken die Ziegen, und als die Herbststürme einsetzten, verkrochen sie sich in dem fertigen Haus wie in einer vollständig isolierten Bärenhöhle.

Der Winter kam. Das Eis legte sich in dicken Schichten um die Insel. Wochenlang saßen sie abends dicht an dicht in dem kleinen Grubenhaus. Sicher haben sie einander von Helden und tragischen Gestalten aus Norwegen und Island erzählt.

Glaubten sie, eine erfolgreiche Reise hinter sich gebracht zu haben? Die Saga erzählt nur, dass sie diesen ersten Winter im neuen Land auf einer Insel oben im Norden verbrachten. Bisher wurde dieser Satz, wie erwähnt, für so sinnlos gehalten, dass er ganz einfach umgeschrieben wurde. Ich sehe das anders. Ich glaube, dass dieser Satz uns den Schlüssel zum Verständnis von Erik dem Roten liefert. Aber wir verstehen den Zusammenhang erst, wenn wir auch die nächsten Sätze der Saga ausgepackt haben. Erst dann wird das Muster des Entdeckers Erik sichtbar.

Im folgenden Frühling taten sie das einzig Vernünftige. Erik und seine Männer fuhren wieder nach Süden.

32. *Um várit eptir fór hann til Eiríksfjarðar ok tók sér þar bústað.*

32. Im folgenden Frühling fuhr er nach Eiriksfjord und ließ sich dort nieder.

Sie reisten vermutlich so schnell zu der fruchtbareren Ostsiedlung, wie die Eisverhältnisse es zuließen. Sie passierten die Bereiche, wo das Eis die Küste erreicht, dann segelten sie ostwärts zu dem östlichsten Fjord der Ostsiedlung und kreuzten zwischen den vielen kleinen Eisbergen, die von den kalbenden Gletschern stammten. Sie segelten auf die grünen Hügel am Fjord zu, der vielleicht schon den Namen des Landnahmemannes erhalten hatte: Eiriksfjord, der zweite der tiefen Fjorde, auf die wir stoßen, wenn wir von Norden her gesegelt kommen. Hätten wir im vorigen Satz aus ›westlich‹ ›östlich‹ gemacht, hätte Erik sich bereits beim Eiriksfjord in der Ostsiedlung befunden, und die in diesem Satz geschilderte Reise wäre sinnlos gewesen.

Sich in jener Zeit irgendwo niederzulassen, bedeutete, einen Hof zu bauen. Später erwähnt die Saga, dass der Hof Brattahlíð im Inneren des Eiriksfjords Erik gehört. Dieser Hof wurde vermutlich bereits im Sommer 981 angelegt. Es sind fast 100 Kilometer vom Schärengürtel in den nördlichsten und innersten Fjordarm, wo Erik sich niederließ. Am Westufer gibt es hier eine breite Bucht mit grünen Wiesen. Heute heißt der Ort Qassiarsuk und besteht aus fünf Höfen mit insgesamt mehreren Tausend winterharten Schafen. Hinter den Höfen beginnt eine hügelige Landschaft. Ein Fluss kommt aus dem Heideland herunter und liefert reichlich Wasser, hier gibt es einen sicheren, guten Hafen für Schiffe. Hier hatten Erik und alle, die mit ihm aus Island geflohen waren, eine grüne, geschützte Oase gefunden.

Obwohl die Verhältnisse am inneren Eiriksfjord durch das reiche Weideland so waren, dass er sich zur Viehhaltung eignete, war der Sommer kurz, und es muss hektisch gearbeitet worden sind, um bis zum Winter einen Hof zu errichten. Sie mussten den Boden eggen und versuchen, dort zu säen, sie mussten Gestrüpp entfernen, an ei-

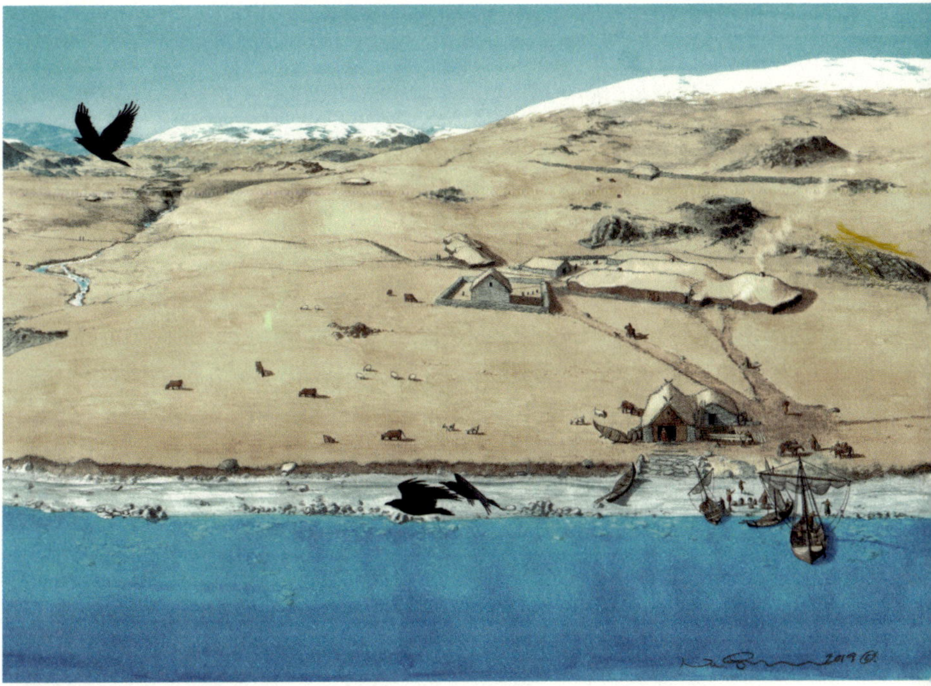

Rekonstruktion der alten Siedlung Brattahlíð am Eiriksfjord, ca. 1300. (© Konrad Nuka Godtfredsen)

nigen Stellen haben sie sicher auch die Vegetation abgeflämmt, um besonders nährstoffreichen Boden zu erhalten und Zeit zu sparen, sie mussten Ställe und Scheunen errichten, Winterfutter für die Tiere einholen, Brennstoff sammeln, Baumaterial besorgen und eines oder mehrere Langhäuser bauen.

Mit Eriks Knorr waren vielleicht 30 Personen gekommen. Wie gesagt, ist es möglich, dass einige bereits hier unten überwintert hatten. Aber auf jeden Fall können wir davon ausgehen, dass alle jetzt den ganzen Sommer für den Bau des Hofes verwenden mussten. Erik der Rote dagegen kann sich an der landwirtschaftlichen Arbeit kaum beteiligt haben.

Der nächste Satz in der Saga erzählt nämlich Folgendes:

33. *Hann fór þat sumar í ina vestri óbyggð ok gaf víða ørnefni.*

33. In diesem Sommer fuhr er zum westlichen Unland und gab dort vielen Orten Namen.

Im vergangenen Sommer hatte er die 500 Kilometer zur Westsiedlung hinter sich gebracht. In diesem Frühling war er dieselbe Strecke zurück und in den Eiriksfjord gefahren. Darauf kehrte er zum »westlichen Unland« zurück, das heißt, in die Wildnis im Norden der Westsiedlung. Es ist deutlich, dass er diese nördlichen Gebiete für wichtig hielt, da er Fjorden, Buchten und Bergen Namen gab, vermutlich bis hinauf zum 68. Grad nördlicher Breite. Seine Reise in diesem Sommer lässt sich damit vergleichen, zuerst von Mosjøen nach Bergen zu reisen, dann von Bergen zu den Lofoten und den Vesterålen und dort das ganze Gebiet bis zur schwedischen Grenze zu erforschen und zu benennen, ehe man zurück nach Bergen segelt. Es muss mehrere Monate gedauert haben. Erik muss auf eine solche Expedition mit der Knorr mindestens sechs Personen mitgenommen haben, vermutlich mehr. Er kann erst kurz vor Herbstbeginn zurückgekehrt sein, und dann fuhr er nicht zurück nach Brattahlíð, um auf seinem Hof zu übernachten. Nein, der nächste Satz erzählt, dass er hinunter nach Herjolvsnes fuhr und an einem Ort überwinterte, den er Eiriksholme nannte:

34. *Hann var annan vetr í Eiríkshólmum við Hvarfsgnípu, en et þriðja sumar fór hann allt norðr til Snæfells ok inn í Hrafnsfjǫrð; Þá lézk hann kominn fyrir botn Eiríksfjarðar.*

34. Im zweiten Winter war er auf den Eiriksholmen bei Hvarfsgnipa, und im dritten Sommer reiste er weit in den Norden bis zum Snæfell und in den Ravnsfjord; dort glaubte er, am Ende des Eiriksfjords angekommen zu sein.

Die Eiriksholme liegen draußen im Schärengürtel im Süden der Ostsiedlung. Aber im dritten Sommer in dem neuen Land wollte Erik wieder nach Norden, noch weiter hinauf, und nun zeichnet sich in seinen drei Sommern in Grönland ein irrwitziges Reisemuster ab: Im ersten Jahr segelte er zum Lysefjord, ein bisschen südlich vom heutigen Nuuk gelegen, bei 64 Grad nördlicher Breite, im folgenden Sommer ins »Unland«, also in den Norden der späteren Siedlungen, vermutlich bis zu den Bereichen um den heutigen südlichen und nördlichen Straumsfjord auf 66 Grad und noch weiter nach Norden. Im dritten Sommer führte die Reise zu dem Ort, den sie Snæfell nannten. Das bedeutet eine lange Schiffsreise in den Norden der Diskoinsel, vermutlich bis hinauf zum 71. Grad nördlicher Breite. Von den Eiriksholmen im Süden ist das eine Strecke von über 2000 Kilometern, von 59,5 bis nach 71 Grad Nord, was einer Bootsreise von Kristiansand bis zum Nordkap entspricht. Darauf folgte die Erkundung der Fjorde und Buchten dort oben, dann auf demselben Weg zurück und weiter zum Ravnsfjord im südlichen Teil der Ostsiedlung und 100 Kilometer in diesen Fjord hinein und wieder heraus, bis sie dann zur Mündung des Eiriksfjords weitersegelten. Insgesamt an die 3800 Kilometer. Es ist eigentlich kaum zu glauben. Andererseits wissen wir, dass damals Seeleute aus Norwegen von Westnorwegen aus die ganze norwegische Küste und dann weiter an der Küste des heutigen Russland entlangsegelten, danach durch das Weiße Meer, die Dwina hoch und im selben Sommer zurück nach Westnorwegen. Eine Reise von an die 7000 Kilometern.

Eriks Reiseaktivität ist unglaublich. Aber davon berichtet nun einmal die Sagatradition. Das hier ist die einzige Geschichte, die ich habe. Sie erzählt uns, dass Erik der Rote willensstark und entschlossen war. Diesmal sollte ihm etwas gelingen, aber was? Was wir jedenfalls feststellen können, ist, dass er kein Interesse daran hatte, seine Zeit mit Landwirtschaft in der grünen Ostsiedlung zu verbringen. Diese Aufgabe hatte er anderen übertragen.

*

Texte sind faule Geschöpfe, die die meiste Arbeit den Leserinnen und Lesern überlassen. Der Text an sich sagt in der Regel nicht so viel, wir müssen ihn beim Lesen mit Sinn füllen. Wir denken heute nicht weiter darüber nach, da das Ausfüllen des Textes uns selbstverständlich erscheint. Zum Beispiel kann ich schreiben: »Er fuhr wie üblich mit dem Bus ins Büro«, und sofort geben wir eine Reihe von normalen Ereignissen aus unserer Welt hinzu und sehen einen Mann vor uns, der an einer Haltestelle in einen roten Bus einsteigt und sich später in einem großen Gebäude, wo auch viele andere mit Büroarbeit beschäftigt sind, vor einen Computer setzt. Hätte jedoch jemand aus einer ganz anderen Kultur diesen Satz gelesen, könnte der komplett sinnlos wirken. Erik der Rote hätte das Konzept von ›ins Büro gehen‹ zum Beispiel nicht verstanden, und wir hätten lange gebraucht, um ihm zu erklären, was dort vor sich geht. Wir sprechen hier von ökonomischen Konzepten, die für uns total selbstverständlich sind, Menschen aus anderen Kulturen aber rätselhaft vorkommen können. So verhält es sich auch mit den ökonomischen Konzepten in den 40 Sätzen über Erik den Roten. Sie werden gewissermaßen einfach ausgelassen. Wenn dort steht, dass Erik »sich niederließ«, hätten Menschen in der Wikingerzeit und im Mittelalter überhaupt den ziemlich komplizierten Prozess vor sich gesehen, einen neuen Hof anzulegen, mit Weideland, Ställen und Scheunen. Heute dagegen muss das ausgepackt und erklärt werden, sonst könnte man vielleicht meinen, es sei nur darum gegangen, ein Wohnhaus zu errichten. Ich stelle mir vor, dass das komplett Unverständliche und Seltsame in den Sätzen 31 bis 34 in diese Kategorie fallen kann. Wir fragen uns: Warum um alles in der Welt unternimmt er diese hirnrissigen und lebensgefährlichen Reisen nach Norden und hinein in die Eisödnis in den drei Jahren, in denen er Grönland erkundet? Es kann so selbstverständlich gewesen sein, dass die Saga nichts darüber zu sagen brauchte, so wenig, wie sie ein Wort darüber verliert, dass sie Schafe bei sich hatten, für die sie Weideland brauchten, oder wie kaum eine einzige Saga berichtet, dass in Island Kühe gemolken wurden. Das alles war einfach selbstverständlich.

Was Erik der Rote im Norden des Polarkreises erforschte, und was für ihn offenbar wichtiger war als die Weideflächen im Süden, muss zweifellos mit den Fangmöglichkeiten im Meer zu tun gehabt haben. Aber Fisch, Seehunde und Wale hätten sie auch in den Fjorden der Ostsiedlung finden können. Es muss also noch etwas anderes gegeben haben, das den Erik der Saga so versessen auf diese endlosen Reisen in die Eisödnis im Norden machte.

Doch was kann dieses *etwas* gewesen sein, das so selbstverständlich gewirkt hat?

*

Zu Beginn des 9. Jahrhunderts wurde der Import von Elfenbein aus Afrika unmöglich, weil das Arabische Reich die Handelsstraßen gesperrt hatte. Deshalb benutzten zum Beispiel die Handwerker Karls des Großen nun Walrosszähne statt Elefantenstoßzähne, wenn sie Reliquienbehälter und andere Kunstgegenstände anfertigten. Diese Zähne stammten möglicherweise aus dem nördlichen Teil des heutigen Russland oder vielleicht aus Finnmark. Wir wissen, dass später Island und Svalbard zentrale Fanggebiete wurden. Aus dem Speck der Walrösser wurde Öl gewonnen, das zum Imprägnieren der Schiffe verwendet wurde, und von den aus Walrosshaut gefertigten Tauen waren die Seeleute damals abhängig. Aber das Elfenbein aus den Stoßzähnen war vielleicht das wertvollste Walrossprodukt. Nicht nur zur Herstellung von Kunstgegenständen wurde es verwendet. Ein Archäologe hat dieses Material mit dem heutigen Kunststoff verglichen; in vielen Zusammenhängen, wo im Mittelalter ein starkes, leicht formbares Material benötigt wurde, kamen Walrosszähne zum Einsatz. Im 11. und 12. Jahrhundert stieg der Verbrauch explosionsartig an, in Museen überall in Europa sind Hunderte von Gegenständen erhalten. Die berühmtesten sind die sogenannten Lewis-Figuren, ein Satz von prachtvoll verzierten Schachfiguren, die vermutlich im 12. Jahrhundert in einer Werkstatt in Trondheim hergestellt wurden.

Es fällt leicht, in die Geschichte von Erik dem Roten eine ›Walrossgeschichte‹ hineinzulesen. Er und sein Vater hatten sich oben auf Drangar am Nordende von Strandir etabliert, wo der Walrossfang um die Wende vom 9. zum 10. Jahrhundert zu einem goldenen Zeitalter geführt hatte. Später hatte er dann Thjodhild geheiratet, deren Großvater Ulf zusammen mit seinem Pflegebruder Geirmund Heljarskind in Island ein Jagdimperium geschaffen hatte. Auch Thjodhilds Mutter, Thorbjörn Schiffsbrust, kam aus einer Familie, die vermutlich durch den Handel mit Walrossprodukten reich geworden war. Aber dann war das Walross verschwunden. Was hätte da besser zur Wiederherstellung von Eriks Ehre beitragen können, nicht zuletzt gegenüber Thjodhilds Familie, als dass es ihm gelungen wäre, ein neues goldenes Zeitalter zu eröffnen, weil er große Vorkommen des weißen Goldes gefunden hätte, als das das Elfenbein der Walrösser betrachtet wurde? Das erklärt auch die gewaltigen Versprechungen, die er seinen Freunden in Breiðafjörður machte, ehe er aufbrach, um das neue Land zu suchen.

Es ist möglich, dass die Walrossjagd die ganze Zeit ganz selbstverständlich zwischen den Zeilen der 40 Sätze der Saga liegt und dass unser mangelhaftes Verständnis von den damaligen Selbstverständlichkeiten uns die Vernunftgründe hinter Eriks Reisen übersehen lässt. Die Walrossgeschichte ist eine verlockende Hypothese beim Auspacken der Saga. Zugleich verbindet diese Hypothese die Sätze der Saga mit ihrer ungewissen und unsicheren Herkunft mit etwas Greifbarem, mit etwas, das wir untersuchen und mit wissenschaftlichen, auf DNS-Strukturen und Atomen beruhenden Beweisen aus unserer eigenen Welt vergleichen können.

Wenn ich nicht gerade die Küste von Grönland hinauf und hinab fliege, informiere ich mich über den neuesten Stand der Walrossforschung.

Ein Team aus niederländischen DNS-Forschern von der Universität Oslo, ein englischer Archäologe und eine Gruppe von Biologen aus den USA analysierten bis 2018 DNS aus Schädeln und Stoßzähnen von während des Mittelalters in Europa in den Handel gelangten Walrössern. Es gelang ihnen, DNS von einem östlichen und einem westlichen Walrossstamm zu identifizieren. Der östliche Stamm lebt noch immer in Kontinentaleuropa und in Asien, während sich der westliche ausschließlich im heutigen Kanada und in Grönland aufhielt. Die beiden Unterarten der Walrossfamilie waren während der Eiszeit vor ungefähr 20.000 Jahren entstanden.

Die Forschungsteams stellten fest, dass die vor ca. 1150 nach Europa exportieren Walrosszähne fast ausschließlich vom östlichen Stamm kamen. Zugleich ließ sich nachweisen, dass dieser Stamm aus Nord-Island verschwunden war, ehe Erik der Rote 960 dort angelangt war. Im Forschungsbericht von 2018 heißt es weiter, dass der östliche Stamm vermutlich nur in Russland, auf Svalbard (Spitzbergen) sowie im Norden und an der nördlichen Ostküste von Grönland vorkam, wo der Fang im Mittelalter aufgrund der Eisverhältnisse unmöglich war (vgl. Star/Barrett/Gondek 2018).

Die Siedler, die mit Erik dem Roten nach Grönland gekommen waren, machten, so der Forschungsbericht, nur auf den westlichen Stamm Jagd, und da der Export nach Europa erst im 12. Jahrhundert so richtig in Schwung kam, können die Walrosszähne Grönland zur Zeit Eriks des Roten noch keinen Reichtum beschert haben. Es ist deshalb schwierig, Belege für die These zu finden, dass die Walrossjagd der treibende Faktor hinter Eriks Reisen gewesen sei. Der Forschungsbericht von 2018 geht davon aus, dass der Export aus Grönland erst mit der Einrichtung eines eigenen Bischofssitzes im 12. Jahrhundert einsetzte. Dieser Gedanke liegt nahe, da Bischofssitze im Mittelalter zu den effektivsten und mächtigsten Handelsinstitutionen gehörten.

Die Ergebnisse der DNS-Forschung waren für mich eine Enttäuschung. Das Puzzlespiel von Eriks Reisen in den Norden passte durchaus nicht zusammen mit den wissenschaftlichen Hinweisen auf den Ursprung des gewachsenen europäischen Handels mit Walrosszähnen.

Aber wäre es möglich, dass die östliche Walrossart sich schon im 10. Jahrhundert in den westlichen Teil Grönlands zurückgezogen hatte? Um das herauszufinden, untersuchte eine Forschungsgruppe an der Stanford-Universität in den USA den Inhalt von stabilen Isotopen der Grundstoffe Karbon, Nitrogen, Schwefel und Hydrogen in entfetteten und gereinigten Überresten von Walrosszähnen. Die Isotopensignatur, also Inhalt und Mengenverhältnisse unterschiedlicher Isotopen, steht nämlich in direkter Verbindung zu Umwelt und Ernährung der Tiere. Walrösser, die in derselben Gegend leben und sich gleich ernähren, weisen dieselbe Isotopensignatur auf. Man kann also den Ursprung des in Europa in Werkstätten und für Gegenstände verwendeten Elfenbeins ermitteln, also, wo genau die Walrösser, denen diese Zähne geraubt wurden, herstammten.

Als das Forschungsteam von Stanford 2019 die Isotopenanalyse, zusammen mit den DNS-Resultaten, den Fundorten und den Datierungen des Walrossmaterials, vorlegte, ergab sich ein überraschendes Resultat: 95 Prozent des Elfenbeins in Europa seit dem Jahr 1000 stammte von Walrössern, die an der grönländischen Westküste aufgewachsen waren. Es ließ sich auch nachweisen, zu welchen europäischen Handelszentren dieses Elfenbein exportiert worden war. Von ca. 1000 bis zum Beginn des 12. Jahrhunderts waren das Dublin, Trondheim und Haithabu. Das allerälteste Material, das vermutlich vom Ende des 10. Jahrhunderts stammt, wurde in Dublin gefunden.

Die Reisen Eriks des Roten im 10. Jahrhundert bilden den Hintergrund der gesamten Walrossindustrie. Es gibt keine andere Erklärung.

Die Geschichte über Erik ist also in der Wirklichkeit geerdet.

Zusammen mit den Isotopenuntersuchungen können Knochenfunde und Beobachtungen von Walrössern im Laufe der Jahrhunderte viel darüber erzählen, wo in Grönland die verschiedenen Walrossarten während des Mittelalters gelebt haben. In der Ostsiedlung im Süden gab es vermutlich keine Walrossvorkommen. Das kann

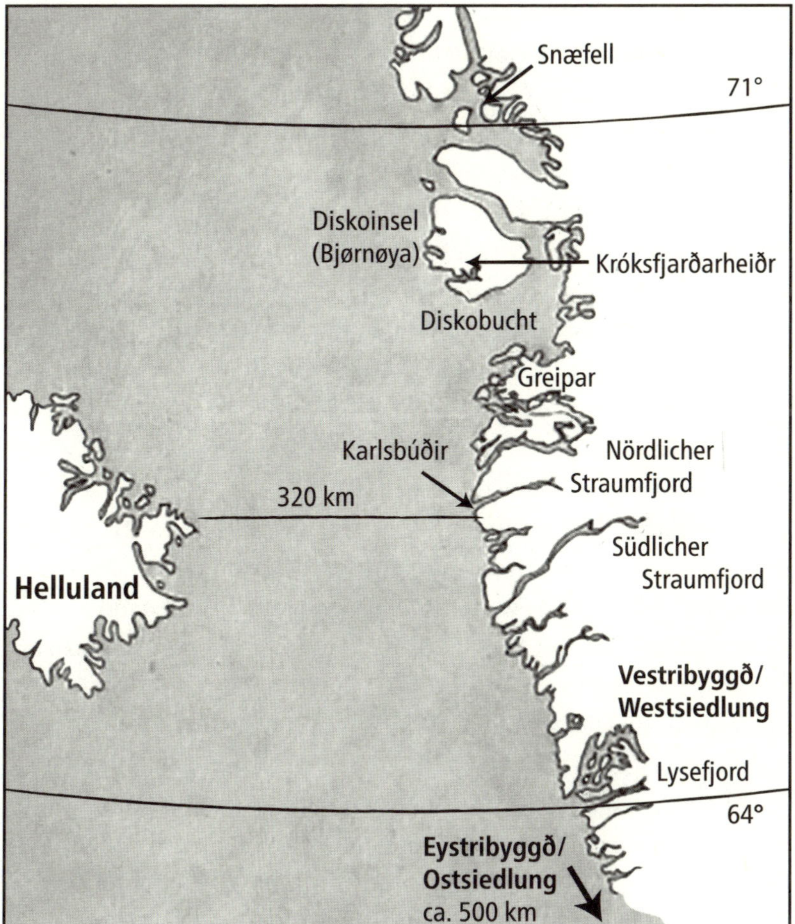

erklären, warum Erik im ersten Sommer weiter nach Norden gesegelt ist: weil er nicht in erster Linie Ausschau nach Weideland für Schafe und Kühe hielt – ihm ging es um die riesigen Tiere mit den weißen Stoßzähnen. Oben in der Westsiedlung gab es kleinere Walrosskolonien. Schon im ersten Sommer in Grönland kann Erik sie im Schärengürtel vor dem Lysefjord gesichtet haben, und das kann erklären, warum er den ersten Winter dort oben auf Eiriksey verbrachte. Aber vermutlich waren diese Walrossvorkommen nicht so groß, wie er gehofft hatte. Sie reichten nicht aus, um mit dem Versprechen großen Reichtums durch den Fang Jahr für Jahr Leute anzulocken. Im folgenden Sommer fuhr er hoch ins »Unland«, in die Region, die später Greipar (›die gespreizten Finger‹) genannt wurde. Hier gab es am Rand des Eises große Mengen von Walrössern, und im Spätsommer und im September zogen die Tiere aufs Land. Erik war klar, dass dieser Teil des Landes wichtig werden würde, und deshalb gab er hier oben vielen Orten einen Namen. Im dritten Sommer reiste er so schnell wie möglich noch weiter nach Norden. Nun erreichte er die Diskobucht und fand sicherlich Tausende und Abertausende von Walrössern, die im zeitigen Frühling dicht an dicht auf dem Eis, an Stränden und auf Felsen lagen. Die Tiere hatten keine Angst vor Menschen und waren mit langen Speeren leicht zu erlegen.

Der östliche Walrossstamm lebte um das Jahr 1000 im Norden der Westsiedlung, wobei sich die größten Vorkommen in der Diskobucht aufhielten. Noch weiter im Norden nahm der Bestand ab. Das kann erklären, warum Erik im dritten Sommer in Grönland bis zum 71. Grad die Diskobucht erkundete. Weiter im Norden muss er gesehen haben, dass es weniger Walrösser gab, weshalb er wieder nach Süden zurückfuhr.

Erst einige Tagesreisen noch höher im Norden, oben in der Baffinbucht, lebte der westliche Walrossstamm. Dort oben gab es auch Spuren einer fremden und jetzt ausgestorbenen Kultur – die Menschen, die früher in dem Land gelebt hatten, das Erik nun erkundete.

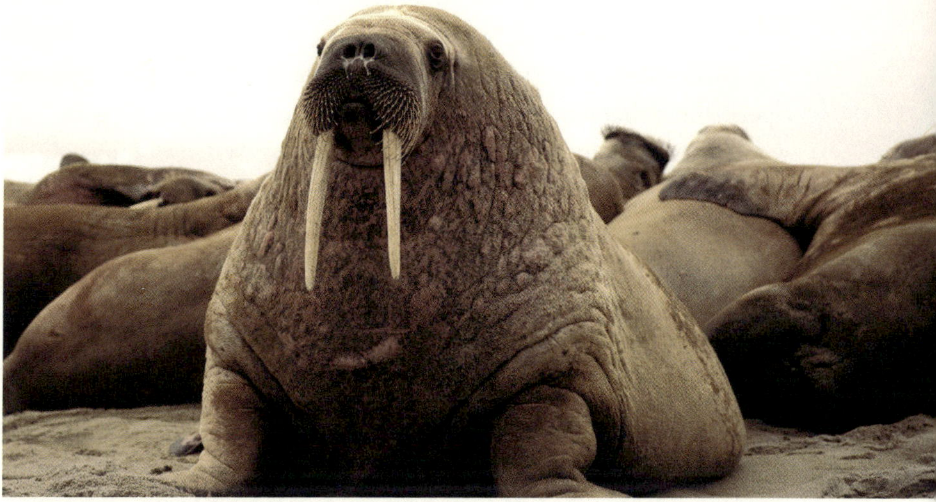

Das atlantische Walross wiegt bis zu 1500 kg und die Stoßzähne können über einen Meter lang werden. Erik der Rote fand Walrösser gleich bei der Mündung des Diskofjords. (Foto: Pål Hermansen)

*

Ich fliege mit einem Hubschrauber bei 69 Grad Nord die Westküste der Diskobucht hoch, vorbei an der niedrigen, flachen Landspitze bei der Mündung des Diskofjords. Hier werden Erik und seine Mannschaft an Land gegangen sein, da sich die Walrösser hier zu Tausenden sammelten, um in den seichten Buchten Miesmuscheln zu verzehren. Die Walrossbullen konnten bis zu 1200 Kilo wiegen und an die drei Meter lang werden, die Kühe 700 Kilo und etwas über zwei Meter. Die Jäger damals haben die Walrösser sicher zum Land hin getrieben, wo sie unbeholfen und leicht zu töten waren. Dort wurden zuerst die, die dicht am Wasser lagen, mit langen Speeren erlegt, damit der Weg zurück ins Meer von den toten und sterbenden Tieren versperrt war. Dann liefen die Jäger über die Felsen und erstachen ein Walross nach dem anderen, bis ihre Speerspitzen stumpf und unbrauchbar waren. Sechs Mann konnten an einem Tag mehr als 500 Walrösser töten. Eine spätere grönländische Quelle berichtet, dass sie Speckstücke herausschnitten und daraus Teer kochten. Dieser Teer war, wie Bergsveinn Birgisson in *Der schwarze Wikinger* aufzeigt, im 10. Jahrhundert bei der Imprägnierung von Schiffen nicht zu ersetzen. Dann schnitten sie die Haut in Streifen und nahmen sie mit, um daraus Taue herzustellen. Sie hauten die Schnauzenpartie dort weg, wo die Stoßzähne festsaßen. Damit hatten sie eine Art natürliche Verpackung, in der das Walrosselfenbein aus den Jagdgebieten fortgeschafft wurde. Erik wollte im Sommer 982 in seiner Knorr so viele wie möglich mitnehmen, zusammen mit Teer und Häuten. Sie waren der Beweis dafür, dass es im neuen Land riesige Walrossbestände gab.

Ich kreise über den Fanggründen, dann fliege ich über den nördlichsten Ausläufer der Diskobucht, und aus der Luft sehe ich deutlich, dass der Fjord die charakteristische Form eines Angelhakens hat. An seinem Ende beginnt eine weitgedehnte Heidelandschaft. Hier haben die Siedler damals wohl ihre Jagdhütten aufgestellt, an dem Ort, den sie Króksfjarðarheiðr – ›Hakenfjordheide‹ – nannten. Es ist ein geschützter, ziemlich milder Fleck in der Nähe der vielleicht allerbesten Jagdgründe. Ich stelle mir die Jagdhütten unten in der Heide vor, dann fliege ich über die ganze Diskoinsel, die größte Insel Grönlands.

Als ich die riesige Odde auf der Nordseite der Diskobucht umrunde, sehe ich hohe, gezackte weiße Berge oberhalb von verschneiten Gletschern, die sich in der Ferne im Meer spiegeln. Das muss Snæfell sein, diese riesige weiße Landmarke eine Tagesreise im Norden von Króksfjarðarheiðr, das über 2000 Meter hohe Gebirge auf der Insel Upernavik, dessen höchster Gipfel der Palup Qaqa ist. Ich fliege über die große Insel, die auch mitten im Sommer fast ganz verschneit ist, und zugleich blicke ich hinüber auf das gewaltige weiße Massiv des Inlandseises. Ich weiß, dass Erik in seinem dritten Sommer in Grönland hier unterwegs war.

Er muss versucht haben, die Verbreitung der Walrossvorkommen zu untersuchen. Gleichzeitig muss er die ganze Zeit nach etwas anderem Ausschau gehalten haben. Er muss mit der Möglichkeit gerechnet haben, dass es in diesem Land andere Menschen oder jedenfalls menschenähnliche Wesen geben könnte. Vielleicht war er nicht der Einzige, der Walrösser suchte?

Auf dem Rückweg nach Süden hole ich mir eine Karte auf den Bildschirm, die archäologische Funde an mehreren Lagerplätzen in der Diskobucht zeigt. Ich lande an mehreren dieser Orte, an steinigen Stränden. Ich glaube, im Kies hier und da Erhöhungen sehen zu können, Gesteinsformationen, vielleicht einige Kreise. Ich klicke mich vom Hubschrauber hinüber zu meinem VR-Kontrollraum und platziere mich in einer dreidimensionalen Zeichnung, die einen der Lagerplätze hier in der Diskobucht zeigt, als er im aktiven Gebrauch war. Es ist wie eine Reise mehrere Tausend Jahre zurück in der Zeit. Ich schaue mich um, sehe Steinwerkzeug, vielleicht ist das, was da neben einem kleinen, mit Haut überzogenen Boot liegt, ein Gefäß aus Speckstein. Rechts von mir sehe ich einige Zelte, die offenbar auf Dauer hier standen, mit kreisrunden Steinmauern unter einem kuppelförmigen Dach aus Fellen, das getragen wurde von einem Flechtwerk aus kleinen Laubbaumstämmen. Die Zelte sehen aus wie Iglus im Sommergewand.

Vermutlich sah auch Erik in der Diskobucht Spuren solcher Lagerstätten. Spuren anderer Menschen.

Es stimmt nicht ganz, dass die knappen Sätze der Saga unsere einzige Quelle für Eriks Erkundung des neuen Landes sind. Der erste uns bekannte Autor, der über Erik den Roten geschrieben hat, war der isländische Geistliche Ari Thorgilssohn der Gelehrte. Im Auftrag des ersten Bischofs von Island schrieb er eine Geschichte des Landes, die uns heute als *Islendingabók* bekannt ist. Dieses Werk entstand in den Jahren nach 1120 und erwähnt auch die Entdeckung und Besiedlung Grönlands. Die nötigen Informationen verdankte Ari seinem Onkel Thorkjell Gellessohn, der selbst in Grönland gelebt und dort mit einem Reisegefährten Eriks des Roten gesprochen hatte. Aris Gespräche mit diesem Onkel fanden vermutlich in den 1080er Jahren statt. Thorkjell Gellessohn muss um 1040 in Grönland gewesen sein. Wenn sein Gewährsmann 980 15 Jahre alt war, war er 1042 77. Es kam zwar nicht häufig vor, aber es gibt Beispiele genug dafür, dass jemand zu jener Zeit älter als 80 wurde. Wir können hier also etwas über Eriks Erkundungsfahrt nach Westen hören von jemandem, der mit ihm an Bord war. Das Problem ist nur, dass Ari der Gelehrte nicht viel über diese Auskünfte schreibt, nur, dass Erik das neue Land entdeckte, es Grönland nannte und am Eiriksfjord Land nahm. Bei den Erkundungsfahrten der ersten drei Jahre scheint der Augenzeuge sich vor allem für die verlassenen Lagerplätze interessiert zu haben, jedenfalls schreibt Ari nur darüber:

> Im Osten und weiter nach Westen hin fanden sie Spuren von Menschen – Reste von Hautbooten und Steingeräten, und dem entnahmen sie, dass dort dieselbe Art von Menschen gewohnt haben musste wie jetzt noch in Vinland wohnte und die von den Grönländern Skrälinger genannt wurden.

Manchmal wird Aris Bericht im *Islendingabók* als die erste archäologische Untersuchung aller Zeiten bezeichnet. Als Thorkjell Gellessohn Ari dem Gelehrten Auskunft erteilte, war noch weiter im Westen ein Land entdeckt worden, das sie *Vinland* nannten, und interessant ist, dass sie die Menschen, denen sie im heutigen Kanada begegneten, für dieselbe Volksgruppe hielten wie die, deren Spuren sie in Grönland gefunden hatten.

Wessen Lagerplätze hatte Erik also gefunden? Die Inuit kamen erst im 13. Jahrhundert nach Grönland, sie gehören demnach nicht zu den aktuellen Kandidaten. Die Inuit stehen für die letzte Welle der Völker, die über die Beringstraße von Sibirien nach Grönland gelangten. Vor 5000 Jahren etablierte sich, nach Auswanderung aus Sibirien, in Kanada die sogenannte Saqqaq-Kultur. Schon 500 Jahre später war sie auch in Grönland angekommen. Diese Menschen waren die eigentlichen Entdecker der größten Insel der Welt. Wir finden dieselbe Art von Steinwerkzeug auf den Inseln und an der grönländischen Westküste. Ihre Wohnungen bestanden aus von Treibholz getragenen Fellen mit einer zentralen, mit Steinen eingefassten Feuerstätte, mit Steinreihen, die den Wohnbereich in zwei Teile teilten. Ungefähr gleichzeitig erreichten auch Angehörige der sogenannten Independence-Kultur diese größte Insel der Welt.

Die Saqqaq-Kultur verschwand etwa 800 Jahre vor Christus aus Grönland. Diese Steinzeitkultur, in der die Menschen mit den Jahreszeiten zwischen ihren Siedlungsstätten wechselten, ist die Bevölkerungsgruppe, die sich bisher am längsten in Grönland aufgehalten hat.

Später trafen weitere sibirische Steinzeitkulturen auf dieser großen Insel ein. Die letzten Menschen vor Erik dem Roten gehörten der sogenannten Dorset-Kultur an. Sie machten Jagd auf Seehunde und Rentiere, das aber seltsamerweise ohne Pfeil und Bogen. Sie hatten auch keine Hunde, sondern zogen ihre großen Schlitten selbst. Sie verwendeten Töpfe aus Speckstein und hatten seltsame kleine, schamanistische Figuren. Im Winter wohnten sie in Torfhäusern, im Sommer in runden Zelten. Die ersten Angehörigen der Dorset-Kultur kamen um das Jahr 800 vor Christus, um das Jahr 200 nach Christus verschwanden sie dann wieder.

Ich bin mit dem Hubschrauber nun in der Diskobucht in der Nähe der Spuren der Dorset-Leute gelandet. Jetzt betrachte ich die gezeichneten Rekonstruktionen ihrer Wohnstätten von innen her mit meiner VR-Brille – die Überreste eines Volkes, das nicht mehr existiert. Erik und seine Leute müssen auf ihren Reisen auf dieselben Lagerplätze gestoßen sein. Durch das arktische Klima waren die Wohnstätten in den von ihnen aufgesuchten nördlichen Gegenden besonders gut erhalten. Die Lager waren seit mindestens 700 Jahren verlassen, als die nordischen Siedler sie entdeckten, aber ihr Alter war ihnen wohl kaum anzusehen. Vielleicht befürchtete Erik, dass diese fremden Menschen immer noch im Lande sein könnten?

In gewisser Weise waren sie das auch.

Im 8. Jahrhundert nach Christus kamen neue Gruppen der Dorset-Völker nach Grönland. Sie kamen vermutlich von Norden her und bewegten sich ein Stück weit die Westküste hinab. Bestimmt haben sie das Land und damit auch die spätere nordische Ostsiedlung bis weit in den Süden hinein erforscht. Vermutlich war es ihnen im Süden zu warm, deshalb gaben sie ihre Lagerplätze dort auf und zogen zurück in den Norden. Es ist möglich, dass Erik auf Hinterlassenschaften dieser späteren Ankömmlinge stieß. Im 10. Jahrhundert lebten sie im Norden der Davisstraße, und so weit nach Norden gelangte Erik nie, also ist er diesen Menschen wohl kaum begegnet. Aber wir wissen, dass spätere nordische Entdecker und Jäger diesem Volk begegneten, das warmen Gefilden aus dem Weg ging und sich so hoch im Norden ansiedelte wie möglich. Diese Menschen begaben sich zudem in die Eisgebiete auf der Ostseite der großen Insel.

*

In dem Sommer, in dem Erik ganz oben im Polargebiet gewesen war und Walrösser und Lager von Menschen gefunden hatte, die vor ihm diese Gegenden besucht hatten, segelte er also zurück zum Ravnsfjord im südlichen Teil der Ostsiedlung. Zu einem Fjord, der sich 50 Kilometer weit ins Land hineinzieht, fast bis zum Inlandseis. Dort zog er, das besagt der zweite Teil des 34. Satzes, die seltsame Schlussfolgerung, dass er am Ende des Eiriksfjords angekommen sei. Ich begreife ganz einfach nicht, wie das zu verstehen ist. Der Ravnsfjord reicht nicht so tief ins Land hinein wie der Eiriksfjord. Erik scheint eine etwas andere Vorstellung der Geographie gehabt zu haben, als wir sie den heutigen Karten entnehmen können. Glaubte er vielleicht, das Land mache eine Biegung nach Osten und dann wieder nach Norden, so dass er beim Ravnsfjord von der anderen Seite her ins Land hineinsegelte und auf diese Weise auf den Eiriksfjord stieß? Es wird auch die Ansicht vertreten, es habe sich um einen anderen Ravnsfjord gehandelt, der an der Ostseite Grönlands lag. Ich weiß es nicht. Das hier ist der einzige Satz, den ich auf keine vernünftige Weise auspacken kann.

Kapitel 5

Die Vorbereitungen auf das große Projekt. Die Sätze 35 bis 39

Im Frühjahr 2022 werden in Skandinavien endlich einige Reisebeschränkungen aufgehoben, auch die für Grönland. Das Land war lange Zeit vollständig abgeriegelt, nun aber sollen den Sommer hindurch pro Woche 800 Personen einreisen dürfen.

Sofort buche ich einen Flug mit *Air Greenland.*

Einen Flug, wohlgemerkt. Sigurd kommt nicht mit, obwohl ich während seiner Sommerferien losfahre. Weil ich so gestresst bin, weil Corona wütet und es so viele Vorschriften gibt, vor allem aber, weil ich glaube arbeiten zu müssen, wie ein Besessener schreiben zu müssen, während ich in Quarantäne sitze und zwischen den Reisen, um dieses Buch zu beenden. Aber unmittelbar vor der Abreise teilt mir der Verlag mit, dass die Veröffentlichung auf 2022 verschoben werden muss. Ich arbeite wie üblich zu langsam. Sigurd bleibt zu Hause. Und ich bereue das. Wir hätten dieses Abenteuer zusammen erleben müssen. Wenn das Buch ein Roman wäre, hätte ich Sigurd ins Flugzeug hineingeschrieben. Manchmal ist die Wirklichkeit nicht literarisch genug.

Anfang Juli fliege ich über den Atlantik und das Inlandseis zu dem großen Flughafen bei Kangerlussaq am Ende des Søndre Straumfjord bei 68 Grad Nord und befinde mich in dem Bereich, den die nordischen Siedler »Unland« genannt haben, die Regionen im Norden der Westsiedlung, die Erik im zweiten Sommer in Grönland erforschte. Dort, wo er an der Küste Walrösser gefunden und vielen Orten Namen gegeben hat. Die Umgebung des Flughafens ist kahl und hügelig, die Landschaft ist übersät mit zahllosen kleinen Seen. Aus der Luft sehe ich ein verzweigtes Netzwerk von Fjorden, das sich ins Land hineinzieht.

Der große Flugplatz hier wurde während des Krieges von den USA erbaut. Heute wohnen in Kangerlussaq knapp unter 500 Menschen. Von dort aus fliege ich mit einem kleinen Propellerflugzeug in zweieinhalb Stunden bis 60 Grad Nord, derselbe Breitengrad, auf dem ich in Numedal wohne, und lande auf einem anderen alten amerikanischen Flugplatz in Narsaq, einem Ort mit einer langen Straße neben dem Flugplatz und nicht mehr als 125 Einwohnern. Das hier ist der einzige größere Flugplatz in Süd-Grönland, der ehemaligen nordischen Ostsiedlung. Ein Bus aus den 1970er Jahren bringt mich zum Anleger. Es regnet und der Himmel ist bewölkt. Als ich mich dem Fjord Tunulliarfik nähere, das ist der heutige grönländische Name des Eiriksfjords, blicke ich hinüber zu den grünen Hügeln auf dem anderen Fjordufer, wo hier und da ein Haus steht. Das ist Brattahlíð, Eriks Hof. Bei diesem Anblick setzt mein Herz einen Schlag aus. Ich hole tief Luft. Aber noch darf ich nicht hinüberfahren. Ich muss erst eine Woche in Quarantäne in einer Wohnung in Narsaq sitzen, ganz unten an der Mündung des Tunulliarfik, erst dann darf ich mich im Land frei bewegen.

Ein kleines geschlossenes Boot von vielleicht 30 Fuß, das der Reederei *Disko Line* gehört und vielleicht 20 Fahrgästen Platz bietet, bringt mich und eine Gruppe von Klimaforschern aus Australien, den USA, Frankreich und Deutschland hinaus auf den alten Eiriksfjord. Ehe wir an Bord gehen, müssen wir allesamt einen Mundschutz anlegen. Die Grönländer haben furchtbare Angst vor Ansteckung, jetzt, wo sie wieder Fremde ins Land lassen. Wir fahren im Zickzack zwischen den Eisbergen, ehe sich das Meer ein wenig öffnet, und das Boot hebt sich, als das Tempo auf an die 30 Knoten gesteigert wird. Abgesehen von drei Höfen sehe ich nur hügeliges Weideland, Berge und wilde Natur in der Zeit, die wir brauchen, um zur Mündung des Fjords hinauszufegen. Am Anleger des kleinen Ortes Narsaq gehe ich als Einziger von Bord, ganz am Ende der Halbinsel, die zwischen Eiriksfjord und Isafjord liegt, wie sie in der nordischen Zeit hießen. Der Ort liegt direkt an der Einfahrt zum Eiriksfjord, hat 1346 Einwohner und ist der zweitgrößte in Süd-Grönland. Ich lade mir meinen großen Rucksack auf und springe vom Boot auf den Steg. Gleich oberhalb des Anlegers liegt das lange, niedrige und gelbe Holzhaus, das aussieht wie eine große Jugendherberge und ein Hotel vorstellen soll. Einer der Isländer, die dieses Hotel betreiben, gibt mir den Schlüssel zu einer Wohnung in einem großen, heruntergekommenen Gebäude 50 Meter weiter. Er sagt, dass ich nicht im Restaurant essen oder Orte mit vielen Menschen aufsuchen darf, dass ich aber immerhin im Laden zum Einkaufen zugelassen bin.

Die Tage in Quarantäne vergehen, ich hause in einem langen Schlauch von Wohnung mit einem kleinen Badezimmer am Ende eines engen, dunklen Ganges hinter einem schmalen Schlafzimmer ohne Fenster, vor einer langen, schmalen Küche. Da sitze ich jeden Morgen an einem Resopaltisch und trinke Pulverkaffee, Stunde um Stunde, während ich abwechselnd Artikel über das altnordische Grönland lese, eine Buchrezension verfasse und aus dem rechteckigen Fenster schaue, durch das ich einen Zipfel der kleinen Stadt Narsaq sehen kann. Besonders toll ist die Aussicht nicht, ich schaue in eine Art Garten mit wildwachsendem Gebirgsgras, hier und da Löwenzahn und Butterblumen zwischen rostigen Ölfässern, drei scheinbar zufällig abgestellten Schneemobilen aus drei verschiedenen Jahrzehnten und einem halb mit einer Plane bedeckten Boot auf einem Anhänger hinter einem Trecker aus den 1960er Jahren. Das alles vor und neben einem Haus, das nach Vorstellungen aus der Zeit errichtet worden ist, als so viele Grönländer wie möglich aus den kleinen, abgelegenen Dörfern und Jagdgebieten in die Städte umgesiedelt werden sollten, in kleine, viereckige Häuser, alle erbaut aus breiten, ineinandergeschobenen und oft knallbunt angestrichenen Holzplatten. Das Haus, das ich durch mein Fenster sehe, ist weiß unter einem Satteldach mit schwarzem Belag. Garten und Haus würde ich beide als typisch grönländisch bezeichnen. Viel Geschichte versteckt sich allein schon in diesem kleinen Zipfel, den ich hier von der modernen Wirklichkeit in dieser ehemaligen Kolonie sehe.

In dem Haus, in dem ich untergebracht bin, gibt es mehrere Wohnungen; in den anderen sind saisonale Angestellte des Hotels untergebracht. An den ersten Tagen wandere ich immer wieder kreuz und quer durch die löchrigen Asphaltstraßen, die ganze Zeit kommen mir Autos entgegen, oft etwas ältere Wagen mit Allradantrieb. Das Erste, worüber ich gestaunt habe, als ich hier angekommen bin, war, dass es so viele Autos und so viel Verkehr gibt, sogar mehrere Taxis, obwohl man doch nirgendwo hinfahren kann, höchstens immer wieder hin und her in der kleinen Stadt, die von einem Ende zum anderen nicht mehr als zwei Kilometer lang ist. Außerdem kann man auf einer miesen Schotterpiste einige Kilometer weit in ein Tal hinein und wieder zurück fahren. So ist es überall in Grönland, es gibt keine Straßen zwischen den Ortschaften, Schiff oder Hubschrauber sind die einzigen Möglichkeiten, um von A nach B zu gelangen, aber dennoch scheint das Auto unerlässlich zu sein.

Qaqortoq ist mit etwas mehr als 3000 Einwohnern die größte Stadt in Süd-Grönland. Auch hier kann man nirgendwohin fahren, dennoch gibt es in dieser Stadt 49 Taxis. Insgesamt leben wie erwähnt knapp über 6000 Menschen in Süd-Grönland, also in dem Gebiet, in dem sich die nordische Ostsiedlung befand, die von der Entdeckung Grönlands durch Erik den Roten nach 980 bis ins 16. Jahrhundert existierte. Im Mittelalter lebten hier, verteilt auf die Höfe an den tiefen Fjorden, vielleicht 2500 Personen, mit einem Höhepunkt im

13. Jahrhundert. Wenn wir uns die Bevölkerung der einzigen Städte, Qaqortoq, Narsaq und Nanortaglik, wegdenken, bleiben noch 800 Menschen an den Fjorden, wo die nordischen Höfe lagen, und das Land ist heute ungefähr so spärlich besiedelt wie zur Zeit Eriks des Roten.

Im 13. Jahrhundert stellten sich die nordischen Siedler in Grönland unter den Schutz des Königs von Norwegen; später im Mittelalter war Grönland sozusagen die Zugabe, als Norwegen an Dänemark fiel. Damals, also, ehe Christopher Kolumbus und seine Nachfolger das übrige Amerika entdeckten, stellte man sich vor, dass Grönland am Rand Europas lag, und da dort die Nachkommen der Wikinger lebten, galt es einfach als nordisches Landgebiet. Der Kontakt zur Umwelt kam zum Erliegen. Im 16. Jahrhundert wurde es ganz still. Wichtige Persönlichkeiten in Dänemark begannen sich um diese nordischen Menschen weit draußen im Meer zu sorgen, zu denen sie keinen Kontakt mehr hatten. Vor allem machte es ihnen zu schaffen, dass die nordischen Menschen in Grönland wohl kaum von der Reformation gehört hatten und deshalb weiter in dem papistischen Irrglauben lebten, der sie vermutlich nach ihrem Tod geradewegs in die Hölle befördern würde. Als Hans Egede 1721 mit einer Expedition herkam, um nach den nordischen Siedlungen zu suchen, fand er nur noch Ruinen vor. Ihm begegneten allerdings Inuit, die seit dem 13. Jahrhundert von Kanada aus nach Grönland ausgewandert waren. Nun wurde diese Bevölkerung christianisiert und kolonisiert, und eine der kleinen Handelsstationen, die jetzt eingerichtet wurden, erhielt den Namen Nordprøven, ›Nordprobe‹. Heute heißt dieser Ort Narsaq, und hier befinde ich mich.

Auf dem Weg zum Supermarkt passiere ich jeden Tag eine Gruppe von älteren Grönländern, die auf und neben einigen Bänken sitzen und Bier trinken. Sie rufen mir etwas auf Dänisch zu, das die meisten hier fließend sprechen, aber ich verstehe nie, was sie sagen. Ich lächele nur und gehe weiter. Es ist ein seltsamer Gedanke, dass diese Hybridgesellschaft eine Folge davon ist, dass Erik der Rote im 10. Jahrhundert herkam. Es besteht kein Zweifel daran, dass Grönland geographisch zum amerikanischen Kontinent gehört. Bei der Davisstraße oben im Norden trennen nur noch 30 Kilometer Grönland von Kanada. Flora und Fauna sind typisch amerikanisch. Grönland war der erste Teil Amerikas, der von Europäern besiedelt wurde. Wenn Erik der Rote hier im 10. Jahrhundert keine Siedlungen gegründet hätte, würden diese Grönländer hier heute vielleicht kein Tuborg trinken.

Ich kaufe Brot, Käse, Schinken, dänische Leberpastete und Carlsberg. Ich verstaue die Waren in meinem Rucksack und gehe zurück in die Isolation in meiner Wohnung. Jeden Tag wandere ich hier stundenlang durch die Natur. Ich komme mir vor wie im norwegischen Hochgebirge, mit zerzaustem Berggras, Heidekraut und kleinen Pfaden zwischen Felskuppen und hohen Bergen. Nicht ein Baum ist zu sehen.

Eines Tages suche ich nach den Ruinen des sogenannten Landnahmehofs, der nur wenige Hundert Meter von meiner Wohnung entfernt am Ortsrand liegen soll. Ich gehe den Hang zum Wasser hinunter. Gras, Disteln und Butterblumen reichen mir bis an die Knie. Die Butterblumen wurden vermutlich von den nordischen Siedlern mitgebracht. Dort, wo diese Blumen gelbe Teppiche bilden, findet man in der Regel Ruinen der alten Siedlungen, Reste von Wänden aus Stein und Torf, nordische Langhäuser, Ställe, Vorratshäuser und ähnliches. Ich schaue zum Wasser hinunter, wo die kleinen Eisberge dicht an dicht zwischen den kleinen Inseln liegen. Unten am Hang scheinen die Butterblumen jegliche andere Vegetation zu verdrängen. Dann entdecke ich eine Mulde, gleich vor mir, in der fast gar nichts wächst. Ich springe hinunter und sehe Wandreste des ältesten Teils des Langhauses. Dieses hier war mittelgroß, 15 Meter lang und 8 Meter breit. In der Mitte des Raums sehe ich Umrisse einer Feuerstelle, um die die Menschen damals im Kreis gesessen haben. Es gab keine Fenster, keinen Schornstein, der Raum war dunkel, abgesehen vom flackernden Licht der Öllampen und des Feuers, der Rauch stieg ungehindert hoch und verschwand durch eine kleine Luke im Dach.

Die einzige direkte Mitteilung, die uns von den ersten nordischen Siedlern geblieben ist, befindet sich auf einem 43 cm langen und 3 cm breiten Stück Holz, das im ältesten Teil des Hauses auf dem Boden gefunden wurde. Das Holzstück ist geformt wie eine lange Schlange. Ich hole ein Foto ins Display und stelle mir vor, dass ich das Holzstück soeben gefunden habe. Ich buchstabiere mich langsam durch die Runen hindurch:

o sa sa sa is o sa sat bibrau haitir mar su is sitr o blani

Übersetzt bedeutet das so ungefähr:

> Auf See, See, See, ist See. Bibrau heißt die Maid, die am Himmelsgewölbe sitzt.

Der Sprachform nach wurden diese Runen vermutlich um das Jahr 1000 geritzt, und aus Karbondatierungen wissen wir, dass der Hof wohl schon um 980 erbaut wurde, als die ersten Siedler zusammen mit Erik dem Roten hier eintrafen. Wer immer diese Zeichen geritzt hat, kann Erik persönlich gekannt haben. Es kann sich um jemanden aus seinem Haushalt oder aus seiner Mannschaft gehandelt haben, dem dieses wichtige Grundstück gleich am Eingang zum Eiriksfjord zugeteilt wurde. Aber was bedeutet diese Inschrift? Was will der Text uns erzählen? Ist es ein Vers oder eine Art Beschwörung, die vor den Gefahren auf See behüten soll? Hier ist die Rede von einer Maid, die auf dem Himmelsgewölbe thront. Möglich sind Assoziationen zur Jungfrau Maria, aber alles wird unklar, da diese Maid Bibrau heißt, ein Name, der mir überhaupt nichts sagt.

Der Runensatz auf dem Holzstück ist die einzige schriftliche Äußerung, die wir aus der Zeit Eriks des Roten haben. Als Nächstes kommt die kurze Notiz Aris des Gelehrten von 1120 und schließlich die Saga von rund 1200, die uns die 40 Sätze über Eriks Leben mitteilt. Eine meiner Aufgaben könnte es also sein, die Sätze in der Saga so auszupacken, dass diese Runeninschrift in die Erzählung hineingelesen werden kann, dass es mir gelingt, eine Brücke von den Sagasätzen aus dem 13. Jahrhundert zurück zu dem von jemandem aus Eriks Umgebung eingeritzten Satz aus dem 10. Jahrhundert zu schlagen. Aber diese Aufgabe kommt mir unlösbar vor.

Also mache ich mit dem nächsten Satz der Saga weiter. Es sind jetzt nur noch fünf übrig. Erik und die Knorr sind zuerst bis zum 71. Grad nach Norden und dann hinab zum Ravnsfjord im Süden gesegelt. Der dritte Sommer in Grönland ist zu Ende. Und nun heißt es:

35. *Hverfr hann þá aptr ok var inn þriðja vetr í Eiríksey, fyrir mynni Eiríksfjarðar.*

35. Dann machte er kehrt und war im dritten Winter auf Eiríksey vor der Mündung des Eiriksfjords.

Von meiner Wohnung in Narsaq habe ich Sicht auf die kleine Insel, die auf einer Karte über die altnordischen Ortsnamen als Eiríksey aufgeführt ist. Heute heißt sie Illutalik und liegt ungefähr zwei Kilometer von Narsaq entfernt, genau vor der Mündung des Eiriksfjords. Sie ist ungefähr einen Kilometer breit und drei Kilometer lang, und auf allen Seiten führen steile Hänge zu einem Hochplateau, das den größten Teil der Insel bedeckt. Mir erscheint sie als seltsamer Ort zum Überwintern. Offenbar hat sich Erik eine hochgelegene Festung auf einer Insel im Meer ausgesucht. Kann er Angst vor einem Überfall gehabt haben? Glaubte er, es gebe jede Menge Fremde in diesem Land, die Menschen, deren Spuren er auf seinen Reisen gesehen hatte?

Ehrlich gesagt habe ich nicht den Eindruck, dass sich irgendwer große Mühe gegeben hätte, um herauszufinden, wo genau Erik den dritten Winter in Grönland verbracht hat, und warum ausgerechnet dort. Aber ich will in diesen Sätzen so tief bohren, wie ich nur kann.

Als Sigurd und ich bei Bergsveinn Birgisson in Reykjavik waren und ich von meiner geplanten Reise nach Grönland erzählte, meinte Bergsveinn, dann müsste ich unbedingt seinen Verwandten Stefán Magnússon besuchen. Stefán ist, nach Bergsveinn, kein Geringerer als der letzte Landnahmemann aller Zeiten. Bergsveinn meinte, Stefán kenne in Grönland alle Welt und könne fast alles deichseln. Und das hat sich als zutreffend herausgestellt. Als ich vor einigen Monaten Kontakt zu ihm aufgenommen habe, hat er so gut wie alles hier für mich in die Wege geleitet. Er hat die Quarantänewohnung hier in Narsaq gemietet. Er hat meine ganze Tour geplant und gebucht, und er will mich persönlich zu allen Orten bringen, die ich aufsuchen will.

Nach fünf Tagen werde ich in dem kleinen Krankenhaus in Narsaq auf Covid-19 getestet, und als zwei Tage später das negative Ergebnis eintrifft, darf ich mich endlich frei in Grönland bewegen. Am nächsten Tag kommt Stefán in einem offenen 18-Fuß-Boot mit einem 150 PS starken Außenbordmotor. Ich warte schon am Steg, als er zwischen den Eisbergen angefegt kommt. Er war von seiner Wohnung bei der Rentierstation in Isortoq aus drei Stunden unterwegs.

Stefán vertäut das Boot und kommt auf mich zu. Als Erstes denke ich, dass er geht wie ein Troll, mit schweren, fast übertriebenen Bewegungen des Oberkörpers und hinterherschleppenden Beinen. Aber wenn seine Füße dann den Boden berühren, geschieht das mit so großer Kraft, dass ich fast erwarte, dass die Erde bebt. Er packt meine Hand mit einer riesigen Pranke. Seine graue Mähne ist nach hinten gestrichen, seine eisblauen Augen starren mich auf eine zusammengekniffene, nachdenkliche Weise an, während sein Mund sich zu einem sehr breiten Lächeln öffnet, fast schon einem Grinsen. Obwohl er offenkundig Probleme mit den Beinen hat, sieht er jugendlich und vital aus, mit einer Urkraft, die ihn umgibt wie eine Aura. Ich schätze ihn dennoch auf über 60.

Ich frage, ob Bergsveinn recht damit hat, dass Stefán der letzte Landnahmemann der Weltgeschichte ist.

»Ich weiß nicht, ob ich der letzte überhaupt bin, aber ich glaube, ich bin der letzte am Nordatlantik, oder jedenfalls innerhalb der altnordischen Kulturregion, das schon. Ich weiß nicht, vielleicht gibt es noch andere Landnahmemänner, in Brasilien, zum Beispiel, die den Regenwald abholzen«, sagt er, legt den Kopf in den Nacken und lacht schallend. Er spricht Norwegisch mit der typischen kantigen isländischen Aussprache, und seine Sätze haben die Eigenart, dass er die ersten Satzteile langsam vorbringt und die weiteren in wildem Tempo anhängt, dann noch ein bisschen schneller, dann wieder ganz langsam, mit einer Stimme, die sich tief aus dem Bauch nach oben knurrt. Er redet wie eine Berg-und-Talbahn.

»Aber wenn du Land nehmen willst, brauchst du doch eine besondere Form von Eigentumsrecht«, sage ich. »Die Inuit und andere Urbevölkerungen nehmen kein Land, sondern nutzen es nur?«

»Ja-a. Die *benutzen* Land«, sagt Stefán.

»Es gibt wohl nur einen Kulturkreis, der Land so nehmen kann wie Erik der Rote, der Land nach sich selbst benannt hat.«

»Ja. Aber ich-h-hab-kein *Land* nach mir *selbst* benannt. Ich *nehme* die alten Inuitnamen.«

Dann erzählt Stefán mir, wie er als junger Mann in den 1980er Jahren nach Grönland kam und ein Stück Land fand, das niemand nutzte, ungefähr 1000 Quadratkilometer, in der äußersten Nordwestecke der alten Ostsiedlung. Nach einer Ausbildung zum Agrartechniker in Island war er nach Finnmark gegangen und hatte dort bei Sami gelebt, um Rentierwirtschaft zu erlernen. Dann ging er nach Grönland, fand diesen riesigen ungenutzten Bereich, wandte sich an die grönländischen Autonomiebehörden und erzählte, er wolle dort Rentierzucht betreiben. Schließlich erhielt er eine Konzession für die Nutzung der 1000 Quadratkilometer, eine Konzession, die nach seinem Tod in seiner Familie weitervererbt werden kann. Stefán kaufte jetzt Rentiere von einem Züchter in Süd-Grönland. Die Rene waren vom Nuuk-Fjord geholt worden, ursprünglich aber aus Finnmark importiert. Im ersten Winter lebte Stefán wie ein Nomade, übernachtete in Zelten aller Art, später aber baute er sich einen Hof im Inneren des Isortoq-Fjords, zwei Stunden vom nächsten Nachbarn entfernt. Jetzt hat er dort zwei Wohnhäuser, eine eigene Schlachterei, ein gemeinsames Servicehaus und 18 Hütten.

Sein größter Rentierbestand, den er mit einem Kompagnon teilte, belief sich auf mehr als 12.000 Tiere. Jetzt hat er nur noch 800. Der Klimawandel sorgt für regenreiche Winter, bei Frost überzieht sich der Boden mit Eis und die Rene können das Moos nicht mehr erreichen. Dann muss er mit Rundballen umherfahren, damit die Tiere nicht verhungern, und die Fleischproduktion wird kostspielig. Deshalb hat er einen Teil seines Betriebs auf Tourismus und Trophäenjagd auf Rentiere für Amerikaner, Deutsche und Russen umgestellt.

»Jagd auf zahme Rene?«

»Die rennen wie besessen. Die Kundschaft wird nicht zur Mutterherde mitgenommen. Nur Streiftiere werden als Trophäenobjekte verkauft.«

»Ist das erlaubt?«

»Wie ich meine Rene schlachte, entscheide ich selbst. Wenn ich einen Amerikaner anheuere, der gut dafür bezahlt, dass er mein Rentier schlachten darf, hat sich da niemand einzumischen. – Das ist wie Kokain«, fügt er hinzu. »Wenn du erstmal angefangen hast, kannst du nicht mehr aufhören.«

*

Der Himmel ist grau und bewölkt, Nieselregen liegt in der Luft. Ich trage Wollunterwäsche, eine Goretexhose und einen Islandpullover und darüber wiederum einen Thermoganzkörperanzug, dazu einen Halsschutz und eine dicke Wollmütze. Stefán gibt mir gefütterte Regenhandschuhe und Ohrenschützer. Es ist Mitte Juli. Wir sind unterwegs nach Eiriksey, der Insel, auf der Erik seinen dritten Winter in Grönland verbracht hat.

Stefán glaubt nicht, dass die kleine Insel gleich vor Narsaq die richtige ist.

»Wenn du irgendwo überwintern musst, dann geht es dir doch um Sicherheit, und dieses Inselchen da hinten, Illutalik, bietet verdammt wenig Schutz vor Unwetter. Ein erfahrener Mann wie Erik der Rote würde nie auf die Idee kommen, sein Boot da festzumachen, schon gar nicht in dem letzten Winter, als er allein hier war, also, wenn du nur dich selbst und dein eigenes Boot hast und das nächste Boot, das dir helfen kann, sich in Island befindet.«

Stefán schüttelt sich vor Lachen.

»Sowas können nur Archäologen und Historiker behaupten, die weit weg von Grönland hinter ihren Schreibtischen sitzen. Aber natürlich können wir trotzdem nach Illutalik fahren, und da zeig ich dir dann, was ich meine.«

Als wir den Hafen verlassen haben, fahren wir in beängstigendem Tempo Slalom zwischen den Eisbergen, während ich mich an den Bootsrand klammere und die Ohrenschützer aufhabe. Es ist windig und es gibt Wellen, als wir die Insel erreichen, die früher für Eiríksey gehalten wurde. Als wir die linke Seite der steilen Insel erreicht haben, hält Stefán an, lässt den Motor im Leerlauf und sagt, ich solle die Ohrenschützer abnehmen. Er erklärt, dass mit der Strömung Eisberge zu dieser Insel treiben, auf der es keinen einzigen schützenden Hafen gibt.

»Und dann musst du auch daran denken, wenn du einen ganzen Winter am selben Ort verbringen willst, wo du dein Trinkwasser herbekommen sollst. Willst du deinen spärlichen Vorrat an Brennmaterial benutzen, um Eis zu schmelzen, oder willst du Zugang zu Süßwasser haben?«

Ich zeige auf einige Bäche, die vom Plateau oben auf der Insel herunterfließen.

»Das Wasser da kommt aus einer einzigen kleinen Pfütze. Im Sommer in der Dürrezeit verschwindet es. Und im Winter? Das kannst du vergessen. Ich bin hundertmal hier vorbeigesegelt, und hier gibt es im Winter kein Wasser«, erklärt Stefán.

Es ist perfekt, den letzten Landnahmemann von Grönland bei mir zu haben, um die Bewegungen des ersten nachzuvollziehen. Nachdem wir um die kleine Insel herumgetuckert sind und er betont hat, dass es hier weder Weideland noch Schutz für Häuser gibt, zeigt Stefán auf eine große Insel, die weiter Richtung Norden liegt, aber ebenfalls »an der Mündung des Eiriksfjords«, wie es in der Saga heißt.

»Da ist Eiríksey«, sagt Stefán.

Die Insel heißt Tuttutooq, was auf Grönländisch ›mit vielen Rentieren‹ bedeutet. Früher gab es hier jede Menge Wildrene, auch, als Erik hier war. Stefán kennt die Insel gut. Tuttutooq ist ungefähr 30 Kilometer lang und 7 Kilometer breit.

»Auf dieser Insel gibt es gute Häfen, reichlich Süßwasser und früher war hier sehr viel Wild, auf das er Jagd machen konnte. Damals stand hier sicher auch Wald, was auf der kleinen steilen, den Elementen preisgegebenen Insel garantiert nicht der Fall war. Und wie weit ist es bis zu dieser viel besseren Insel? Weniger als zwei Kilometer. Erik und seine Leute mussten weniger als zwei Kilometer rudern. Warum hätte er sich eine total ungeeignete Insel aussuchen sollen, wo er so eine perfekte zur Hand hatte? Hier war sonst kein Mensch. Er konnte wirklich jede haben.«

Wir jagen zwischen den Eisbergen hinüber nach Tuttutooq. Die große Insel verfügt über mehr als 400 Meter hohe Berge und große Bereiche mit Dickicht, Mooren und Seen zwischen den Bergen. Die Insel ist heute leer und verlassen, genau wie damals, als Erik hier war.

Wir fahren zum Ende der Insel, das nach Osten hin liegt, zum Eiriksfjord hin. Dort gibt es eine breite Bucht. Stefán manövriert das Boot ein bisschen hin und her, dann halten wir am Ufer.

»Nein, das hier ist zu offen für das Eis, das aus den Fjorden kommt. Wenn Erik der Rote hier sein Boot vertäut hätte, wäre es zermalmt worden, und das Eis hätte bis weit in den Frühling hinein den Zugang zum Meer blockiert. Dazu kommt hier ein scheußlicher Wind geradewegs von den Fjorden herein.«

Wir konsultieren die Karte. In der Mitte der langen Insel, von der Stefán spricht, gibt es eine Stelle, wo eine schmale Bucht das halbe Land durchschneidet. Stefán sagt, wenn ein Landnahmemann wie Erik hier draußen überwintern wollte, hätte er sich unbedingt eine Bucht gesucht, die auf dieser Seite der Insel liege, an einer Stelle, wo das Eis vorübertreibe und der Wind nicht direkt hereinwehe. Stefán fährt im Zickzack zwischen den Eisbergen zur Mitte der langen Insel. Ich ziehe mir die Kapuze des Thermoanzugs über die Mütze. Ein kalter Wind weht.

Wir finden die Bucht hinter einem Felsen und fahren hinein. Der Regen schlägt mir ins Gesicht. Die Bucht wird enger und auf beiden Seiten ragen hohe Felskuppen auf, dann macht sie eine Biegung und wir können das Meer nicht mehr sehen. Es ist, wie durch einen Minifjord zu segeln. Nach einigen Kilometern wird die Landschaft flacher und breite Inlandstäler sind auf beiden Seiten der Bucht zu sehen. Ich komme mir hier vor wie verborgen, fern von Eisbergen und wildem Wind auf See, hier wirkt alles mild und geschützt. Auf einer kleinen Anhöhe auf der rechten Seite steht eine heruntergekommene gelbe Hütte. Wir machen unterhalb fest und klettern nach oben. Von dort können wir ins Tal hineinblicken, das vor einem steilen Berg einige Kilometer weiter scharf nach rechts abknickt. Die beiden Ufer der Bucht sind hier nur 40 Meter voneinander entfernt, und auch drüben steht eine Hütte am Eingang zu einem langgestreckten Tal. Dort stehen zwei Rentiere und sehen uns an. Stefán sagt, ein lokaler Fischer und Jäger habe seine Rentiere hier draußen. Er hat sie von Stefán gekauft und betreibt Fleischproduktion und Trophäenjagd.

Wir gehen hinunter zum Fluss, der sich zum Inneren der Bucht hinwindet, hinter die Anhöhe, wo die Hütte steht. Dort, wo der Fluss auf das Meer trifft, ist der Boden sandig.

»Hier lag das Schiff geschützt, es gibt ausreichend Süßwasser, und die Seen und das Meer bieten gute Fischmöglichkeiten. Und in den Tälern konnten sie Rentiere jagen. Ein Landnahmemann, der überwintern wollte, hätte sich hier niedergelassen«, erklärt Stefán.

»Wo würdest du dein Haus bauen, wenn du Erik der Rote wärst?«, frage ich.

»Ein bisschen tiefer im Tal hier, da gibt es noch besseren Schutz vor dem Wind, vor Nordwind und Südwestwind gleichermaßen, nicht weit von einem Fluss oder gleich an einem Bach. Aber dennoch auf einer flachen, ziemlich hochgelegenen Stelle mit Blick auf die Bucht, wo das Schiff vertäut ist.«

Stefán folgt dem Fluss, ich klettere auf der Südseite des Tales etwas höher, wo man gute Aussicht auf die Bucht hat. Ungefähr 300 Meter weiter sehe ich Butterblumen dicht an dicht. Davor fließt ein kleiner Bach zum Talgrund hinab. Hinter Heidekrautgestrüpp liegt eine künstliche Anhöhe, wo ich die Reste eines kleinen Langhauses, vielleicht zehn Meter lang, samt Nebengebäude finde. Das Haus hat die abgerundeten Ecken, die um das Jahr 1000 üblich waren. Ich rufe Stefán. Er kommt auf seine wogende Weise an, mit Skistöcken in beiden Händen. Als er mich erreicht hat, nimmt er die Brille ab und dreht eine Runde um die Hausreste. Er sieht sich alles genau an und sagt dann:

»Das ist es. Genau hier ist er gewesen.«

Ich suche auf einer Karte im Display nach früheren Runenfunden. Aber diesen Ort hier finde ich auf keiner Karte. Hier kann Erik der Rote den Winter 982/983 verbracht haben.

Das hier war die zweite Insel in Grönland, die er Eiríksey nannte. Die erste lag mitten in der Westsiedlung, diese hier dagegen ganz im Norden der Ostsiedlung, fast im Eiriksfjord. Ich sehe hier ein neues Muster: In jedem einzelnen Winter legte er sich eine Wohnstätte auf einer neuen Insel im Schärengürtel zu. Er ließ sich niemals in den geschützten, fruchtbaren Fjorden nieder, weder hier unten im

Süden noch weiter im Norden. Warum wohnte er nicht dort? Auch das kann zu der seltsamen Erzählung über die Walrossjagd passen. Die Grundbedingung ist, dass Erik Rohwaren von Grönland nach Europa schaffen will. Das kann der Grund dafür sein, dass er immer wieder versucht, auf Schäreninseln zu übernachten statt in den ›Bauernfjorden‹. Er möchte über diese Inseln Walrosszähne und anderes verschiffen, damit sie nicht zwei oder drei zusätzliche Tage brauchen, um die Waren in die tiefen Fjorde und zurück zu transportieren.

Im Winter legt sich das Eis so dick um Tuttutooq, dass man manchmal aufs Festland hinübergehen kann. Erst im Mai lässt das Eis die Insel los. Wenn Erik im Fjordinneren gewohnt hätte, hätte er durch die eisfreien Bereiche leichter aufs Meer hinauskommen können. Aber sowie das Eis nach der Überwinterung hier auf der Insel verschwand, machte er sein Schiff reisefertig und bunkerte Proviant für mindestens eine Woche. Jetzt war es drei Jahre her, dass er auf dem Thorsnesthing verurteilt worden war. Er war nicht mehr vogelfrei. Jetzt wollte er nach Hause.

36. *Enn eptir um sumarit fór hann til Íslands ok kom í Breiðafjǫrð.*

36. Danach reiste er im Sommer nach Island und kam zum Breiðafjörður.

Wir verlassen die Insel und fahren in den Eiriksfjord hinein, passieren die engste, von Felswänden eingeschlossene Stelle und darauf weites Weideland, dann biegen wir nach links in einen Nebenfjord ab und erreichen Brattahlíð, den Hof Eriks des Roten, heute ein Dorf mit 39 Einwohnern, die sich auf fünf Höfe verteilen und sich der Schafzucht widmen. Hier gibt es auch eine Schule mit Internat, einen kleinen Laden und ein Café.

Ein scharfer Wind weht, als wir das Boot an dem großen Anleger vor dem Laden vertäuen. Wir laden uns unsere umfangreichen

Rucksäcke auf den Rücken und tragen sie zum *Leif Eriksson Hostel,* einer langen, ein wenig heruntergekommenen, gelben Baracke mit Holzwänden, von denen die Farbe abblättert. Betrieben wird es von dem spanischen Reiseunternehmen *Tasermiut South Greenland Expeditions.* Normalerweise wimmelt es hier von Europäern und Amerikanern. In diesem Jahr aber ist es leer. Wir treffen nur die beiden Spanierinnen Theresa und Andrea an, beide um die 30, die Hostel, Boote und die restlichen Anlagen des Unternehmens hüten. Stefán und ich sind die einzigen Gäste. Ich bekomme ein kleines Zimmer mit Etagenbett. Das Bad befindet sich auf dem Gang. Ich bin nach unserer Fahrt müde und durchnässt und kann noch nicht richtig realisieren, dass ich wirklich den Ort mit dem magischen Klang erreicht habe – Brattahlíð –, an den ich nun schon seit Jahren denke. Ich dusche. Danach gehe ich auf die große Veranda an der Vorderseite des Hauses und schaue hinaus aufs Wasser. Der Wind unter der niedrigen Wolkendecke wühlt den Eiriksfjord heftig auf. Regen liegt in der Luft. Hügeliges Weideland zwischen den Höfen. Langsam macht sich das gute Gefühl in mir breit. Das Hochgebirgsgefühl. Brattahlíð. Ich wiederhole diesen Namen mehrere Male. Ich fühle mich hier zu Hause.

Die beiden Spanierinnen kochen und essen zusammen mit Stefán und mir zu Abend. Der Regen prasselt gegen die großen Fensterscheiben hinter uns.

Am nächsten Morgen stehe ich in aller Frühe auf und gehe hinaus. Das Wetter hat aufgeklart, der Wind hat sich gelegt, und ich gehe über den nächstgelegenen Hof zur Schule und zu der kleinen Kirche, und dann ein Stück den Hang hoch, wo die Reste des ältesten Langhauses aus dem Jahr 1000 gefunden worden sind. Ich schaue an den Hügeln mit den Weideflächen hinauf zu dem Hof, der nun dort liegt. Die ersten Bauern müssen gerodet und das Dickicht abgeflämmt haben, das es damals hier gab. In den ersten Jahren nach 981 hat irgendwer gewaltig viel Arbeit in diesen Hof investiert. Jemand anderes als Erik und dessen engste Vertraute. Wer? Vielleicht irgendwelche von seinen Freigelassenen. Loyale Menschen. Der Hof wurde Brattahlíð genannt, ›Steiler Hang‹. Nur liegt er an keinem steilen Hang. Und für einen Häuptling ist es auch kein passender Name. Brattahlíð klingt nicht gerade nach Macht und Pracht. Kann jemand von dem Gesinde, das Erik und sein Vater 20 Jahre zuvor von Norwegen mit nach Island genommen hatten, von einem Ort dieses Namens gekommen sein, vielleicht von einem der wirklich an steilen Hängen gelegenen Gehöfte am Lysefjord im heutigen Ryfylke?

Der 36. Satz der Saga berichtet, dass Erik nach der Überwinterung auf Eiríksey nach Island zurückgefahren ist. Aber er hatte hier am Eiriksfjord einen Hof errichten lassen. Die nächsten Sätze der Saga machen deutlich, dass er die klare Absicht hatte, nach Grönland zurückzukehren. Also kann er den Hof nicht aufgegeben haben, den sein Gesinde aufgebaut hatte. Als Erik nach Island zurückreiste, blieben Menschen und Tiere ganz offensichtlich hier auf Brattahlíð zurück.

Ich schaue zum Wasser hinunter und stelle mir den kleinen Hof mit den dicht beieinander stehenden Häusern aus Torf und Stein vor. Stelle mir die Menschen vor, wie sie auf den Fjord mit den kleinen Eisbergen hinausblickten, die der Gletscher am anderen Nebenfjord gekalbt hatte. Es ist der Tag, an dem ein Bote die Mitteilung bringt, dass Erik nach Island zurückkehren will und dass sie hierbleiben sollen, ganz allein. Wie war ihnen da zumute? Mich schaudert. Allein am einsamsten Vorposten der Welt. Es waren vermutlich Freigelassene und andere kleine Leute, die hier in diesem Nebenfjord zurückgelassen wurden, als Erik sich wieder auf den Weg nach Island machte.

Ich setze mich an den Tisch im Gemeinschaftsraum des Hostels. Bisher ist nur Theresa aufgestanden. Sie hat Kaffee gekocht und für das Frühstück gedeckt. Sie fragt mich, ob ich sonst noch etwas möchte. Stefán schläft noch. Ich trinke Kaffee, schaue hinaus auf den Fjord und beschließe, über die nächsten drei Sätze der Saga zu schreiben. Ich möchte versuchen, sie im Hinblick darauf zu deuten, was Erik hier auf Grönland erlebt hat. Die Rückkehr nach Island war offenbar nur ein Zwischenspiel in seinem Grönlandprojekt.

Erik verließ Eiríksey im vierten Sommer, fuhr zurück zum Breiðafjörður in Island und dort hinein in den Hvammsfjörður. Hier nahm er Quartier an einem für mich ein wenig überraschenden Ort.

So lautet der nächste Satz:

37. *Hann var þann vetr með Ingólfi á Hólmlátri.*

37. Er war in diesem Winter bei Ingolf auf Holmlåter.

Ingolf auf Holmlåter, auch Ingolf der Starke genannt, war ein weiterer Nachbar von Thorgjest dem Alten. Erik kam aus Grönland und ließ sich gleich neben seinem alten Widersacher nieder. Seine Motivation kann Rache gewesen sein. Es muss also mehrere Nachbarn von Thorgjest gegeben haben, die diesen im Kampf gegen Erik nicht unterstützt hatten. Vermutlich bedeutete es auch, dass Erik die Inseln Brokey und Öxney, die er draußen im Fjord genommen hatte, nicht aufgeben wollte. Vielleicht war der Kampf auch eine Möglichkeit, seine Ehre wiederherzustellen. Aber warum sollte das notwendig sein? Erik hatte im Westen ein neues Land entdeckt, und er kehrte vermutlich mit einer Schiffsladung des weißen Goldes zurück, nach dem viele seit Jahren gesucht hatten, eben dem Elfenbein der Walrösser. Seine Ehre war ohnehin größer als alles, was Thorgjest dagegen aufbieten konnte. Vielleicht nahm er den Kampf einfach wieder auf, weil er diese Inseln brauchte, weil sie ein Element in seinem Zukunftsplan waren?

Ich hatte mit Bergsveinn Birgisson ein Zoomgespräch geführt, ehe ich nach Grönland aufgebrochen war, und er hatte darüber gestaunt, wie wichtig mehrere Inseln im Breiðafjörður im späteren 11. Jahrhundert geworden waren.

Ich höre mir unser Gespräch noch einmal an, als ich an diesem Morgen in Brattahlíð in der Küche sitze. Bergsveinn spricht auf seine charakteristische Weise Norwegisch:

»Woher kam das?«, fragt Bergsveinn auf der Aufnahme. »Im Breiðafjörður gibt's doch nix. Walross ist weg. Fische gibt's nicht mehr. Kein Trockenfisch. Aber sieht so aus, als ob der gesamte Grönlandhandel über die Inseln läuft. Die Viecher oben in der Diskobucht zu fangen und dann zur Ostsiedlung runterzuschaffen, ist das eine. Aber dann noch den ganzen Weg nach Skandinavien oder England segeln, das schaffst du doch gar nicht. Das ergibt keinen Sinn, also brauchst du eine Zwischenstation, und ich glaube, der Breiðafjörður war dieser Umschlagplatz für Waren, die von Grönland nach Europa sollten. Der isländische Historiker Helgi Guðmundsson hat in seinen Büchern *Um haf innan* und *Land úr landi* nachgewiesen, dass es so gewesen sein muss. Und aus den neuen Untersuchungen von DNS und Isotopen wissen wir, dass das Elfenbein aus Grönland den Handel dominierte, jedenfalls seit ungefähr dem Jahr 1000.«

Ich denke über Bergsveinns Aussage nach. Wir wissen auch, dass es bereits gegen Ende des 10. Jahrhunderts in Dublin Werkstätten zur Verarbeitung von Walrosszähnen gab. Die allerersten Exporte von Elfenbein aus Grönland scheinen dort gelandet zu sein. Aus dem späteren Sagamaterial wissen wir, dass mehrere isländische Kaufleute Waren von Grönland zum Breiðafjörður brachten. Dort wurde das Elfenbein auf andere Schiffe verladen und über Färöer, Orkney, Shetland und Hebriden nach Dublin gebracht, wo die Rohwaren in Werkstätten verarbeitet wurden, um dann überall in Europa vertrieben zu werden.

Vielleicht wollte Erik Brokey und Öxney im Breiðafjörður als Zwischenlager für den Transport von Walrosswaren von Grönland nach Europa nutzen? Das kann erklären, warum diese Inseln für ihn nach seiner Rückkehr aus Grönland so wichtig werden.

Im Frühjahr nach Eriks Rückkehr aus Grönland, also 984, fand der Kampf um die Inseln statt:

38. *Um várit bǫrðust þeir Þorgestr, ok fekk Eiríkr ósigr.*
39. *Eptir þat váru þeir sættir.*

38. Im Frühjahr kämpften sie gegen Thorgjest und Erik verlor.
39. Danach gingen sie einen Vergleich ein.

Damit wurden nicht diese Inseln im Grönlandhandel wichtig, sondern andere, vermutlich Flatey, das sich im Besitz von Trond Mjåbein befand, der mit einer Schwester von Eriks Schwiegermutter verwandt war. Diese kleine Insel mitten im Nirgendwo ganz draußen im Fjord nimmt von nun an in der Geschichte eine Schlüsselrolle ein. Auf Trond Mjåbein folgten mehrere Generationen von reichen Kaufleuten, dann wurde dort ein vornehmes Kloster eingerichtet, mit in Paris ausgebildeten Mönchen und der Produktion von kostbaren Büchern.

Als Erik und Thorgjest im Frühling 984 im Kampf aufeinander stießen, war Thorgjest der Alte wirklich alt geworden, nach meinen Berechnungen über 80, und wir können annehmen, dass seine überlebenden Söhne und deren Freunde den Kampf gegen Erik und dessen Männer übernahmen. Nach diesem Kampf scheint Erik ziemlich schnell einen Vergleich eingegangen zu sein. Erik kann keine Zeit für andere Aktivitäten gehabt haben. Denn in diesem ganzen Winter und Frühling hatte er bereits seine Rückreise nach Grönland vorbereitet.

Kapitel 6

Das grüne Land aufbauen. Satz 40

Erik wollte zur Auswanderung in das von ihm entdeckte Land verlocken. Bestimmt hat er die großen Walrosszähne vorgezeigt und mitreißend von den reichen Fangmöglichkeiten an den unbesiedelten Küsten erzählt. Aber die Saga schweigt noch immer über die Reichtümer von Meer und Stränden. Stattdessen wird betont, dass Erik die Menschen in Island zu überreden versucht, indem er dem neuen Land jenseits des Meeres, das alle für eine Wüste aus Eis und Schnee hielten, einen verkaufsfördernden Namen gibt.

Das ist der letzte Satz:

40. *Þat sumar fór Eiríkr at byggja land þat, er hann hafði fundit ok hann kallaði Grœnland, þvi at hann kvað menn þat mjǫk mundu fýsa þangat, ef landit héti vel.*

40. In diesem Sommer reiste Erik, um das Land aufzubauen, das er gefunden und das er Grünland genannt hatte, weil er glaubte, dass es verlockender sein würde, hinzufahren, wenn das Land einen guten Namen hätte.

Erik lockte also mit einer grünen Oase jenseits von Eis und Schnee. Er lockte mit Weidegründen und Ackerland, jedenfalls, wenn wir von diesem Satz ausgehen wollen, der besagt, dass Erik diesen Namen aktiv in der Vermarktung verwendete. Die Botschaft muss ungefähr so gelautet haben:

Vergesst das alte Island.

Nehmt neues Land in Grünland!

Mit gutem Grund gilt Erik der Rote heute in Lehrbüchern über PR und strategische Kommunikation als Pionier, und diese Rolle passt viel besser zu ihm als Institutionen für Menschen mit Verhaltensauffälligkeiten. Bei dieser Marketingkampagne für Grönland zeigen sich Eriks Kühnheit und Tatkraft. Wir können geradezu das Leuchten in den Augen des Mannes mit dem roten Bart und Schopf ahnen.

Aber hier steht nichts über Walrösser.

Ich hatte darüber mit Bergsveinn Birgisson diskutiert:

»Aber wir dürfen nicht vergessen, dass er das Land ›Grünland‹ nannte, um es vermarkten zu können. Und nicht Walrossland«, sage ich.

»Ja. Wie denkst du darüber?«, fragt Bergsveinn.

»Wenn du eine so weite Reise machst, brauchst du garantierten Zugang zu Lebensmitteln und eine Unterkunft, und die Isländer sind keine Sammler und Jäger, die als Nomaden leben. Sie sind auf ihrem Hof zu Hause. Die Ersten, die vor Erik nach Ost-Grönland reisten, Snebjörn Galte und andere, sind fast erfroren und verhungert. Bestimmt gingen sie auf Jagd, aber sie fanden keinen Ort, wo sie wohnen und sich ernähren konnten. Große Vorkommen von Walrössern und Seehunden, während man zugleich mit der Familie einen Hof betreiben kann, machten dieses neue Land vielleicht einzigartig. Das Neue ist nicht, dass er das Land findet, das wir heute als Grönland kennen. Von dieser riesigen vereisten Landmasse haben sie wohl seit Langem gewusst. Von Hornstrandir kann man über die Dänemarkstraße fast bis nach Ost-Grönland blicken. Das Neue ist das grüne Land hinter dem Eis. Dort kann man eine grüne Basis zum Wohnen haben, während man die Jagdmöglichkeiten höher im Norden nutzt.«

»Das liegt doch auf der Hand. Sie sind abhängig von dieser Kombination. Die brauchen sie. Sie müssen eine Basis haben«, sagt Bergsveinn und fährt mit seiner charakteristischen isländischen Aussprache fort: »Aber du brauchst doch fetzigere Werbung als ein neues Bauernland, damit andere ihre Höfe in Island verkaufen und sich auf die gefährliche Überfahrt nach Grönland begeben. Ackerboden allein reicht nicht aus, um einen solchen Wahnsinn auszulösen.«

*

Dass Eriks Aufruf zur Auswanderung in das neue Land großen Erfolg hatte, steht zweifellos fest. Das schildert der 41. Satz der Saga ausführlicher:

> *[Svá segir Ari Þorgilsson, at þat sumar fór hálfr þriði tøgr skipa til Grænlands ór Breiðafirði ok Borgarfirði, en fjórtán kómusk út. Sum rak aptr, en sum týndusk. Þat var fimmtán vetrum fyrr en kristni var í lǫg tekin á Íslandi.]*
>
> [Dann sagt Ari Thorgilssohn, dass in diesem Sommer fünfundzwanzig Schiffe von Breiðafjörður und Borgarfjörður nach Grönland fuhren, doch nur vierzehn Schiffe kamen an. Einige wurden zurückgetrieben, verschwanden aber. Das war fünfzehn Winter, ehe in Island das Christentum angenommen wurde.]

Ari Thorgilssohn der Gelehrte kann das bereits zu Beginn des 12. Jahrhunderts formuliert haben, nachdem er mit seinem Bruder gesprochen hatte, der es wiederum von einem von denen gehört hatte, die mit Erik nach Grönland gereist waren.

Dieser von Ari dem Gelehrten vorgenommene Zusatz ist eine authentische und wichtige Verlängerung von Satz 40.

Nach unserer Zeitrechnung wurde das Christentum in Island im Spätsommer 999 angenommen, deshalb bestätigen diese Ari dem Gelehrten zugeschriebenen Auskünfte, dass Erik die Schiffe anführte, mit denen im Sommer 984 die Besiedlung Grönlands begann. Auf diesen Schiffen reisten im Durchschnitt gut 30 Personen. Das heißt, dass es Erik gelungen war, in dem Sommer, der auf seine Rückkehr aus dem dreijährigen Exil folgte, an die 800 Personen zur Auswanderung zu bewegen. Zu sagen, dass er in Schande fortging und als Erlöser zurückkehrte, wäre zwar übertrieben. Aber wir müssen daran denken, dass damals kaum mehr als 20.000 Menschen in Island lebten, und nun hatte Erik, nur drei Jahre, nachdem er für vogelfrei erklärt worden war, fast vier Prozent der Bevölkerung davon überzeugen können, dass Grönland Island vorzuziehen sei. Und das, obwohl sie gewusst haben müssen, dass die Überfahrt nach Westen gefährlich war, was auch die von Ari dem Gelehrten überlieferten Auskünfte belegen.

Ich möchte das wiederholen: Elf Schiffe kamen niemals in Grönland an.

Das bedeutet, dass an die 450 Menschen die Überfahrt gelang, während etwa 350 niemals dort eintrafen. Vermutlich kamen über 200 ums Leben – sie verschwanden im Meer, in einer Tragödie, die viel größer war als die *Alexander-Kielland*-Katastrophe in der jüngeren norwegischen Geschichte. Sie starben, weil Erik sie verlockt hatte, und das teilweise mit einem durchaus spekulativen Namen.

In unserer von einer christlichen Kultur geprägten Gegenwart mit grundlegenden Werten wie Reue und persönlichem Gewissen neigen wir zu der Vorstellung, dass Erik schlaflose Nächte hatte, nachdem er Hunderte von Menschen ins Verderben gelockt hatte. Ich glaube aber nicht, dass Erik der Rote so empfunden hat. Den Sagas nach wurde er nach dem Sommer 984 nicht mit Unglück und Tragödie in Verbindung gebracht. Stattdessen heißt es, dass die Reisen mit Erik den Beteiligten Glück und Reichtum bescherten. Um das zu verstehen, müssen wir uns an Bord eines der Schiffe begeben, die sich in jenem Sommer auf das gefährliche Meer hinauswagten.

*

Landnahmebuch und *Grönländersaga* erzählen beide, dass Herjolf Bårdssohn zu denen gehörte, die sich von den Berichten Eriks des Roten über das neue Land verlocken ließen, und dass sein Schiff eines von den 25 war, die im Sommer 984 in See stachen.

Der Großvater dieses Herjolf Bårdssohn hieß ebenfalls Herjolf. Er war ein enger Verwandter und Pflegebruder von Ingolf Örnssohn, der als der erste Landnahmemann in Island gilt. Herjolf der Ältere hatte von Ingolf ein großes Gebiet draußen auf Reykjanes erhalten und blieb auf Drepstokk wohnen, einem der besten Höfe in Island, wo später auch Herjolf der Jüngere lebte.

Zu diesem Hof Drepstokk draußen auf der Landzunge einige Kilometer nördlich von Islands Hauptflughafen Keflavik muss Erik der Rote, vermutlich schon im Herbst 983, mit einigen Begleitern gekommen sein, über einen Weg, der auf vielen Kilometern von weidenden Schafen und Ziegen gesäumt war. Wir können uns vorstellen, dass Erik sich in dem großen Langhaus mit Herjolf hinsetzte und ihn überredete, den Familienhof zu verkaufen und sich mit Familie, Leibeigenen und Freunden auf ein großes Schiff zu begeben, um in das neue Land zu reisen, das Erik Grünland nannte. Es können unmöglich Not und Elend gewesen sein, die Herjolf zur Auswanderung bewegten. Es kann nicht die Rede vom Mangel an grünen Auen gewesen sein. Erik muss Herjolf große Reichtümer durch die Walrossjagd versprochen haben, wenn er mit in das neue Land im Westen käme, auch wenn keine Quelle das direkt erwähnt. Es kann ein bisschen so gewesen sein, wie wenn man erzählt, dass jemand 1891 Haus und Hof verkaufte und zum Klondike reiste. Man braucht nicht das Wort ›Gold‹ zu erwähnen, um die Motivation dieses Mannes zu erklären.

Nun kommt Herjolf Bårdssohns Reise:

Er belud die Knorr mit Gerätschaften, Haustieren und vielleicht bis zu 40 Personen. Im Juni fuhren sie nach Norden zum Borgarfjörður, wo sich weitere Auswandererschiffe sammelten. Dann ging es weiter zum Breiðafjörður, wo die restlichen der fast 800 Emigranten sie erwarteten.

Erik der Rote segelte an der Spitze der Flotte, die den Vulkankegel Snæfellsjökull hinter sich zurückließ. In diesem Frühling hatte er sicher auch Thjodhild und die beiden Söhne in Haukadalur besucht. Er hatte sie mit an Bord genommen. Thorstein und Leif waren vermutlich zwischen fünf und zehn Jahre alt. Sie hatten ihren Vater seit vier Jahren nicht mehr gesehen. Nun saßen sie da, zusammen mit ihrer Mutter, den Leibeigenen und dem Gesinde aus Eiriksstaðir, dicht an dicht zusammengedrängt auf der Knorr. Und mit ihrem Vater am Steuerruder hielten sie jetzt Kurs auf das Land, das er ihnen als eine Art grünes Paradies beschrieben hatte.

Sicher hat sich ihr Herz zusammengekrampft, als sie den Snæfellsjökull hinter sich verschwinden sahen. Das Meer krümmte sich nun auf allen Seiten zum Horizont hin. Die Tage kamen und gingen. Sie spähten im Westen nach Land.

Herjolf Bårdssohn hatte einen Mann von den Hebriden an Bord, vermutlich einen Priester oder Mönch. Dieser Mann schrieb etwas, das den Namen ›Meereszäunegedicht‹ erhielt (*Hafgerðingadrápa*) und das die gefährliche Überfahrt in das neue Land beschreibt.

Ich stelle mir vor, wie es zuerst still wurde. Wellen und Wetter sind zur Ruhe gekommen. Nun sehen Herjolf und die anderen an Bord vor sich etwas Entsetzliches. Alle Wellen und Stürme des Meeres scheinen sich zu drei Bergen vereint zu haben, die jetzt auf sie zukommen, Wellen, die *Hafgjerder* (›Meereszäune‹) genannt werden, weil sie sich zu beiden Seiten dahinziehen, so weit das Auge reicht. Als sie näherkommen, sehen sie aus wie steile, überhängende Klippen, die sie verschlingen wollen.

Bei diesem Phänomen kann es sich um einen durch ein Erdbeben oder einen unterseeischen Vulkanausbruch ausgelösten Tsunami gehandelt haben.

Einige Boote versuchen zu wenden, andere drehen vermutlich nach

Süden oder Norden, die 25 Schiffe werden auseinandergetrieben wie Korken in einem Wasserfall. Der Mann von den Hebriden, der zusammen mit Herjolf an Deck steht, ruft den Herrn der Himmelsburgen an, den christlichen Gott, er bittet den Herrn, seine Hand über sie zu halten, über das Boot, das nun an der Klippe immer höher gehoben wird, an einer Klippe, die oben abflacht, um dann das Schiff in die brodelnde Tiefe auf der anderen Seite zu schleudern. Dort unten in der Finsternis schöpfen sie Wasser aus dem Schiffsrumpf und binden sich an, ehe sie auf den nächsten Berg stoßen und wieder gen Himmel gehoben werden, dann zurück in die Meerestiefe und wieder hoch, bis der hebridische Geistliche langsam das Wunder erkennt und sie sich verwirrt und orientierungslos hinter den Meereszäunen in ruhigem Wasser wiederfinden.

Irgendwo an der grönländischen Ostküste treffen die Schiffe, die auf der anderen Seite angekommen sind, wieder aufeinander.

Ich glaube, niemand machte Erik Vorwürfe wegen dem, was passiert war. Vermutlich befanden sich an Bord der meisten Schiffe sowohl Heiden als auch Christen. Der Geistliche von den Hebriden hielt die Brecher vielleicht für einen Angriff des Teufels in einer noch nicht christianisierten Gegend, und er hat sicher Gott und Erik dafür gedankt, dass sie diese Prüfung mit heiler Haut überstanden hatten. Wer nicht christlich war, betrachtete die Brecher als einen Angriff von Kräften aus Utgard. Sie wussten, dass sie Gefahr liefen, diesen Kräften in unbekannten Meeresgegenden zu begegnen, die noch nicht von den Menschen und den mit ihnen verschworenen Göttern in Asgard gezähmt worden waren. Wer diese Wellenwand überlebt hatte, fühlte sich vom Glück begünstigt, und Erik der Rote sollte später zum Symbol für dieses Glück werden, nicht für das Unglück, dass sie diesen Riesenkräften in der Natur begegnet waren. Es lag näher, Erik mit einem Heerführer zu vergleichen, der tapfer gekämpft und die Schlacht gewonnen hatte, auch wenn er dabei viele Leute verloren hatte. Das Glück war mit denen, die sich an Erik den

Roten hielten. So wurde die Meerestragödie des Sommers 984 später gedeutet.

Erik führte dann die 14 übriggebliebenen Schiffe in den langen Kanal, der sie von der Ost- auf die Westseite der größten Insel der Welt brachte.

*

Ein Stück nordwestlich von Kap Farvel, am 12. Juli 2021. Ich sitze hinten in dem offenen 17-Fuß-Boot, während die Wellen mit uns Ball spielen. Links blicke ich auf eine schwarze Felswand, rechts direkt auf einen riesigen Eisberg mit einer Oberfläche von der Größe eines Fußballplatzes. Ole, ein Seehundjäger von Mitte 60, hat in der engen Passage das Tempo gedrosselt und steht an der Konsole in der Mitte des Bootes. Er steuert mit der rechten Hand und hält in der linken eine Kaffeetasse. Mir ist schleierhaft, wie er es schafft, bei diesem Wellengang den Kaffee in der Tasse zu behalten. Er dreht sich zu mir um und grinst. Ich habe Angst. Rauch quillt aus der zusammengepressten Selbstgedrehten, die Ole sich zwischen die Vorderzähne geklemmt hat. Ole ist halber Inuit und halber Däne und arbeitet seit 40 Jahren in Süd-Grönland als Seehundjäger.

Der Landnahmemann Stefán hat ihn angeheuert, um mich von der Stadt Nanortalik nach Herjolvsnes zu bringen, die südlichste Niederlassung der Landnahmemänner in Grönland, der Hof, der zur Wikingerzeit die Anlaufstelle für Reisende aus Island war.

Die Fahrt mit dem kleinen, offenen Boot dauert zwei Stunden.

Meine Nerven beruhigen sich, während wir im Schutz größerer Inseln weiter nach Süden fahren. Aber dann müssen wir ein Stück offenes Meer überqueren. Die Wellen kommen uns schräg entgegen und wir springen von einer zur anderen, während der Außenbordmotor mit seinen 150 PS brüllt, bis wir klatschend zwischen zwei Wellen landen und ich nach vorn kippe, während die Gischt mein Gesicht überspült.

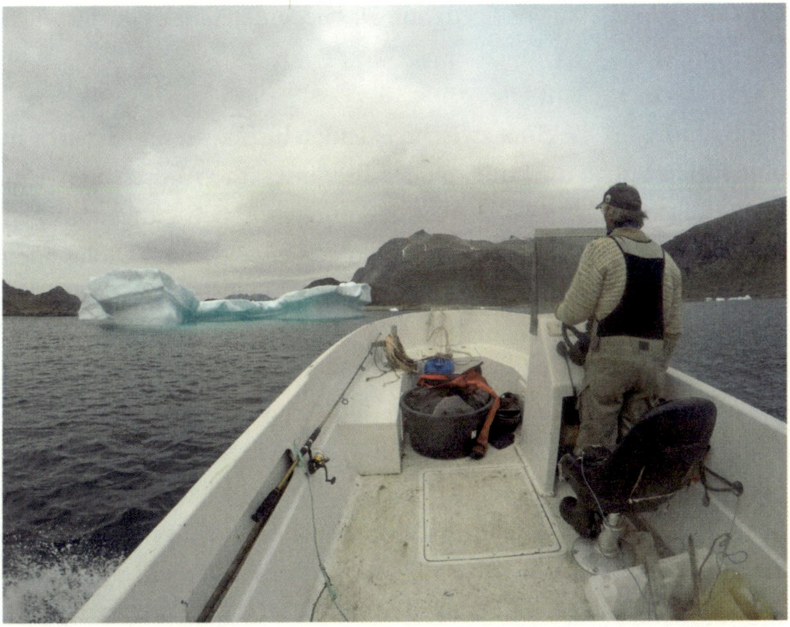

Unterwegs nach Herjolvsnes, zusammen mit dem Seehundfänger Ole. (Foto: Øystein Morten)

Ole schaut sich besorgt zu mir um, runzelt die buschigen Augenbrauen und drosselt das Tempo.

Bald darauf zeigt er nach vorn und ruft:

»Kap Farvel!«

Ich sehe grauschwarze Felswände, die weit vor uns senkrecht ins Meer hinabfallen. Auf dem Weg hierher haben wir kein einziges Boot und kein einziges Haus gesehen, nur Vögel und eine kleine Herde wilder Schafe, sonst nichts. Kap Farvel. Dieser Name klingt für mich geheimnisvoll. Nur Ole und ich hier, allein in einer großen und beängstigenden Welt. Ole verändert den Kurs, so dass wir die Wellen besser treffen, und bald sausen wir wieder mit 25 Knoten über das Meer. Rechts blicke ich direkt auf den Atlantik. Links taucht auf einer

Odde ein großes, weißes Kreuz auf. Das bedeutet, dass es dort Ruinen geben muss.

»Herjolvsnes!«, ruft Ole.

Er manövriert das Boot zwischen kleinen Eisbergen und Schären in eine kleine Bucht, die hinter einer Felseninsel im Windschatten liegt. Er springt an Land und vertäut das Boot zwischen einigen großen Steinen. Ich steige auf einen Felsen, kraxle eine kleine Anhöhe hoch und schaue mich um. Es gibt hier allerlei Erdhuckel mit grünem Gras, die mich an Almwiesen zu Hause in Numedalen erinnern. Dahinter führt ein steiler Hang mit bemoosten Felsbrocken und Flechten hinauf zu einem Berg, der sich mit Geröllhalden und düsteren Schluchten drohend vor mir erhebt. Kleine Bäche tänzeln den steilen Hang herab. Zwei geschwungene Sandstrände drängen von zwei Buchten her auf die Odde zu. Weiter draußen gibt es noch einige Inseln, sonst beschützt uns nichts vor dem Wetter und den Wellen, die geradewegs vom Atlantik hereinkommen. Ein besonders effektiver Schutz ist das nicht.

Auf der Landzunge zwischen den beiden Stränden liegen die Bodenbretter eines der letzten Gebäude, die hier im 14. Und 15. Jahrhundert errichtet wurden, unter anderem eine ziemlich große Kirche und ein Wohnhaus mit einer Steinhalle und vielen kleinen Räumen. Seit die 14 Schiffe 984 hier ankamen und vermutlich bis zum Anfang des 16. Jahrhunderts wohnten Menschen hier an diesem Vorposten. Es waren keine Armen, hier hauste immer einer der wichtigsten grönländischen Häuptlinge. Ich schaue mich um und denke über die zentrale Stellung nach, die dieser Ort in der grönländischen Geschichte innehatte. Wenn ich diese Stelle in Norwegen aufgesucht hätte, würde ich mir einen Bauern und Fischer vorstellen, keinen modernen Großgrundbesitzer, sondern eher einen ergrauten Sonderling auf der äußersten nackten Insel. In neuerer Zeit versuchte ab 1967 eine Familie hier zu leben, sie gaben jedoch schon 1972 auf, und seither steht alles leer.

Weiter im Süden ahne ich wieder die grauen Berge bei Kap Farvel. Als ich etwas näher herangehe, sehe ich eine Passage, wo sich ein Fjord durch eine Landschaft mit spitzen, vereisten und verschneiten Berggipfeln bohrt. Ole tritt neben mich und zeigt darauf.

»Da kommt man raus, wenn man von der Ostseite her durch den Prins Christians Sund fährt.«

Ich kneife die Augen zusammen und stelle mir vor, wie dort unten 14 große Knorren auftauchen. Ich versetze mich zurück in den Sommer 984. Die Schiffe kommen näher und näher. Die großen Segel blähen sich. Am Bug eines der ersten Schiffe sehe ich einen ungefähr 40 Jahre alten Mann mit rotem Schopf und Bart; seine Augen funkeln, als er nun nach vorn späht und ruft, sie sollten in der kleinen Bucht festmachen.

Sie ankern vor dem Sandstrand, den ich hier sehe. Ich kann das Platschen der Ruder geradezu hören, ich sehe vor mir, wie die Menschen mit den mitgebrachten Beibooten an Land gebracht werden. Vielleicht weint jemand, verzweifelt wegen der Freunde und Verwandten auf den Schiffen, die sie hier in dem neuen Land vorzufinden gehofft hatten, weil sie doch nicht den wütenden Wellen zum Opfer gefallen waren.

Es sieht ungefähr so aus wie damals, wild und öde.

Oben auf dem Landstück zwischen den Stränden müssen sie damals ein großes Lager errichtet haben. Jetzt wollten sie zusammen mit Erik das Land kolonisieren, wie es im 41. Satz der Saga steht. Das *Landnahmebuch* erzählt, wer die Schiffsführer waren und wie sie das Land unter sich aufteilten.

Diese Männer, die mit Erik losgefahren waren, nahmen in Grönland Land. Herjolf nahm Herjolvsfjord und wohnte auf Herjolvsnes, Kjetil nahm Kjetilsfjord, Ravn Ravnsfjord, Sölve Sölvadal, Helge Thorbrandssohn Alftafjord, Thorbjörn Glora Siglufjord, Einar Einarsfjord, Havgrim Havgrimsfjord und Vatnakverve und

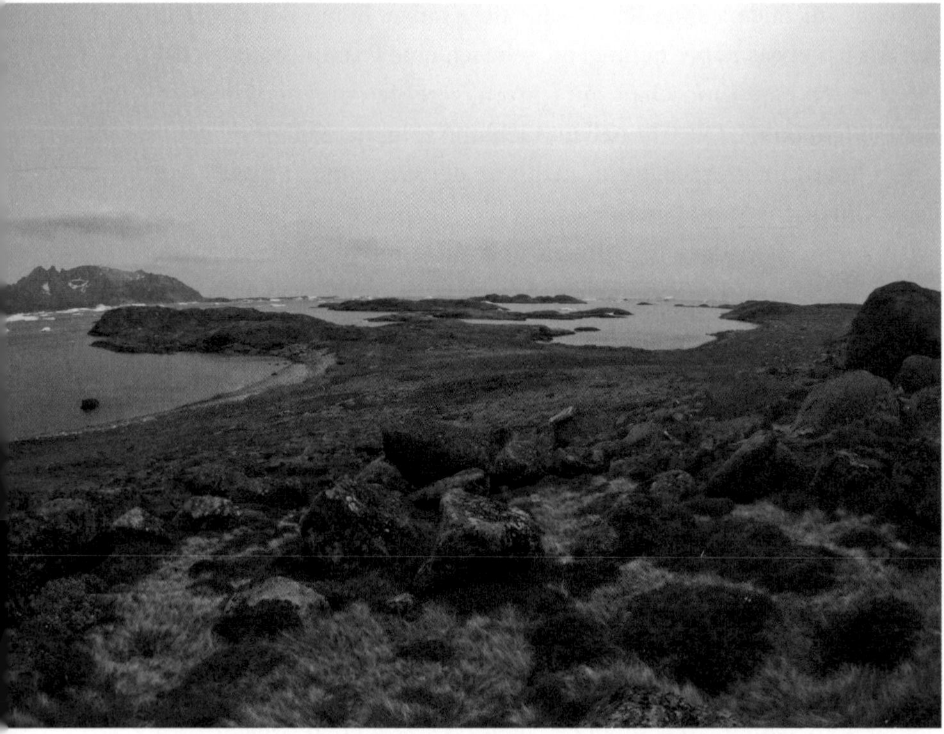

Herjolvsnes. Der südlichste nordische Häuptlingssitz in der Ostsiedlung. Hier gibt es Spuren vieler nordischer Gebäude zwischen den beiden Stränden, die sich von zwei Seiten in die Landzunge hineinziehen. (Foto: Øystein Morten)

Arnlaug Arnlaugsfjord. Einige ließen sich in der Westsiedlung nieder.

Ein Mann war dabei, der Thorkjell Farserk hieß und der Vetter Eriks des Roten war. Er fuhr mit Erik nach Grönland und nahm den Kvalseyfjord und sehr viel Land zwischen Eiriksfjord und Einarsfjord.

Wenn wir Erik dazurechnen, nahmen in diesem Sommer elf Häuptlinge je einen Fjord. Nur vier dieser Landnahmemänner lassen sich durch andere Quellen identifizieren: Erik selbst, Herjolf Bårdssohn, Helge Thorbrandssohn, einer der Brüder aus Álftafjörður in Island, die Erik im Konflikt mit Thorgjest dem Alten unterstützt hatten, und Eriks Vetter mütterlicherseits.

Über die sieben anderen Häuptlinge wissen wir nichts. Wir kennen nur ihre Namen und wissen, welche Fjorde sie nahmen. Die Fjorde liegen noch immer so da wie damals.

Vermutlich hatte Erik nicht die erste Garde der isländischen Häuptlinge zur Auswanderung überreden können, da viele von ihnen in keiner anderen Quelle erwähnt werden. Es waren wohl eher Männer, die bei einem Machtkampf den Kürzeren gezogen hatten, oder vielleicht jüngere Söhne, für die es keinen Hof zu erben gab und die nun ein Stück Land mit schlechteren Voraussetzungen urbar machen mussten, als sie es von zu Hause her gewöhnt waren. Wir dürfen allerdings nicht vergessen, dass 11 der 25 Schiffe, die Island verlassen hatten, niemals ihr Ziel erreichten. Wir wissen nicht, wer kehrtmachte oder wer ums Leben kam. Mehrere der bedeutendsten Häuptlinge aus der ursprünglichen Auswandererflotte können darunter gewesen sein.

Vermutlich war Herjolf das Verfügungsrecht über dieses strategische Gebiet im äußersten Süden des neuen Landes zugesichert worden, ehe er sich entschlossen hatte, Island zu verlassen. Der Besitz, der ihm laut *Landnahmebuch* und *Grönländersaga* übereignet wurde, umfasste beide Ufer des Herjolvsfjords, den ich hier im Süden von Herjolvsnes sehe, dazu die Landzunge, die ins Meer hinausragt, und ein Stück Land weiter im Norden bei einer großen Bucht, wo es einen größeren und gut geschützten natürlichen Hafen gibt, der Platz für mehr Schiffe bietet als die Landspitze hier draußen.

Ole betreibt hier in dieser Gegend seit über 40 Jahren Seehundfang, meistens allein in seinem offenen 17-Fuß-Boot. Nachdem ich eine Weile auf Herjolvsnes umhergewandert bin, setzen wir uns auf einen Felsen und teilen den Proviant, den er mitgebracht hat. Auf dem Herweg haben wir auf einer Landspitze Schafe hinter Felskuppen hervorlugen sehen. Ole erzählte, sie seien von einem grönländischen Hof entwischt und könnten das ganze Jahr hindurch hier überleben. Vor 30 Jahren hätten sie das nicht geschafft, aber die letzten Jahre wurden milde, und die Schafe konnten sich ihr Futter selbst besorgen. Die Durchschnittstemperatur in den Jahren 2010 bis 2020 entspricht der von damals, als Herjolf dieses Land hier nahm. Vermutlich weideten die Schafe damals im Winter draußen, und damit konnten sie große Herden halten, ohne für Futtervorräte sorgen zu müssen. Aber für viele Kühe, die schließlich den Winter über im Stall stehen müssen, können sie hier unten unmöglich Futter genug gehabt haben.

Ole erzählt mir von guter Ausbeute an Wal und Seehund, vor allem im Frühjahr, wenn die großen Eisberge mit den Meeresströmungen von der Ostseite Grönlands angetrieben werden. Die großen Eisflächen bringen auch Eisbären mit.

»In diesem Jahr durften wir sieben Eisbären schießen«, sagt Ole. »Und der Bauer, der am weitesten hier im Süden wohnt, hat sie alle erwischt.«

So muss es auch zu Herjolfs Zeit gewesen sein. Als südlichster Häuptling hatte er den besten Zugang zu den Seehunden, Eisbären und Walen, die in jedem Frühling mit dem Eis aus Ost-Grönland kamen. Eisbärfelle waren in ganz Europa beliebt und haben Herjolf zweifellos ein schönes Einkommen beschert.

Aber vor allem hatte Erik Herjolf Bårdssohn wohl mit den Einkünften aus der Kontrolle über den grönländischen In- und Export gelockt. Herjolf würde das Bindeglied zwischen dem neuen Land im Westen und Europa werden. Bjarni, Herjolfs erwachsener Sohn, war Kaufmann und besaß mehrere Schiffe, die zwischen Norwegen und Island verkehrten. Nachdem sich der Vater in Grönland etabliert hatte, tauchte der Sohn bereits im ersten Sommer dort auf. Vermutlich sollte Bjarni Herjolfssohn den ersten Transport von Walrosszähnen und -haut von Herjolvsnes nach Island übernehmen.

*

Jetzt kommt Wind auf, und ich mache mir Sorgen wegen der Rückfahrt, der zwei Stunden im Boot nach Norden bis zur Stadt Nanortalik. Hier unten im südlichen Teil der alten Ostsiedlung scheint sonst niemand unterwegs zu sein, und diese Leere kombiniert mit der gewaltigen Natur ist überwältigend. Aber Ole bleibt ganz gelassen. Er hat sich die Pfeife angesteckt und sich auf dem Felsen ausgestreckt. Nach 40 Jahren im offenen Boot draußen auf dem Atlantik hat er die Lage vermutlich im Griff. Aber für mich hat dieser Ort hier einfach etwas Beängstigendes. Der düstere Berg mit den tiefen Schluchten scheint sich über mich zu beugen, in der anderen Richtung sehe ich Schaumkronen auf dem Atlantik und wenn ich nach links schaue, blickt Kap Farvel drohend zu uns hoch.

Nachdem sie sich von Herjolf verabschiedet hatten, segelten die 13 übrigen Schiffe der isländischen Häuptlinge nach Norden.

Als Ole und ich zurückfahren, fängt es an zu regnen, und Regen und Gischt sorgen dafür, dass ich total durchnässt bin, als wir uns dem Städtchen Nanortalik nähern, das auf einer kleinen Insel im Schärengürtel liegt. Wir sehen ein Boot mit einigen Kindern an Bord auf dem Wasser treiben. Die Kinder winken mit einem Ruder und rufen zu uns herüber. Ole wendet, fährt hinüber und wirft einem vielleicht 14 Jahre alten Jungen ein Tau zu. Noch ein Junge ist in diesem Alter, die beiden übrigen können kaum älter als sieben oder acht sein.

Ole dreht sich zu mir um und grinst.

»Kein Benzin mehr. Typisch«, sagt er in seinem breiten Dänisch.

Wir schleppen die Kinder zurück in die Stadt. Ole sagt, dass Stefán ihn bereits für die Tour bezahlt hat, und wir verabschieden uns. Ich gehe durch den kleinen Ort mit seinen 1100 Einwohnern hoch zum Hotel *Kap Farvel,* wo ich die Nacht verbracht habe. Ich esse zusammen mit den anderen Hotelgästen, dann nehme ich mein Gepäck und gehe wieder zum Kai hinunter.

Nach einer Weile kommt Stefán mit seinem offenen 18-Fuß-Boot, zusammen mit seinem 21 Jahre alten Sohn Manitsiaq, einem seiner beiden erwachsenen Kinder mit einer Grönländerin. Die Freundin des Sohnes ist auch dabei. Manitsiaq arbeitet auf einem Fischtrawler in Ost-Grönland und spricht fließend Dänisch, Englisch, Isländisch und Inuit. Seine Freundin heißt Victoria Egede. Für mich sieht sie typisch Grönländisch aus, und ich frage nach ihrem dänischen Namen. Sie erzählt, dass ihr Großvater ein Däne namens Egede war. Es stellt sich heraus, dass fast alle hier an der Westküste mindestens einen dänischen Ahnen haben. Wir haben es hier mit einer gemischten Bevölkerung zu tun. Eine eher inuitische Bevölkerung gibt es nur an der Ostküste.

Ich möchte jetzt nach Norden fahren und einige der Fjorde erkunden, wo die 984 eingetroffenen Häuptlinge Land nahmen. Das waren die anderen zehn wichtigen Männer, die zusammen mit Erik das Land aufbauen sollten, das er gefunden hatte, wie es im 41. Satz der Saga heißt, was bedeutet, dass sie ihre eigene Landnahme organisieren und außerdem die Macht unter sich aufteilen mussten. Diese Gründung einer neuen Gesellschaft stellt den Höhepunkt im Leben Eriks des Roten dar. Bis etwa 980 erscheint er als ein Mann, der allerlei Machtkämpfe verliert und dem so ziemlich alles misslingt. Aber jetzt leitet er ein umfassendes Auswanderungsprojekt aus Island und organisiert die Besiedlung eines Landgebietes, das ebenso langgestreckt ist wie Norwegen.

Wie bauten die Wikinger aus dem Nichts ein Land auf?

*

Wir jagen mit 35 Knoten dahin, springen über den Kjetilsfjord, der heute Tasermiut heißt und gleich nördlich des Herjolvsfjords liegt. Das kleine Boot ist ziemlich vollbeladen mit vier Personen, Manitsiaqs Hund, Zelt, Schlafsäcken, 40 Litern Benzin und Proviant für

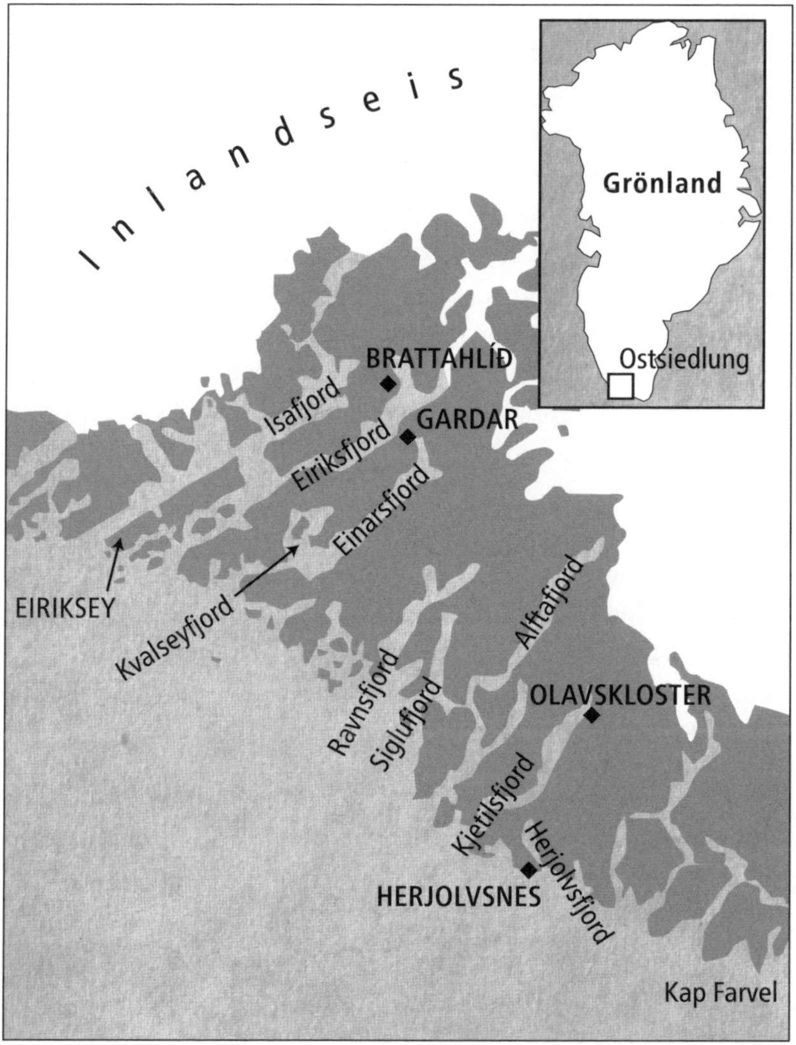

eine knappe Woche in einer Gegend, wo es heute so gut wie keine Bebauung gibt.

Nach einigen Kilometern kommen wir an einer ziemlich engen Passage zwischen zwei Landspitzen vorbei, wo der Fjord eine scharfe

Biegung nach rechts beschreibt. Es sind von hier aus 75 Kilometer bis zu der Stelle, wo das Inlandseis das Ende des Kjetilsfjords berührt. Wir fahren auf eine graue, blankgescheuerte Felswand mit seltsamen hellen Streifen zu. Das Boot bremst so abrupt, dass ich vorwärts geschleudert werde, als Manitsiaq den Gashebel ganz dicht vor dieser Felswand loslässt. Stefán dreht sich zu mir um und sagt, wir müssten den Fels um Einlass in den Fjord bitten. Er tritt nach ganz vorne ins Boot, fasst die Felswand an, steigt auf den Bootsrand und dreht das Boot neben die Wand. Dann streichelt und liebkost er den glatten Fels und murmelt Wörter und Sätze in der Sprache der Grönländer, ehe er wieder ins Boot springt, in die Hände klatscht und anordnet, mit Vollgas in den Fjord zu düsen. Die Felsgeister haben uns offenbar ihren Segen erteilt.

Wir wissen nichts über diesen Kjetil, der diesen Fjord für sich beansprucht hatte. Er ist nur ein Name unter denen, die Erik nach Grönland gefolgt waren. Kjetil war dieses grönländische Ritual natürlich unbekannt, die Inuit sind schließlich erst im 14. Jahrhundert in diesen Teil des Landes gekommen, aber sicher hat auch er Rücksicht auf Geisterwesen genommen, die er ›Wichte‹ nannte und die unter und hinter Naturformationen im Fjordinneren hausten. Nach den ältesten isländischen Gesetzen mussten die Landnahmemänner dort den Drachenkopf vom Bug ihrer Schiffe nehmen, um die Wichte nicht unnötig zu erschrecken oder zu provozieren.

Nach ungefähr zehn Minuten bei hohem Tempo sehen wir die kleinen Holzhäuser der einzigen Ortschaft in dieser Gegend, Tasiusaq mit 34 Einwohnern. Ansonsten ist alles menschenleer. Wir kommen vorbei an einem verlassenen Hof. Stefán ruft mir zu, hinter diesem Hof liege ein großer, fischreicher Binnensee und am Ende dieses Sees befinde sich einer der wenigen natürlichen Wälder des Landes. Heute gibt es dort fünf bis acht Meter hohe Laubbäume. Vermutlich waren die Bäume zu Kjetils Zeit noch höher.

Weiter im Fjordinneren, in den innersten zwei Dritteln, gibt es nicht ein einziges Haus, nur überwucherte nordische Ruinen. Alles liegt so jungfräulich da wie damals, als Kjetil und seine Begleiter durch diese Landschaft glitten. Erik hatte den Fjord nicht schon vorher erkundet, hier waren keine Menschen mehr gewesen, seit die Dorsetkultur Grönland im 3. Jahrhundert nach Christus verlassen hatte. Es ist, wie die Hardangervidda in Norwegen zu erforschen und nur überwucherte Spuren früherer Kulturen zu finden.

Links von uns ragt ein seitlich mit Schneerändern verzierter Vulkankegel auf. Rechts werden die Berge spitzer und wilder, höher und höher. Der Fjord ist eng, nur zwei Kilometer trennen die beiden Ufer. Weit vor mir kann ich das Ende sehen. Ich schaue direkt auf das massive Inlandseis. Dort endet die Landschaft ganz einfach, und das endlose Eis übernimmt und macht weiter bis zum Meer auf der Ostseite Grönlands. Unter dem weißen Plateau presst sich das Eis in eine Scharte, die zum Fjord hinabführt, und bildet einen lotrechten Wasserfall aus blaugrauem Eis. Rechts von uns, gleich am Fjord, liegt eine überdimensionale Version des Felsens Prekestolen am Lysefjord, daneben ein enger Verwandter des Trango Tower in Pakistan: hellgrau und majestätisch mit blankgescheuerten Seiten und verschneitem Gipfel. Zwischen den Bergen liegen enge grüne Täler.

Was für eine Vorstellung, Kjetil zu sein. Was für eine Vorstellung, der Erste zu sein, der herkommt und alles hier sieht. Was für eine Vorstellung, dieses Land einfach zu *nehmen.* Sein Platz unter den Spitzen der Gesellschaft in Island war vermutlich nicht sicher gewesen. Es steht auch nicht fest, ob er von Anfang an so ein riesiges Gebiet in Grönland bekommen sollte. Es kann ein Glück für die gewesen sein, die ankamen, dass elf Schiffe verschollen waren, möglicherweise Schiffe von Häuptlingen, denen weite Bereiche zugedacht gewesen waren. Nun stand Kjetil ein riesiger, unberührter Fjord zur Verfügung.

Wir halten unterhalb der höchsten Berge aufs Land zu und halten Ausschau nach einem geeigneten Lagerplatz. Breite Flussläufe stürzen in den Fjord. Die Landschaft erhebt sich vom Wasser aus abrupt zu 30 bis 40 Meter hohen Plateaus. Plötzlich sehen wir einen Mann auf uns zulaufen. Dann sind wir hier also doch nicht ganz allein. Es ist ein dünner Mann von vielleicht 60, er trägt teure Outdoorkleidung, er ruft und gestikuliert. Manitsiaq steuert das Boot, bis wir nur noch 100 Meter von dem Mann entfernt sind. Der ruft uns auf Deutsch etwas zu. Manitsiaq schaltet den Motor aus. Stefán ruft zurück. Ich verstehe nur Bruchstücke von ihrem absurden Gespräch.

»Habt ihr Kartoffeln?«, ruft der Fremde.

»Nein, wir haben keine Kartoffeln«, ruft Stefán.

»Wir haben 150 Kilo Kartoffeln verloren.«

»Ach was.«

»Blue Ice ist mit unseren Kartoffeln weggefahren, und mit unseren Telefonen. Könnt ihr helfen?«

Stefán überprüft sein Handy. »Wir haben hier kein Netz. Vielleicht oben auf dem Berg?«

Wir sind auf eine Gruppe von sieben oder acht österreichischen Bergsteigern gestoßen, die vom Reiseveranstalter *Blue Ice* hergebracht wurden. Sie haben vergessen, ihre Säcke mit den Kartoffeln und ihre Telefone, die zum Aufladen im Bootsinneren lagen, mit an Land zu schaffen. Jetzt sitzen die Österreicher schon seit zwei Wochen hier, mit nicht genug zu essen und ohne Telefone, vollkommen isoliert. Wir sind die ersten anderen Menschen, die sie sehen. Sie sollen noch zwei Wochen hier verbringen. Stefán verspricht, bei *Blue Ice* anzurufen, wenn wir wieder zwischen den Schären sind, und zu fragen, ob jemand Kartoffeln und Telefone herbringen kann.

Die Österreicher erzählen von ihrem wunderbaren Zeltplatz und meinen, wir könnten uns doch dazugesellen. Stefán dreht sich zu uns um und sagt, das sei eine gute Idee, aber die Aussicht auf mehrere Tage zusammen mit einer Bande von unterernährten österreichischen Bergsteigern verlockt mich nur minimal, und als einziger Sponsor dieser Expedition setze ich durch, dass wir am Nachbarfluss zwei Kilometer weiter im Fjordinneren kampieren. Wir tuckern also los, klettern auf ein Plateau, laufen den steilen Hang hinauf und hinab, um unsere Sachen nach oben zu schaffen, dann können wir auf einer Lichtung zwischen allerlei Gestrüpp und Dickicht etwas oberhalb des Flusses, der zum Fjord in der Schlucht unter uns hinabtanzt, die Zelte aufschlagen.

Wir sitzen um das Feuer, während es dunkel wird und die Schatten der riesigen, lotrechten Berge die Kulisse bilden. Stefán läuft regelrecht über vor großen Zukunftsplänen. Er will sich bei den Autonomiebehörden um eine Konzession für das Gelände hier bewerben, wo wir zelten, dann am Fluss ein kleines Kraftwerk bauen und für Bergsteiger eine Lodge aus Steinen und Lärchen aus Sibirien. Er möchte auch ein Polarzentrum errichten, auf einem Grundstück, das ein Stück außerhalb von Qaqortoq liegt, gleich bei der Straße zu dem geplanten Flugplatz. Der 62-Jährige birst geradezu vor Tatendrang, wie ein Gründer, der eben erst in Grönland gelandet ist und gar nicht weiß, was er zuerst anpacken soll.

»Du bist der letzte Landnahmemann aller Zeiten«, sage ich. »Wenn du einer der Ersten gewesen wärst, die 984 hergekommen sind, um zusammen mit Erik dem Roten das Land aufzubauen, und wenn du dir einen Fjord aussuchen könntest, welchen hättest du genommen?«

»Ich glaube, vielleicht diesen hier.«

»Warum?«

»Erstens, weil damals hier zwei ziemlich große Wälder standen. Und zweitens, weil die Fischvorkommen in den Flüssen und Seen zu den besten von ganz Grönland gehören. Es ist auch nicht so weit bis zum Meer und den Jagdgründen mit den reichen Seehund- und Walvorkommen an der Südspitze des Landes. Außerdem gibt es am Fjord gutes Weideland, und das Klima ist hervorragend. Draußen am Meer kann es nur ein paar Grad über null und eisig kalt sein, wir müssen draußen bei den Schären Islandpullover, Thermoanzüge, Fäustlinge und Mützen anziehen, aber dann kommen wir hierher und hier kann es sonnig, windstill und 20 Grad im Schatten sein. Die Kontraste sind extrem. Es ist auch ziemlich leicht, von hier auf die Berge zu gelangen, und es ist nicht weit, und zu Kjetils Zeit muss es in diesem Gebiet jede Menge Wildrene gegeben haben.«

»Und dann ist es hier so schön«, sage ich.

»Ja. Aber ich glaube nicht, dass das die Landnahmemänner damals besonders interessiert hat«, sagt Stefán.

Da hat er natürlich recht. Mich wirft diese prachtvolle Natur geradezu um. Aber in der altnordischen Literatur finden wir kein Wort über solche Empfindungen, weder was Norwegen noch was Island oder Grönland betrifft. Was als schön geschildert wird, ist die Kulturlandschaft, Höfe und Äcker, alles, was die Menschen aufgebaut haben. Die Natur ist eine chaotische und gefährliche Feindin. Aber trotzdem anziehend. Eine Welt der Riesen, ein Utgard, von dem sie abhängig waren und das sie mit Gewalt unter Kontrolle bringen mussten. Als die Mannschaften der 14 Schiffe mit Erik an der Spitze das Land besiedelten, kamen sie von Mitgard in Island in das Reich der fremden Riesen, in die Natur mit den ungezähmten Kräften, die sie besiegen und sich unterwerfen mussten.

Das Holz für unser Lagerfeuer stammt von Büschen und kleinen Bäumen, die am Flussufer wachsen. Aber nun ist der Brennstoff verbraucht und es ist dunkel geworden. Die Sterne leuchten kristallklar über uns an einem beeindruckenden, fast beängstigenden Himmelsgewölbe. Wir kriechen in unsere Zelte mit Blick auf den Fjord, den Gletscher und das Gebirge, das sich im Licht der Sterne nur mit Mühe verstecken kann.

Ich sehe, dass Manitsiaq ein Gewehr mit ins Zelt nimmt.

»Was willst du mit dem Gewehr?«, frage ich.

»Falls ein Eisbär kommt«, sagt er.

»Hierher? Kommen die nicht mit Eisschollen draußen auf dem Meer? Die kommen doch wohl nicht ganz bis nach hier?«

Manitsiaq nickt hinüber zum Gletscher hinter den Bergen.

»Manchmal wandern sie von der Ostküste her über das Eis und gehen dann in die Täler hier, wenn sie nicht genug zu essen haben.«

Danach liege ich im Zelt und lausche auf die Geräusche der Natur. Ich denke an den Temperaturanstieg zwischen dem 7. Und dem 11. Jahrhundert, die sich hier im Inlandseis widerspiegelt, als es ungefähr ein Grad wärmer wurde, was auch damals dazu geführt haben muss, dass die Eisschollen schmolzen und die Eisbären an der Ostküste nicht genug Nahrung fanden – auch damals kamen sie hierher in den Fjord, der inzwischen Kjetilsfjord hieß. Kjetil hätte sie sicher als Feinde betrachtet, aber auch als gewaltige Ressource. In den Sagas über das Leben in Grönland lesen wir immer wieder, dass die Siedler damals die Eisbären lebend fingen, sie in Käfige sperrten und nach Europa brachten, wo sie für hohe Summen verkauft oder Königen und Fürsten als Geschenk überreicht wurden.

*

Am nächsten Morgen gehe ich in aller Frühe los, um nach altnordischen Ruinen zu suchen, die ich in eine Karte eingezeichnet habe. Unglaublicherweise wurde hier irgendwo in der Nähe im 13. Jahrhundert ein Olavskloster errichtet. Vielleicht lebten 15 bis 20 Mönche unterhalb dieser Berge. Der Himmel ist blau, die Sonne strahlt, dennoch ist es so kalt, dass ich unter der winddichten Outdoorkleidung Strumpfhose und Mütze trage. Ich finde das Kloster nicht, ich stapfe mehrere Kilometer hin und her, aber die Karte scheint einfach nicht zu stimmen.

Danach frühstücken wir zusammen. Stefán und ich vertiefen uns in die Karte und kommen zu dem Schluss, dass das Kloster auf dem anderen Fjordufer gelegen haben muss, ungefähr dort, wo die Österreicher ihr Lager aufgeschlagen haben. Wir packen das Boot voll und tuckern ein Stück fjordabwärts, vorbei an dem anderen Fluss, machen fest und klettern an Land. Ich kraxele zwischen kleinen Bäumen und Gestrüpp durch das enge Tal, der Fluss befindet sich ein Stück unter mir auf der linken Seite. Es wird immer wärmer, kleine Fliegen surren die ganze Zeit um meinen Kopf. Am Ende gehe ich mit bloßem Oberkörper weiter, ziehe die Strumpfhose aus und krempele die Hosenbeine bis zu den Knien hoch. Dennoch strömt mir nur so der Schweiß. In der Sonne müssen es an die 30 Grad sein.

Ich finde Stefán oben auf dem Plateau über dem Fluss. Er kommt auf seine wogende, schleppende Weise heran, mit Stöcken in beiden Händen, und zeigt auf eine kleine Anhöhe am anderen Ufer, wo dicht an dicht Butterblumen stehen, wie gelbe Betten in der grünen und grauen Umgebung.

»Ich bin sicher, dass Hof und Kloster dort liegen«, sagt er.

»Auf dem anderen Flussufer«, kommentiere ich mit einem tiefen Seufzer.

»Wir können das Boot nehmen oder du kannst den Fluss überqueren.«

Es ist weit wieder hinab zum Boot, und ein steiler Weg führt von dort zu der aktuellen Stelle. Ich bin schon den ganzen Tag unterwegs, habe kaum etwas gegessen und bin erschöpft. Stefán zeigt mir, wo man seiner Meinung nach den Fluss leicht überqueren kann.

Ich kämpfe mich durch das Gestrüpp bis zu den schäumenden Stromschnellen durch. Trete dorthin, wo Stefán es mir geraten hat, und plumpse ins Wasser, das mir sofort bis zum Hals reicht. Die Strömung reißt mich mit sich, dann knalle ich gegen einige Felsen und kann mich auf der anderen Seite ans Ufer ziehen. Jetzt ist mir überhaupt nicht mehr zu heiß. Das Wasser hier im Fluss kommt direkt aus dem Gletscher. Aber das Gestrüpp ist an diesem Ufer noch dichter, es reicht mir bis über den Kopf, ich habe das Gefühl, mich durch einen Dschungel nach oben zu kämpfen. Ich kann nicht sehen, wo ich bin, und ich werde überall zerkratzt, gehe aber immer weiter. Ich überquere einen kleinen Bach und erreiche eine Stelle mit kleinen Wiesenstücken, inmitten des Dickichts und mit üppigem Gras wie auf norwegischen Almen. Die Landschaft öffnet sich, als ich das Plateau mit dem Teppich aus Butterblumen erreiche. Hier finde ich die charakteristischen Überreste altnordischer Häuser aus Torf und Stein. Entweder haben hier mehrere Häuser dicht an dicht gestanden, oder das hier war ein riesiges Haus, vielleicht 50 Meter lang und mit vielen Zimmern, wie die nordischen Grönländer sie im 13. Und 14. Jahrhundert errichtet haben. Ich finde die Wände eines langen und schmalen Anbaus, es scheint ein Stall gewesen zu sein. Auf der anderen Seite eines Dickichts weiter unten zum Fluss hin trete ich auf einen offenen Platz, der von einer sechseckigen Mauer umgeben ist. Am hinteren Ende sehe ich die Reste einer Kirche, die 12 Meter lang und 9 Meter breit war.

Gleich über mir thront der zylinderförmige Berg mit seinen glatten, 1500 Meter senkrecht aufragenden Flanken. Mich erfüllt ein religiöses Gefühl, als ich hier stehe. Mehrfach ist von archäologischer Seite darauf hingewiesen worden, dass diese Gebäudereste keinem Kloster ähneln. Die Kirche sieht aus wie die auf den anderen Höfen. Die Vorstellung, dass hier ein Kloster gestanden hat, haben wir aus Ivar Bårdssohns Beschreibungen aus dem 14. Jahrhundert. Er schreibt, dass in diesem Teil des Kjetilsfjords ein Olavskloster lag und dass zum Klosterbesitz große und wichtige Gebiete am Fjord gehörten, unter anderem der Wald am Ende des großen Sees. Vor Gründung des Klosters muss hier ein großer Hof gelegen haben. Vielleicht war das Kjetils Landnahmehof?

Ich schaue mich um. Hier muss es einmal Weideland gegeben haben, mit Gras wie dem, das hier zwischen den Ruinen wächst, kilometerweit auf beiden Flussufern bis zum Fjord. Hier wird seit 600 Jahren keine Weidewirtschaft mehr betrieben. Die Natur verbirgt die letzten Reste der Wikingerkultur. Die Landschaft sieht fast schon wieder so aus wie damals, als Kjetil zum ersten Mal hier war.

*

In der ersten Phase der Landnahmezeit in Island gab es keine Begrenzungen dafür, wie viel Land ein Mann oder eine Frau nehmen konnte. Jede einzelne Landnahme konnte danach Platz für Dutzende von Höfen bieten. Die Regeln, nach denen Feuer entzündet wurden und eine Frau eine Färse führen musste, kamen erst später. Auch hier in Grönland kann es keine besonderen Beschränkungen für die Landnahme gegeben haben, nur, dass Erik der Rote und die ersten Häuptlinge sich auf die Regel: ein Mann, ein Fjord geeinigt hatten.

Anfangs kam Kjetil mit einem Schiff den Fjord hinauf. Die Quellen erzählen uns nichts darüber, wer ihn begleitete, aber das verraten uns die Berichte anderer Landnahmemänner jener Zeit. Als Thorgils Orrabeinsfostre um das Jahr 1000 Island verließ und nach Grönland reiste, waren 35 Menschen mit ihm an Bord: seine Frau, ihre gemeinsame acht Jahre alte Tochter und sein erwachsener Sohn zusammen mit anderen alleinstehenden Männern, eine junge Frau, ein Hofverwalter und 12 Leibeigene, dazu eine weitere Familie mit Mann, Frau, Kindern und 12 weiteren Männern, vermutlich eine Mischung aus Lohnarbeitern und Leibeigenen. Ungefähr die Hälfte der Menschen an Bord der Auswandererschiffe bestand aus Leibeigenen. Aus anderen Sagas kennen wir eine ähnliche Zusammensetzung der Reisegesellschaften, und ich gehe davon aus, dass es sich an Bord von Kjetils Schiff ähnlich verhielt.

Kjetil hat sicher brennende Fackeln benutzt und Feuer entfacht, um Wichten, Elfen und Naturgeistern, die seiner Überzeugung nach die Landschaft bevölkerten, seine Ankunft mitzuteilen. Und er hat bestimmt so schnell wie möglich große Teile der fruchtbarsten Gebiete um den Fjord abgeflämmt, um für gutes Weideland zu sorgen. Ich denke daran, als ich hier oben an der Stelle des Hofes stehe, wo später das Kloster errichtet wurde. Kjetil und seine Mannschaft waren hier. Sie steckten das viele Gestrüpp an, das ich um mich herum sehe. Ich stelle mir die Flammen vor, und den Rauch, der dicht zwischen den Bergen und über dem zwei Kilometer weiter unten gelegenen Fjord hängt. So viel wie möglich abfackeln. Warten, bis Gras aus der Asche wächst, Schafe und Ziegen hinausschicken, die kacken und dafür sorgen, dass hier keine neuen Büsche und Bäume wachsen. Erik der Rote, Kjetil und die anderen haben mit solchen Mitteln ihr neues Land urbar gemacht. Die nordischen Siedler waren Experten in der Kunst, in kurzer Zeit so viel Natur wie möglich zu zerstören, um daraus eine Kulturlandschaft zu machen.

Ansonsten hat Kjetil wohl ungefähr so gedacht wie mein Begleiter, der Landnahmemann Stefán, dass diese Landschaft allerlei Möglichkeiten bot, die man miteinander verbinden und ausnutzen musste. Wir müssen hier abermals zu den Schilderungen der Sagas greifen, um den Handlungsverlauf zu rekonstruieren. In der *Egil-Skallagrimssohns-Saga* lesen wir, wie Skallagrim bei seiner Landnahme vorging, als er zu Beginn des 10. Jahrhunderts in Island eintraf. Auch er kam mit einem großen Schiff mit zwei Familien, freien Arbeitern und Leibeigenen. Sie sahen sich das gesamte genommene Land an, und dann verteilte Skallagrim Gebiete mit gutem Weideland an viele aus seiner Schiffsmannschaft, die dort ihre eigenen Höfe errichteten. Aber er baute auch mehrere Höfe für sich selbst und orientierte sich dabei an den unterschiedlichen Ressourcen: einen in der Nähe der Fangstellen im Meer, einen Hof beim Treibholz, einen weiteren bei den Sommerweiden im Gebirge, andere an Flüssen und Seen mit reichem Fischbestand, und dann beauftragte er seine Leute mit der Leitung dieser vielen Betriebe, so dass er die unterschiedlichen Erträge auf seinem Landnahmebereich nutzen konnte. Aus den großen Landnahmebereichen in Strandir in Island, wo Erik der Rote gewohnt hatte, wissen wir, dass viele Unterhöfe der Landnahmemänner von sogenannten ›Ausbrechern‹ geleitet wurden, Leibeigenen, die besser behandelt wurden und die übrigen Leibeigenen unter sich hatten.

Ich glaube, Kjetil hat die Gesellschaft hier am Fjord nach Skallagrims Beispiel aufgebaut. Eine andere Familie und mehrere freie Männer bekamen Höfe mit Weideland für das Vieh. Hier drinnen hatten die Tiere es viel besser als draußen bei Herjolvsnes. Vermutlich hatte Kjetil einen Haupthof mit Kühen, aber auch einen beim Birkenwald, einen am Meer und dazu mehrere Almen im Gebirge.

Die freien Männer, denen eigene Höfe zugeteilt wurden, waren Kjetil vermutlich keinen Zins schuldig, aber da ihnen Land aus seiner Landnahme überlassen worden war, wurden sie zu seinen verschworenen Freunden oder Klienten. Wenn Kjetils Leibeigene aufbegehrten oder wenn er angegriffen würde, würden sie mit Waffengewalt einschreiten. Außerdem mussten sie Kjetil zum Thing begleiten. Sie waren seine Thingmänner.

*

Nachdem wir den Kjetilsfjord erforscht haben, folgen wir dem Schärengürtel nach Norden, so, wie Kjetil und seine waffenfähigen Klienten das auf dem Weg zum Thing getan haben. In den Fjorden im südlichen Teil der Ostsiedlung gab es kein Thing. Kjetil und seine Männer mussten zwei lange Tagesreisen in den Nordwesten hinter sich bringen, um das Machtzentrum dieser neuen Gesellschaft zu erreichen.

Wir fegen vorbei an der Mündung des damaligen Álftafjörður. Laut *Landnahmebuch* nahm damals Helge Thorbrandssohn das Land in dieser Gegend. Er war einer der Söhne des Thord vom Álftafjörður in Island und hatte zusammen mit seinen Brüdern Erik in dessen Kampf gegen Thorgjest den Alten unterstützt. Helge ist der am wenigsten bekannte und vielleicht der jüngste der Brüder, und das stärkt die Hypothese, dass nicht die erste isländische Prominenz Erik im Sommer 984 begleitete. Andere Sagaquellen berichten, dass sich nach 990 auch Helges Brüder Snorri und Thorleif in Grönland niederließen. Sie stammten aus einer mächtigen Landnahmefamilie in Island, waren aber im Konflikt zwischen Erik und Thorgjest und bei einer späteren Auseinandersetzung am Breiðafjörður auf der falschen Seite gelandet.

Wir zelten auf der Insel Uunartoq kurz hinter der Mündung des Siglufjordes, den Thorbjörn Glora nach seinem heimatlichen Fjord in Island genannt hatte. Mehr wissen wir nicht über diesen Mann. Uunartoq ist der einzige Ort in Grönland, der heiße Quellen besitzt, und hier treffen wir auf eine Mischung aus urlaubenden Grönländern und dänischen Archäologen, die sich zu einem großen Zeltlager versammelt haben. Abends füllt sich das mit Steinen eingefasste Becken, in dem das Wasser konstant eine Temperatur von 38 Grad hält. Wir genießen die Wärme, bis der Sonnenuntergang vom Mondschein abgelöst wird, während die Eisberge um uns herum mit lautem Knall abkalben.

Am nächsten Tag sausen wir mit 35 Knoten durch den breiten und kurzen Hvalseyfjord, der wie in einer Nische zwischen Einarsfjord und Eiriksfjord liegt. Thorkjell Farserk hatte hier Land genommen. Es ist behauptet worden, mehrere der Häuptlinge, die Erik nach Grönland begleiteten, seien aus Norwegen gekommen, weil nur wenige von ihnen anderswo genannt werden als im *Landnahmebuch,* und dass dieser Thorkjell einer der norwegischen Auswanderer gewesen sein könne. Aber die Menschen an Bord der 14 Schiffe, die wir auch in anderen Quellen aufspüren können, außer Erik natürlich, waren allesamt Isländer, und die Fjorde, die nicht nach Personen benannt wurden, hießen nach isländischen Fjorden. Die einzige Ausnahme ist der Lysefjord, wo Erik sich niederließ. Außerdem kann Erik zwischen seiner Rückkehr nach Island im Sommer 983 und seiner Abreise 984 unmöglich Zeit genug gehabt haben, um in Norwegen Auswanderer anzuwerben. Vermutlich waren bereits die Eltern dieses Thorkjell Farserk nach Island emigriert, entweder mit Erik dem Roten und seinem Vater Thorvald oder später. So lieb uns Norwegern das Gegenteil wäre, es lässt sich kaum bezweifeln, dass Grönland von Island aus besiedelt wurde. Isotopenuntersuchungen der ältesten Gräber liefern den Beweis.

Im Inneren des Hvalseyfjords finden wir die intakten Mauern einer großen Steinkirche und die Reste einer Festhalle. Dieser Ort wird im

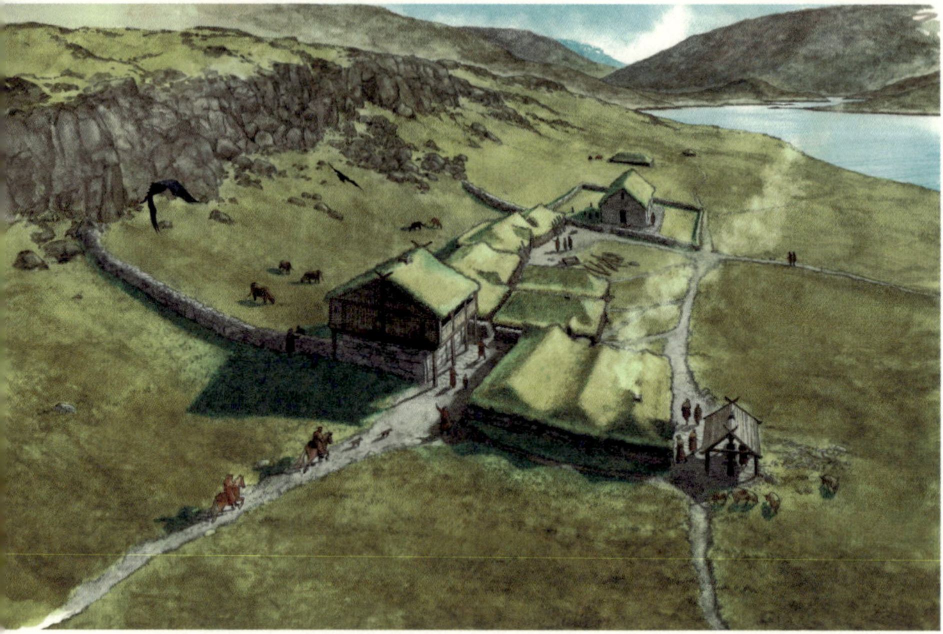

Rekonstruktion des alten Hofes am Hvalseyfjord, ca. 1300. Hier wohnte zuerst Eriks des Roten Verwandter Thorkjell Farserk. (© Konrad Nuka Godtfredsen)

letzten schriftlichen Dokument erwähnt, das wir aus dem nordischen Grönland haben, einem mit 1410 datierten Brief. Danach schweigen die Quellen über das weitere Schicksal der von Erik dem Roten gegründeten Siedlungen.

Nach dem Besuch am Hvalseyfjord fahren wir durch den Einarsfjord. Über diesen Einar wissen wir auch nur, dass er ein enger Vertrauter von Erik dem Roten gewesen sein muss, denn Erik verheiratete seine einzige Tochter, Frøydis, mit Einars Sohn Thorvard. Später in der Saga heißt es, dass Thorvard sehr reich war, und wir können annehmen, dass das auch für seinen Vater Einar galt. Wir sehen, wie Erik der Rote in den nördlichsten Fjorden der Ostsiedlung ein Netzwerk aufbaute, mit sich selbst im Eiriksfjord, dem Freund Einar und

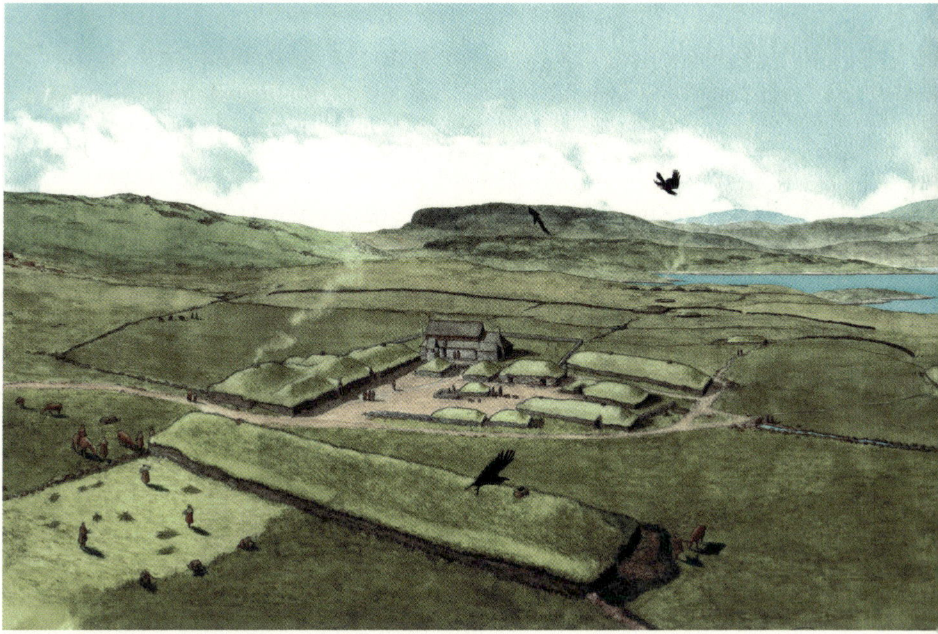

Rekonstruktion des Bischofssitzes Gardar am Einarsfjord, ca. 1300. (© Konrad Nuka Godtfredsen)

schließlich Tochter und Schwager im Nachbarfjord und dem Verwandten Thorkjell im Hvalseyfjord.

Nach ungefähr 50 Kilometern Richtung Westen sind wir im Inneren des Fjordes angekommen, wo die Landschaft abflacht. Hier gründete Einar den Hof Gardar. Dort liegt heute das Dorf Igaliku mit 21 Einwohnern. Vielleicht drei Dutzend Häuser liegen über das weite, hügelige Gelände verteilt. Die Umgebung mit den mit Schneeflecken verzierten Bergen, dem Eis und der grünen, nackten Fauna in den Tälern und an den Seen erinnert mich an Jotunheimen in Norwegen, mit dem Unterschied, dass das, was wie ein Bergsee aussieht, hier der Fjord mit seinem Salzwasser ist. Stefán, Victoria und Manitsiaq setzen mich am Anleger ab. Sie wollen nach Hause ins weiter nördlich gelegene Isortoq. Ich steige den Kiesweg hoch zum Hostel, das aussieht wie eine große Touristenhütte mit roter, querliegender Außentäfelung. Hier erhalte ich den Schlüssel zu einer kleinen roten Hütte oben am Hang hinter dem Dorf, die ich gemietet habe. Ich habe eine Veranda mit Blick über Wiesen, Häuser, die markanten altnordischen Ruinen weiter draußen und den blaugrünen Fjord. Nach mehreren Nächten im Zelt und unendlich vielen Stunden an Bord in dem kleinen, offenen Boot ist es wunderbar, ins Warme zu kommen und noch dazu über ein eigenes Bad zu verfügen. Ich schlafe in dem großen Doppelbett sehr schnell ein.

Am nächsten Tag gehe ich durch einen Zaun hinaus auf das Gelände, wo vielleicht 300 Meter vom Fjord entfernt die Ruinen des Haupthofes stehen. Im 12. Jahrhundert wurde Gardar zum Bischofssitz, und als Erstes fällt mein Blick auf die Steinfundamente der 28 Meter langen Kirche, der größten, die damals in Grönland errichtet wurde, mit einem rechteckigen Hauptschiff und schmaleren Nebenschiffen mit Chören. Gleich dahinter liegen die typischen, von den Wänden des Bischofssitzes hinterlassenen Bodenwellen des Haupthauses auf dem Hof, mit jeder Menge Zimmern in einem riesigen Gebäude, das am einen Ende eine 120 Meter lange Festhalle aufwies. Von der Halle aus folge ich einem Trampelpfad durch eine Wiese voller Butterblumen zum einstmals größten Stall von Gardar. Ich schreite die Überreste ab und stelle fest, dass das Gebäude ungefähr 65 Meter lang und innen vier Meter breit war. Das Haus wird durch die Reste eines Steinportals in der Mitte geteilt. Der hintere Teil muss als Heuschober gedient haben. Im unteren Teil sehe ich einige große, flache Steine, die die Viehstände getrennt haben. Ich messe die Abstände zwischen ihnen aus und komme zu dem Schluss, dass in diesem Stall ungefähr 70 Kühe gestanden haben. Ich drehe eine Runde und erreiche den Teil des Hofplatzes, der unterhalb der Kirche lag. Hier gibt es einen ähnlichen Stall, er ist 42 Meter breit und hatte am einen Ende ebenfalls einen Heuschober. Hier war Platz für an die

50 Kühe. Insgesamt hatte der Bauer auf Gardar also um die 120 Kühe im Stall.

Die Landwirtschaft in Grönland wird oft als bescheiden und marginal beschrieben. Aber an der norwegischen Küste hatte zu Beginn des 18. Jahrhunderts der durchschnittliche Hof fünf Kühe, und im Mittelalter sah es vermutlich nicht sehr viel anders aus. Dieser Hof hier war also 28 Mal so groß wie ein durchschnittlicher Hof in Norwegen. Allein der Transport von Vieh aus Island und das Tempo der hiesigen Zucht konnte die Anzahl der Tiere begrenzen, die der Landnahmemann Einar auf seinem Hof hielt. Kein Wunder, dass er und sein Sohn als reich galten. Ich frage mich, warum Erik der Rote seinen Hof nicht hier errichtet hat. Mit dem sanft geschwungenen Weideland und den Wiesen, die sich bis zum Eiriksfjord dahinziehen, ist Gardar für die landwirtschaftliche Nutzung viel besser geeignet als Brattahlíð. Auch heute gibt es nur hier einen Hof, auf dem Kühe gehalten werden. Bei der archäologischen Untersuchung der Ställe von Brattahlíð kam heraus, dass es dort kaum mehr als 50 Kühe gegeben haben kann.

Das für ganz Grönland zuständige Thing wurde hier auf Gardar abgehalten, das wissen wir aus der *Grœnlendinga þáttr* und aus der *Fósterbrœðra saga.* Letztere beschreibt Geschehnisse vom Beginn des 11. Jahrhunderts. Für Norweger und Isländer waren gemeinsame Gesetze eine Voraussetzung für den Aufbau einer funktionierenden Gesellschaft. Die Gesetze wurden dabei nicht aufgeschrieben, sie wurden verwaltet von einem Gesetzesdeuter, der alle Vorschriften im Gedächtnis behalten und sie in Einzelfällen auslegen können musste. Als die Grönländer sich ihre eigenen Gesetze zulegten, übernahmen sie die meisten aus der norwegischen Gesetzessammlung *Gulatingsloven.* Schon die ersten Landnahmemänner in Island hatten Gesetze und richteten Thinge ein, um Konflikte zu lösen. Auch zu den ersten Auswanderern nach Grönland hatte vermutlich ein Gesetzeskundiger gehört, der zusammen mit Erik und den wichtigsten Häuptlingen ein gemeinsames Regelwerk festlegte. Die *Grœnlendinga þáttr* erwähnt an mehreren Stellen eigene grönländische Gesetze, die Ähnlichkeit mit den isländischen haben.

Hierher nach Gardar kam Kjetil vom Kjetilsfjord in jedem Mittsommer, zusammen mit seinen Klienten. Die verschiedenen Häuptlinge hatten hier auf Gardar ein eigenes Gebiet, vermutlich ganz im Inneren der Bucht und am Rand des Hofes, wo sie eigene Buden mit Wänden aus Torf und Stein und Segeltuchdach bauten, in denen sie während des Things wohnten. In der Nähe gab es sicher Handelsbuden der Kaufleute, wo die Männer vom Kjetilsfjord Eisen und andere Waren eintauschten, zu denen sie selbst keinen Zugang hatten. Hierher kamen dann auch Kaufleute aus Island und Norwegen und konnten Neues aus aller Welt erzählen.

Nach einigen Tagen in der roten Hütte packe ich meinen großen Rucksack wieder und wandere über die niedrige Anhöhe mit dem Weideland von Gardar zum Eiriksfjord. Die *Grœnlendinga þáttr* erzählt, dass das Gardarthing auf diesem Landstück zwischen den Fjorden abgehalten wurde. Ich folge dem unebenen, schmalen Kiesweg und stehe schließlich an einem Aussichtspunkt mit Blick über den Eiriksfjord im Westen und Gardar gleich unter mir. In der *Grœnlendinga þáttr* heißt es, dass der Häuptling von Brattahlíð und seine Thingmänner ihre Buden auf einer ebenen Fläche auf einer Anhöhe errichtet hatten und dass die Thingbesucher unten am Hang saßen, wie in einem Amphitheater, um von dort aus den Thingverhandlungen zu folgen. Das alles stimmt mit der Landschaft hier überein. Es ist logisch, dass die Männer, die vom Eiriksfjord herübergeritten und gewandert kamen, ihre Buden lieber oben aufstellten, um sich im Notfall schnell in ihren eigenen Fjord zurückziehen zu können. Die Thinge, die wir aus Norwegen und Island kennen, wurden nicht auf dem Hofplatz eines wichtigen Mannes abgehalten, lagen jedoch zumeist in der Nähe eines großen Hofes.

Während ich zum Eiriksfjord hinüber- und dann zum Einarsfjord hinunterschaue, denke ich über den Unterschied zwischen den beiden

Fjorden nach. Ich habe beide mit dem Boot befahren und Brattahlíð und jetzt Gardar besucht. Wenn wir verstehen wollen, wie Erik der Rote dachte, müssen wir uns seine ganze Landnahme ansehen. Ich vertiefe mich in die Karte, auf der die nordischen Ruinen verzeichnet sind. Dabei wird das Gefühl bestätigt, das mir kam, als wir in den Einarsfjord fuhren: dass es rund um den Eiriksfjord viel mehr Stellen gibt, die sich für größere Höfe eignen und dass Erik sich vermutlich deshalb für diesen Fjord entschieden hat. Aus den Sagas erfahren wir, dass er in der Zeit nach 984 immer wieder seinen Vertrauten in Island Höfe auf seinem Land anbietet. Er verlockt mit Boden und Reichtum. Indem er die Gegend mit tatkräftigen Freunden besiedelte, konnte Erik die Grundlage für die Macht beim Thing legen. Er kam zu der Stelle geritten, an der ich jetzt stehe, zusammen mit seinen Klienten und Thingmännern, denen er Land zugeteilt hatte, und es konnte keinen Zweifel daran geben, dass er die größte Anhängerschar von allen hatte. Sie quartierten sich in den Buden hier oben ein. Die anderen Häuptlinge schauten von unten zu ihnen hoch und wussten, dass es schwierig sein würde, den Häuptling von Brattahlíð herauszufordern. Obwohl Gardar der größere Hof war, war der Eiriksfjord ein besserer Ausgangspunkt, um sich Freunde und Thingmänner zuzulegen, als der Einarsfjord.

Die *Grönländersaga* berichtet, dass Erik der Rote der stärkste Mann in Grönland war und dass alle ihm gehorchten. Auch um 1120 wird erzählt, dass der Häuptling auf Brattahlíð, ein gewisser Sokke, die meisten Thingmänner hatte und über die anderen Häuptlinge gebot. Im 14. Jahrhundert (*Grœnlendinga þáttr*) erfahren wir, dass der Gesetzesdeuter, der das Thing leitete und die Gesetze vortrug, immer auf Brattahlíð wohnte. Dabei kann es sich um einen späteren Brauch gehandelt haben. Jedenfalls wird von keinem anderen Häuptling berichtet, der im 11. und 12. Jahrhundert als Gesetzesdeuter fungiert hätte, obwohl vermutlich Erik und seine Nachkommen entschieden, wem dieses Amt zufallen sollte.

Ich blicke wieder nach Gardar hinunter und versuche mir vorzustellen, wie Kjetil vom Kjetilsfjord unten am Hang aus seiner Bude tritt, wie er mit langen Schritten ein Stück weit den Hang hinaufsteigt und sich dann zu seinen Thingmännern setzt. Vielleicht sitzen nicht weniger als 100 Mann von den verschiedenen Fjorden in farbenfrohen Frieskleidern unter mir am Hang. Der Gesetzesdeuter steigt auf einen Stein und eröffnet das Thing. Bei den Verhandlungen müssen nicht nur die von Kjetil mitgebrachten Thingmänner ihn unterstützen, es ist auch umgekehrt, er muss sie unterstützen und ihre Anliegen vortragen. Stellen wir uns vor, einem Bauern aus Kjetils Fjord ist im vergangenen Herbst eine große Herde Schafe gestohlen worden, und zwar in dem Tal, das weiter oben im Norden zum Alftafjord hinführt. Die Schafe wurden von einem Bauern weggetrieben, dem Helge Thorbrandssohn Land zugeteilt hatte. Dieser wiederum hatte Erik den Roten schon unterstützt, ehe der in Island für vogelfrei erklärt worden war. Kjetil ist nun verpflichtet, dem Thing den Fall seines Klienten vorzutragen. Aber Kjetil weiß schon, ehe er hier in Gardar eintrifft, dass er nur verlieren kann. Hier gibt es nämlich keine Gleichheit vor dem Gesetz. Die Gruppierung auf dem Thing, die die meisten waffenfähigen Männer aufweisen kann, entscheidet, wer in der Jury sitzt, und damit in den meisten Fällen auch, welches Urteil gefällt werden wird. Und da Helge Thorbrandssohn ein enger Freund von Erik dem Roten ist, wird die Sache aller Wahrscheinlichkeit nach zu seinen Gunsten ausfallen. Deshalb hat Kjetil vermutlich versucht, den Fall noch vor dem Thing zu klären. Er hat vielleicht Einar auf dessen Hof aufgesucht und Erik den Roten in der Bude hier oben auf der Anhöhe, um einen Vergleich zwischen dem Bauern vom Kjetilsfjord und dem Bauern von Alftafjord zu erzielen, einen Vergleich, den beide Landnahmemänner akzeptieren können. Oft haben die wichtigen Häuptlinge Interesse an einem Vergleich, um unnötige Streitigkeiten und Fehden zwischen den Bauern zu verhindern, die sich wegen Diebstahl und ähnlichen kleinen Delikten an den verschiedenen Fjorden in die Haare gerieten.

Aber wenn Kjetil keinen Vergleich mit Erik dem Roten oder Einar als Vermittler erzielen konnte, rutscht er jetzt vielleicht voller Unbehagen auf seinem Platz herum. Er muss die Sache seines Bauern vertreten, um nicht sein Gesicht zu verlieren, und er weiß, er wird gegen eine Allianz von Häuptlingen mit einem größeren Aufgebot an Thingmännern verlieren. Obwohl uns das heute als ungerecht erscheinen kann, war es in der Regel eine friedliche Art der Konfliktlösung, denn die Häuptlinge schätzten die Waffenstärke und die Bündnisse der anderen ein und ließen das Thing entsprechend entscheiden. Wenn Kjetil die Jury nicht akzeptiert, kann er das Thing mit seinen Thingmännern verlassen und vielleicht einen Überfall anführen, bei dem die Häuser des Schafdiebs im Nachbarfjord angesteckt werden, so dass Kjetil seine eigene Ehre wieder hergestellt und seine Aufgabe als Beschützer seines Klienten erfüllt hat. Aber damit eröffnet er zugleich einen bewaffneten Konflikt zwischen sich und mehreren anderen Häuptlingen, einen Konflikt, der dann meistens zu einer Fehde führt, wo ein Rachemord auf den anderen folgt, und da Kjetil über eine geringere Waffenstärke verfügt als der Häuptling vom Alftafjord und dessen mächtige Freunde vom Eiriksfjord, hat Kjetil in einem solchen ›Krieg‹ schlechte Karten.

Wenn Kjetil später hinter dem Mord an Männern vom Alftafjord steckte, konnte es ihm beim nächsten Thing übel ergehen. Helge Thorbrandssohn konnte dann zusammen mit Erik dem Roten den Antrag stellen, Kjetil für vogelfrei zu erklären. Dann würde Kjetil seine Landnahme verlieren und nicht mehr zu der neuen Gesellschaft in Grönland gehören. Kjetil könnten auch Bußen auferlegt werden, die sein Vermögen schmälern würden, was ihn wiederum die Macht über seine Untergebenen kosten könnte. Es wurde erwartet, dass Kjetil für seine Klienten große Gastmähler veranstaltete und ihnen Geschenke machte. Es wurde außerdem erwartet, dass er den anderen Bauern an seinem Fjord Schutz gewährte. Wenn er die Anforderungen, die an ihn als Häuptling gestellt wurden, nicht erfüllte, würde er immer mehr Macht verlieren, und irgendein Bauer könnte sich mit anderen Klienten hier am Fjord zusammentun und die Macht über den Kjetilsfjord an sich reißen.

Auf diese Weise wurde die Macht an jedem einzelnen Fjord und über die verschiedenen Fjorde hinweg geregelt.

Aber auch der Häuptling auf Brattahlíð konnte zu weit gehen, selbst wenn er über die meisten Thingmänner verfügte. Das sehen wir in der *Grœnlendinga þáttr,* wo Sokke, der Häuptling auf Brattahlíð, in eine Fehde mit norwegischen Kaufleuten gerät, bei der sein Sohn Einar getötet wird. Sokke befiehlt seinen Klienten, die Kaufleute an Bord ihrer Schiffe anzugreifen, aber den Bauern ist klar, dass sie dabei nur verlieren können, deshalb geht einer an Bord und erreicht einen Vergleich, den auch Sokke akzeptieren muss. Er kann es sich nicht leisten, sich mit seinen eigenen Thingmännern anzulegen.

Das Thing- und Machtsystem zu organisieren war vielleicht Eriks des Roten wichtigste Aufgabe, als es darum ging, zusammen mit den anderen Landnahmemännern das neue Land aufzubauen.

*

Nach einem Weg von einer guten Stunde von Gardar aus habe ich den Eiriksfjord erreicht. Am Strand wartet Stefán mit seinem Boot und wir fahren die 20 Minuten hinüber nach Brattahlíð oder Quassiarsuk, wie das Dorf heute heißt. Dort gehen wir wieder ins *Leif Eriksson Hostel.* Heute wird hier auf fünf Höfen Schafzucht betrieben, aber der Hof wurde erst zu Beginn des 13. Jahrhunderts erstmals aufgeteilt. Als Erik nach 984 auf Brattahlíð wohnte, gab es dort nur einen Hof, dazu lag der Fjord tiefer und war 100 Meter vom heutigen Anleger entfernt. Insgesamt besaß Erik der Rote etwa 160 Dekar Land. Das wäre auch in Norwegen im 10. Jahrhundert ein großer Hof gewesen, und viel größer und besser als die Höfe, die Erik in Island betrieben hatte. Die

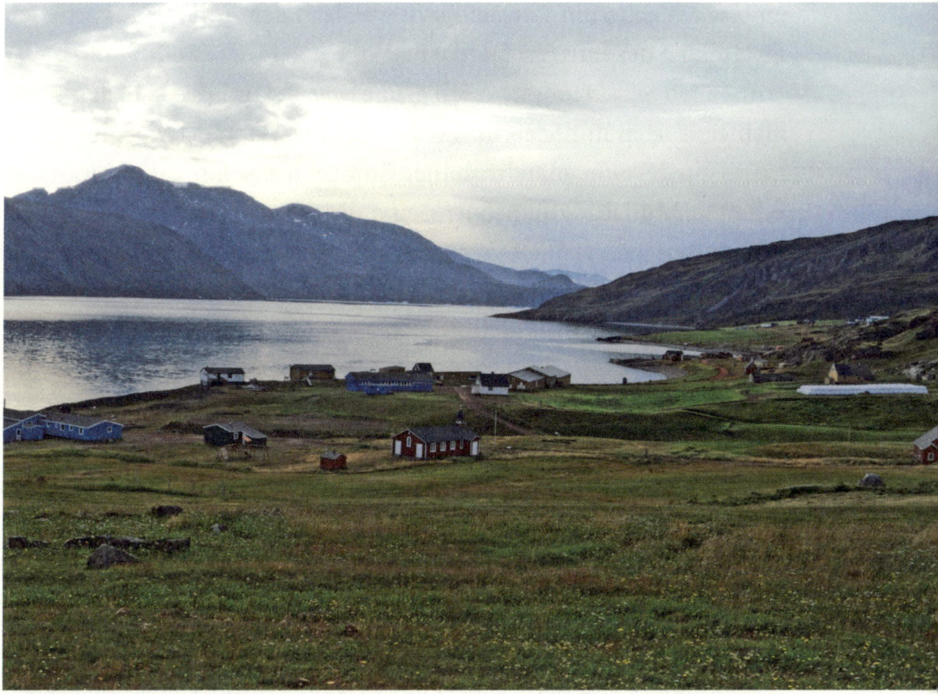

Brattahlíð/Qassiarsuk. Thjodhilds Kirche lag gleich vor der heutigen. (Foto: Claire Rowland)

Durchschnittstemperatur lag hier im Sommerhalbjahr jedoch etwas niedriger als in der Umgebung des Breiðafjörður, weshalb der Getreideanbau sich an Einarsfjord und Eiriksfjord als schwierig erwies.

Nachdem ich zwei Tage lang in den Ruinen von Brattahlíð herumgewandert bin, miete ich auf einem Nachbarhof einen ATV, ein geländetaugliches, vierrädriges Motorrad. Ich fahre vom Hostel aus vorbei an den Höfen am Fjord unten in Brattahlíð, dann biege ich ab auf den schmalen Kiesweg, der durch die hügelige Landschaft führt. Ich habe eine phantastische Aussicht, muss aber den holprigen Weg im Auge behalten, der ab und zu kleine Bäche kreuzt. Nur solide Allradfahrzeuge, Trecker und ATVs können zwischen den wenigen Höfen am Eiriksfjord zum Einsatz kommen. Von der Anhöhe aus sehe ich große Teile des inneren Fjordarms.

Auf allen Seiten umgibt mich grünes Weideland, auf Hügeln und in kleinen Tälern mit Seen und plätschernden Bächen. Die Umgebung hier ist wie eine märchenhafte, üppige norwegische Gebirgslandschaft in Miniatur, mit Moos, kleinen Mooren, Weidengestrüpp und Birken zwischen grünen Teppichen, wo Tausende von Schafen grasen. Das hier ist wirklich grünes Land. Eriks Marketingstrategie war nicht gelogen. Fast alle Höfe in dieser Gegend werden heute von Grönländern betrieben, die seit dem 20. Jahrhundert eine an die von Erik dem Roten hier um 980 eingeführte angelehnte Landwirtschaft betreiben.

Hier oben in den kleinen Tälern, unter den Bergkuppen und bei den Seen muss Erik der Rote mehrere Almen angelegt haben, wo die meisten Frauen seines Haushalts, von Leibeigenen bis zu freien Hofherrinnen, miteinander wohnten und arbeiteten. Bei der täglichen Arbeit muss diese Gesellschaft ziemlich egalitär gewesen sein, mit geringen Unterschieden in Arbeitsaufgaben und Ernährung, egal, ob Häuptling oder Sklave. Aber unter den Freien waren nur die Frauen für die Stallarbeit zuständig. Die Ziegen und vielen Schafe mussten jeden Tag gemolken werden, und es wäre zu umständlich gewesen, sie jeden Abend zum Haupthof zu treiben. Um die Jahrtausendwende kann das Klima hier im innersten Eiriksfjord noch etwas milder gewesen sein als heute, und viele Tiere konnten fast das ganze Jahr über auf der Weide bleiben, weshalb Erik vielleicht mehrere Hundert Schafe und Ziegen sein Eigen nannte.

Nachdem ich den höchsten Punkt erreicht habe und wieder nach unten fahre, teilweise durch enge Scharten und Spalten, erreiche ich den Fjord, der zur nordischen Zeit Isafjord hieß. Damit bin ich durch die gesamte Ostsiedlung gereist, von Herjolvsnes im Süden bis hinauf zu diesem letzten Fjord. Der primitive Weg endet in einem Dorf mit drei Schafsbetrieben. Unterhalb der Höfe liegen die Eisberge dicht an dicht im Fjord, und weit vorn sehe ich das gewaltige Inlandseis, das die äußerste Grenze der Siedlung darstellte. Keiner der Landnahmemänner von 984 hat diesen nördlichsten Fjord übernommen. Vielleicht gehörte das Weideland hier oben auch zu Brattahlíð.

Es wird überhaupt nicht erwähnt, ob jemand im Sommer 984 weiter nördlich Land genommen hat. Nachdem das *Landnahmebuch* aufgezählt hat, welcher Mann welchen Fjord nahm, heißt es nur noch:

»Einige gingen auch in die Westsiedlung.«

Hier sehen wir einen Bruch in der Erzählung. 14 Schiffe treffen im Sommer 984 ein. Elf Häuptlinge erhalten hier in der Ostsiedlung ihren Fjord. Die übrigen Schiffe müssen die gewesen sein, die zur Westsiedlung weiterfuhren, 500 Kilometer weiter nach Norden, um sich dort niederzulassen. Aber sie nahmen dort oben kein Land. Sie wurden keine Landnahmemänner, sonst stünde es im *Landnahmebuch.* Vermutlich befanden sich auch keine Häuptlinge an Bord der Schiffe, die nach Norden weiterfuhren. In den Sagas, die auf Grönland spielen, werden mehrere Häuptlinge aus der Ostsiedlung erwähnt, aber keiner aus der Westsiedlung. Es ist auch nicht die Rede von einem eigenen Thing dort oben, obwohl die Reise von einer Siedlung zur anderen bis zu einer Woche dauern konnte und in den Wintermonaten überhaupt nicht möglich war.

Erik hatte in den drei Jahren, in denen er das Land erkundet hatte, schon viele Bereiche in der Westsiedlung und im Unland weiter im Norden mit Namen versehen, die er aus seiner Kindheit im heutigen Rogaland kannte. Wir sehen auch, dass Thorstein, sein ältester Sohn, erwachsen wird und heiratet, danach zieht er an den Lysefjord, der als Familienbesitz in der Westsiedlung bezeichnet wird.

Es sieht so aus, als gehörten jedenfalls Teile des größten Fjords dort oben, der von der Mündung bis ins Innere fast 80 Kilometer misst, zur Landnahme Eriks des Roten und seiner Familie. An diesem Fjord wurden auch Siedlungsreste gefunden, die bis zur Jahrtausendwende zurückreichen. In der Saga heißt es zudem, dass Erik selbst große Teile des Sommerhalbjahres zusammen mit anderen Leuten in der West-

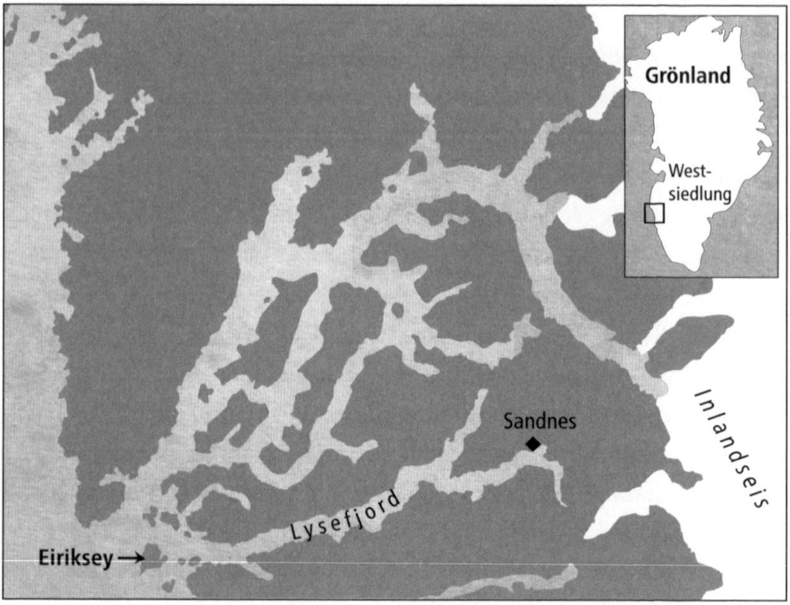

siedlung und im Unland noch weiter im Norden auf Jagd verbrachte. Vermutlich hielt sich Erik sonst vor allem auf dem Hof auf, der irgendwann den Namen Sandnes erhielt und innen am Lysefjord lag, am Ausgang von Austmannadalen. Die anderen, die dort oben wohnten, waren vermutlich seine und später die Klienten seiner Söhne.

In der Diskobucht, noch 500 Kilometer weiter im Norden, kamen im April die Walrösser an Land. Die Fanggründe hier konnten nur von den Bewohnern der Westsiedlung so früh erreicht werden. Vermutlich ruderten sie im zeitigen Frühling in kleineren Booten los. Die wichtigen Männer unten in der Ostsiedlung beteiligten sich in den Sommermonaten mit ihren großen Schiffen an der Walrossjagd. Sie sind vielleicht im Juni aufgebrochen und zuerst zur Westsiedlung hochgesegelt, wo sie sich ausruhten und möglicherweise mehr Proviant an Bord holten. Dann fuhren sie weiter zum Unland, wo es zum Sommeranfang an der Eiskante gute Jagdmöglichkeiten gab, und hier ließen sie ihre Leichtboote zu Wasser. Die großen Knorren segelten darauf weiter zur Diskoinsel und in den Krokfjord, um Walrosszähne, Speck und Häute zu holen, die schon seit Jagdbeginn im April dort lagerten. Später fuhren vermutlich die großen Knorren von Erik, Herjolf, Kjetil und den anderen Häuptlingen, beladen mit Häuten, Öl und Walrosszähnen, zwischen Diskobucht und Ost- und Westsiedlung hin und her. Die Waren wurden in den Siedlungen weiterverarbeitet und dann an isländische Kaufleute verkauft.

Das alles sieht aus wie ein beeindruckendes System, das Erik der Rote da geschaffen hatte. Er leitete den Aufbau eines neuen Landes in einem neuen Erdteil. Und der Beweis für seinen Erfolg war, dass er und die Nachkommen seiner Reisegefährten auf diesem Außenposten blieben, und dass es noch heute Elfenbein aus dem 12. Jahrhundert gibt, das von an den nördlichen Küsten Grönlands aufgewachsenen Walrössern stammt. Seine Siedlungen konnten Walrosszähne von nördlich des Polarkreises auf einem neuen Kontinent nach Island und weiter nach Irland und Norwegen exportieren, ehe dieses Material dann später in Kirchen überall in Europa in Reliquienschreinen und anderen Kleinoden auftaucht.

*

Damit beende ich das Auspacken des 41. Satzes. So kann es gewesen sein, als Erik der Rote damals die ersten Auswanderer anwarb und den Aufbau des neuen Landes anführte.

Nun konnte niemand mehr behaupten, ihm sei niemals etwas gelungen.

Aber sein Leben endet nicht in den Jahren nach 980. Er lebt noch viele weitere Jahre. Nach den 40 Sätzen trifft er auf neue Probleme. Das geht auch mir so, denn ich finde es nicht einfach, mir einen Überblick über die letzten Jahre von Eriks Leben zu verschaffen. Auf gewisse Weise verschwindet er fast vollständig. Auf andere Weise wird er lebendiger denn je.

Teil II

Christentum und Vinland

Kapitel 7

Thjodhilds Kirche

Nach den 40 Sätzen macht die Saga über Erik den Roten eine Veränderung durch. Jetzt wartet sie mit Erzählungen von ganz anderer Herkunft und ganz anderer Form auf als die nüchternen Sätze, die ich bisher ausgepackt habe. Jetzt ist Erik nicht mehr die Hauptperson in seiner eigenen Saga, er wird zur Nebenfigur in einer Serie von skizzenhaften Beschreibungen vom Leben der Menschen in seiner Umgebung.

Die bekannteste dieser Geschichten handelt von einem seiner Söhne mit Thjodhild, nämlich Leif Eriksson.

Die Saga berichtet, dass Leif zu einem Mann mit vielen Fähigkeiten herangewachsen war. 998 segelte er von Grönland nach Norwegen, um Olav Tryggvassohn aufzusuchen. Dabei kam er vom Kurs ab und suchte Zuflucht auf den Hebriden. Dort verbrachte er den Sommer und schwängerte eine Frau von edler Geburt, ehe er seine Reise nach Norwegen fortsetzte und vermutlich in Nidaros mit König Olav zusammentraf. Leif Erikssohn trat in Olavs Leibgarde ein und blieb den Winter über bei ihm.

Im folgenden Frühjahr, 999, rief der König Leif zu sich.

»Willst du in diesem Sommer wieder nach Grönland?«, fragte er.

»Das will ich durchaus, wenn es dir recht ist«, erwiderte Leif.

»Ich glaube, das könnte sich lohnen. Ich erteile dir dabei einen Auftrag. Du sollst in Grönland das Christentum verkünden«, sprach der König.

Leif antwortete, er werde dem König diesen Gefallen gern tun, aber leicht werde das nicht sein in diesem neuen Land, das sein Vater gegründet hatte.

Der König sagte, er wisse keinen Besseren für diese Aufgabe als Leif.

»Das Glück ist dir so wohlgesonnen, dass du das schaffen kannst.«

»Nur, wenn ich auch noch dein Glück dazubekomme«, entgegnete Leif.

*

Um diesen Wortwechsel und das, was danach geschieht, zu verstehen, müssen wir uns das Konzept ›Glück‹ vornehmen, so, wie es hier benutzt wird. Das altnordische Wort, das in der Saga verwendet wird, ist *gipta,* es bedeutete ursprünglich eine vom Schicksal bestimmte Gabe, möglicherweise von den Nornen oder den Disen, die einem Mann den Erfolg garantierte. Dieses ›Glück‹ griff auf alle über, die mit diesem Mann zusammenarbeiteten, und bei Königen wurde diese Eigenschaft auf die gesamte Gesellschaft übertragen und sorgte für gute Ernten und Frieden, oder Sieg im Krieg, eben, weil der König vom ›Glück‹ begünstigt wurde. Wer eine gute *gipta* hatte, konnte auch mit dem Synonym *happ* belegt werden, in der Form *inn heppni,* also ›der Glückliche‹.

*

Der König gab Leif mehrere Priester als Reisebegleitung mit und Leif machte sein Schiff bereit und segelte los gen Westen, um Grönland zu christianisieren. Und nun folgt eine der meistdiskutierten Szenen der altnordischen Literatur. In der *Saga von Erik dem Roten* gibt es dazu nicht mehr als drei ziemlich undramatische Sätze:

Dann stach er in See und war lange unterwegs und fand ein Land, das er noch nicht gekannt hatte. Dort gab es selbstsäende Weizenfelder, dort wuchsen Weinreben und Bäume, die Maserbirke genannt werden, und von allem nahmen sie Proben mit. Einige dieser Bäume waren so groß, dass sie zum Hausbau verwendet werden konnten.

Danach segelte Leif nach Grönland. Unterwegs stieß er auf ein Floß mit Schiffbrüchigen, die er an Bord nahm. Zu Hause angekommen, erzählte er vom Christentum und dem »allgemeinen Glauben«, verwies auf König Olav und erklärte allen, dass die, die sich dieser neuen Sitte anschlössen, mit Lohn und Ehre rechnen könnten.

Später bekam Leif, weil er das Christentum nach Grönland gebracht und die Schiffbrüchigen gerettet hatte, den Beinamen ›Leif der Glückliche‹ – *Leifr inn heppni*. Seltsamerweise wird die Entdeckung Vinlands nicht als Beweis dafür angeführt, dass Leif das Glück auf seiner Seite hatte.

Die Saga erzählt, dass Leifs Vater, Erik der Rote, den alten Glauben nur ungern aufgeben wollte, die Mutter Thjodhild dagegen war von der Botschaft ihres Sohnes sofort überzeugt und ließ eine Kirche errichten. Der Saga zufolge wurde die Kirche ein Stück entfernt von den übrigen Häusern auf Brattahlíð gebaut. Später wurde sie nur ›Thjodhilds Kirche‹ genannt.

Weiter hören wir, dass Thjodhild keinen Sex mit ihrem heidnischen Gatten mehr haben wollte, was Erik sehr bedrückte.

Dann wurde darüber gesprochen, dass man das neue, von Leif entdeckte Land doch erforschen sollte. Leifs Bruder Thorstein übernahm die Aufgabe, eine entsprechende Expedition auszurüsten. Alle fanden, auch Vater Erik solle sich anschließen, denn sie meinten, er habe unter ihnen das meiste Glück. Erik hatte zwar keine Lust, ließ sich am Ende aber breitschlagen.

Am Morgen des Aufbruchs versteckte Erik eine Truhe voller Silber

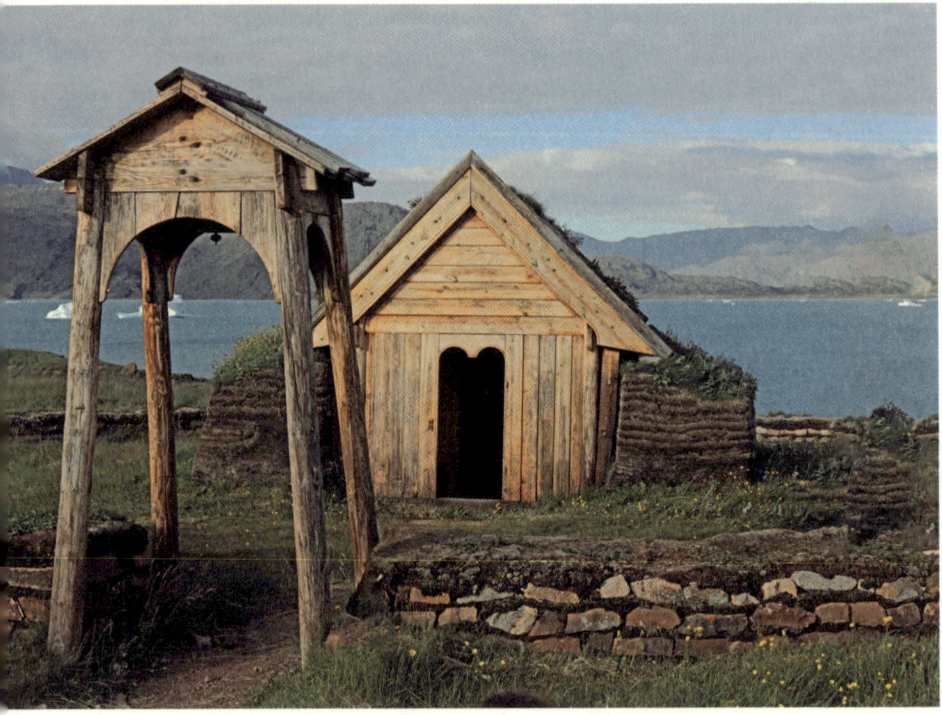

Rekonstruktion von Thjodhilds Kirche. (Foto: Pål Hermansen)

und Gold. Dann ritt er zum Hafen, wo das Schiff bereitlag. Doch er war noch nicht weit gekommen, da fiel er vom Pferd, schlug hart auf den Boden auf und rief:

»Ai, ai!«

Er hatte sich mehrere Rippen und eine Schulter gebrochen.

Nach dem Unglück wollte Erik unbedingt Thjodhild mitteilen, wo die Schatztruhe versteckt war, damit sie diese wieder hervorholen könnte – er meinte, das Unglück sei dadurch entstanden, dass er seine Reichtümer versteckt habe.

Darauf fuhren Thorstein und sein Vater Erik zusammen mit 18 weiteren Männern los, um das neue Land zu erforschen. Aber es gelang ihnen nicht, das Schiff in die gewünschte Richtung zu steuern, und sie wurden abgetrieben. Einmal sahen sie in der Ferne Island. Dann erspähten sie einige Vögel aus Irland. Sie mussten die Reise zum neuen Land aufgeben, und als sie in Brattahlíð eintrafen, war es fast schon Winter geworden. Nun sagte Erik:

»Als wir im Sommer aus dem Fjord gesegelt sind, waren wir besserer Stimmung als jetzt. Trotzdem gibt es viel Gutes, zu dem wir zurückkehren.«

Sein Sohn Thorstein antwortete:

»Nun gehört es sich für einen Häuptling, für die Heimatlosen zu sorgen und ihnen einen Aufenthaltsort zu beschaffen.«

Thorstein fühlte sich für die Mannschaft verantwortlich. Viele dieser Männer würden es nicht mehr zu ihrem eigenen Fjord schaffen, und Thorstein meinte, sein Vater müsse in diesem Winter für sie sorgen.

Erik nickte und erwiderte:

»Da hast du recht, man weiß wenig, so lange man keine Antwort erhalten hat, und auch in diesem Fall ist es so gekommen. Ich werde tun, was du mir rätst.«

Die meisten von der Mannschaft blieben also bis zum Frühling auf Brattahlíð, was für Erik den Roten hohe Kosten mit sich brachte.

Vielleicht kommen wir Erik niemals näher als in diesen Sätzen. Hier wird er in konkreten Situationen geschildert, er redet und zeigt seine Persönlichkeit. Wir sehen sogar einige Beispiele für eine Art von trockenem Humor, und wir sehen einen anpassungsfähigen, klugen und nachdenklichen Mann, der Rücksicht auf seine Umgebung nimmt und keine unnötigen Konflikte verursacht, der aber gleichzeitig reichlich schweigsam, unergründlich und listig sein kann. Auch anderswo im Sagamaterial erhaschen wir einen Blick auf solche Eigenschaften.

*

Ich stehe auf der Veranda des *Leif Eriksson Hostels* und schaue hoch zum Superstar von Quassiarsuk: Eine riesige Statue von Leif Eriksson thront auf einer Anhöhe über dem Dorf, das vor langer Zeit Brattahlíð hieß. Die beiden Spanierinnen im Hostel, Andrea und Theresa, erzählen mir, dass sie oft Gäste aus den USA haben, die fast schon als Pilger kommen, um den Ort zu sehen, von dem aus Leif Eriksson zur Entdeckung Amerikas aufgebrochen ist.

Jetzt sind keine Pilger hier. Stefán ist nach Hause zu seiner Rentierstation gefahren. Ich bin der einzige Gast.

Ich habe mit dem lokalen historischen Guide hier in Quassiarsuk verabredet, dem Grönländer Aqqaluq Ole Frederiksen, dass ich eine Nacht im rekonstruierten Haus Eriks des Roten übernachten darf. Das heißt, es ist eigentlich keine genaue Kopie seines Hauses, sondern die eines typischen altnordischen Langhauses, sie basiert auf einer Ausgrabung auf einem Hof in der Westsiedlung.

Andrea und Theresa leihen mir einen Schlafsack, geben mir zwei Bier als Proviant mit und sagen, dass sie die Tür vom Hostel nicht abschließen werden, für den Fall, dass ich mich nachts wieder hereinschleichen möchte. Am späten Abend wandere ich über den rotbraunen Kiesweg zum alten Hofhaus auf Brattahlíð. Bald holt Aqqaluq mich mit seinem ATV ein und fragt, ob ich mitfahren möchte. Am Vortag hat er mich zu den Ruinen geführt. Dabei habe ich ihn auch über sein Leben und die Zustände hier im Dorf ausgefragt. Ich steige hinter Aqqaluq auf, obwohl es höchstens noch 500 Meter bis zu dem rekonstruierten Langhaus sind.

Aqqaluq Ole Frederiksen ist der Sohn eines der größten Bauern hier in Qassiarsuk und vielleicht 25 Jahre alt. Er ist ein direkter Nachkomme des Grönländers Otto Frederiksen, der 1924 hier die Schafzucht wieder einführte. Im Winter studiert Aqqaluq in Dänemark Tiermedizin. Er spricht ein so breites Dänisch, dass ich ihn nur mit Mühe verstehen kann, und immer wieder muss ich ihn bitten, etwas zu wiederholen. Ab und zu hat er das satt und wechselt ins Englische über. Jetzt sitzt er vor mir, mit einer Schirmmütze auf dem Kopf, und nuckelt an seiner Pfeife. Aqqaluq erinnert mich an einen englischen Landarzt aus den 1950er Jahren. Zuerst sausen wir über den Hofplatz bei ihm zu Hause, vorbei an dem langen Stall, wo die gelbe Farbe von den Brettern abblättert. In diesem Frühling hat sein Vater nicht weniger als 1800 Schafe auf die Weide getrieben.

Es gehörte zur dänischen Politik des 20. Jahrhunderts, die Grönländer als Schafzüchter an den fruchtbaren Fjorden sesshaft zu machen. In vielerlei Hinsicht übernahmen sie dabei die alte nordische Kultur Eriks des Roten, und sie ließen sich auch an ungefähr denselben Orten nieder wie damals die Wikinger, so dass die heutigen großen Ställe und die Felder mit den Rundballen in der Regel in der Nähe von nordischen Ruinen liegen. Die Nähe zu den ausgestorbenen nordischen Siedlern und ihren Ruinen ließ eine Art lokale Wikingeridentität entstehen. 1927 wurde das erste Kind hier auf dem Hof in Brattahlíð geboren. Es war der Sohn von Otto Fredriksen. Er erhielt den Namen Erik Røde. Dieser neue Erik der Rote war Aqqaluqs Großvater.

In der alten Ostsiedlung gibt es heute an die 40 aktive Schafzuchtbetriebe. 15 davon liegen am Eiriksfjord (Tunulliarfik), und insgesamt werden pro Jahr 30.000 Lämmer zum Schlachthof in Narsaq an der Fjordmündung gebracht.

Am Rand des Hofplatzes steht ein blaues Steingebäude, dessen Mauer mit großen Tierfiguren dekoriert ist. Das ist die Schule. Hierher kommen Kinder vom gesamten inneren Eiriksfjord und vom Isafjord, insgesamt 14. Wir fahren in eine Senke und dann über eine kleine Holzbrücke über den Fluss, der von den Hügeln mit dem noch kahlen Weideland weiter oben herabfließt. Am anderen Ufer liegt das Internat, wo die Schülerinnen und Schüler aus den Nachbardörfern während des Winters wohnen. Ein noch schmalerer Weg biegt nach links ab und führt zu einem weiteren Hof hinauf. Hier unten liegt die Kirche des Dorfes, sie erinnert mich an ein rotgestrichenes Schulhaus im Norwegen der 1930er Jahre. Nur ein weißes Kreuz und ein kleiner

Glockenturm über dem Eingang verraten, dass wir hier vor einem Gotteshaus stehen.

Der Hof Eriks des Roten muss an diesem Ufer gelegen haben.

Nachdem wir am Internat vorbeigefahren sind, erreichen wir eine ziemlich große Steinkirche. Dahinter liegen Mauerreste von einem Haupthaus mit vielen Zimmern und mehreren Ställen und Scheunen in der Nähe. Alles zusammen wurde vermutlich im 14. Jahrhundert errichtet. Hier wohnten einige der letzten nordischen Siedler auf Brattahlið. Unter diesem Bauensemble wurden Reste von mehreren älteren Häusern gefunden.

Hinter einigen Felskuppen gleich nach den Ruinen erreichen wir die rekonstruierten Gebäude. Wir stellen den ATV ab und gehen durch das Tor in einem Schafsgatter zu den Wikingerhäusern.

Hier hat Aqqaluq mich am Vortag herumgeführt. Er erzählt, dass er fast nie Führungen durch die alten Ruinen macht. Die eigentliche

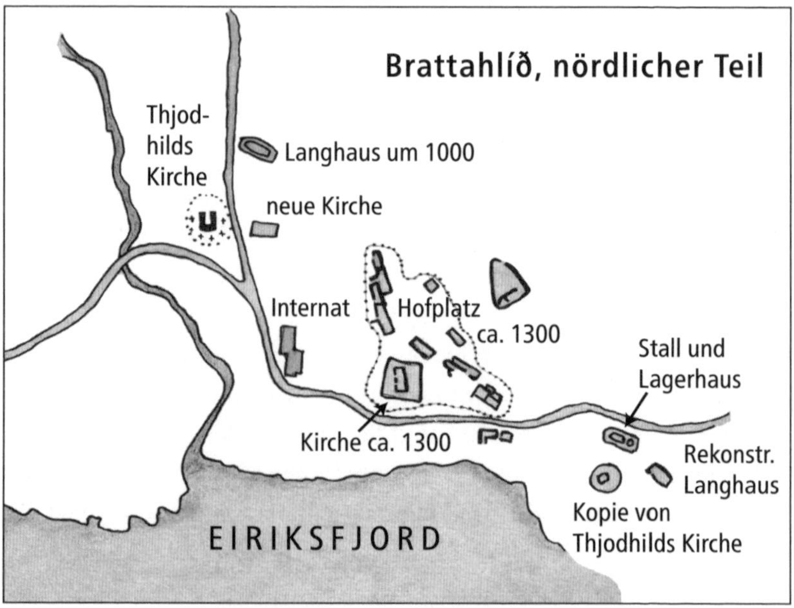

Attraktion hier sind die neuen Häuser. Hier wird erzählt über Leif, den Entdecker Amerikas, über seine Mutter Thjodhild, die die Kirche errichten ließ, und seinen Vater Erik, der nicht mehr zu seiner Frau ins Bett durfte.

Gleich vor uns steht eine Rekonstruktion der sogenannten Thjodhildskirche, eine Kopie, die errichtet wurde auf dem Fundament einer Kirche und aus Resten der Ruinen eines auf diesem Flussufer entdeckten Friedhofs. Es ist eine kleine Stabkirche mit meterdicken Torfwänden an den Längsseiten und hinten. Der Kirchenraum innen ist nur zwei Meter breit und dreieinhalb Meter lang. Eine im Kreis erbaute Mauer umgibt die kleine Kirche. Gleich dahinter steht das Langhaus mit Außenwänden und Dach aus Torf, 15 Meter lang und 8 Meter breit. Erik der Rote muss in einem ähnlichen Haus gewohnt haben. Dieses hier sieht aus wie eine etwas größere Version von Eiriksstaðir in Haukadalur, das Sigurd und ich in Island besucht haben. Der Bau verschwindet fast im grünen und braunen Terrain.

Aqqaluq führt mich durch das Haus. Danach braucht er lange, um mir zu erklären, wie der große Eisenschlüssel zur Eingangstür funktioniert, damit ich im Haus Eriks des Roten ungehindert ein- und ausgehen kann.

Aqqaluq steckt seine Pfeife an und fährt von dannen.

Die Anlage mit den neuen Wikingerhäusern liegt ziemlich abgeschieden auf Brattahlíð. Auf der Weide weiter oben traben zwei große Pferde auf und ab. Ich höre deutlich, wie sie Luft aus den Nüstern blasen. Es ist fast zehn Uhr abends, es ist noch immer warm, und ich setze mich im T-Shirt mit einer Flasche Bier auf eine Felskuppe hinter der Kirche. Die tiefstehende Sonne spiegelt sich gleich unter mir im Wasser und verleiht der einsetzenden Dunkelheit eine tiefe Glut. Das dichte, üppige Gras bildet einen scharfen Kontrast zu den Eisbergen im Fjord. Ich habe hier Sicht auf einen großen Teil von Brattahlíð/ Quassiarsuk, mit den vielen Höfen, dem Hostel, dem kleinen Café

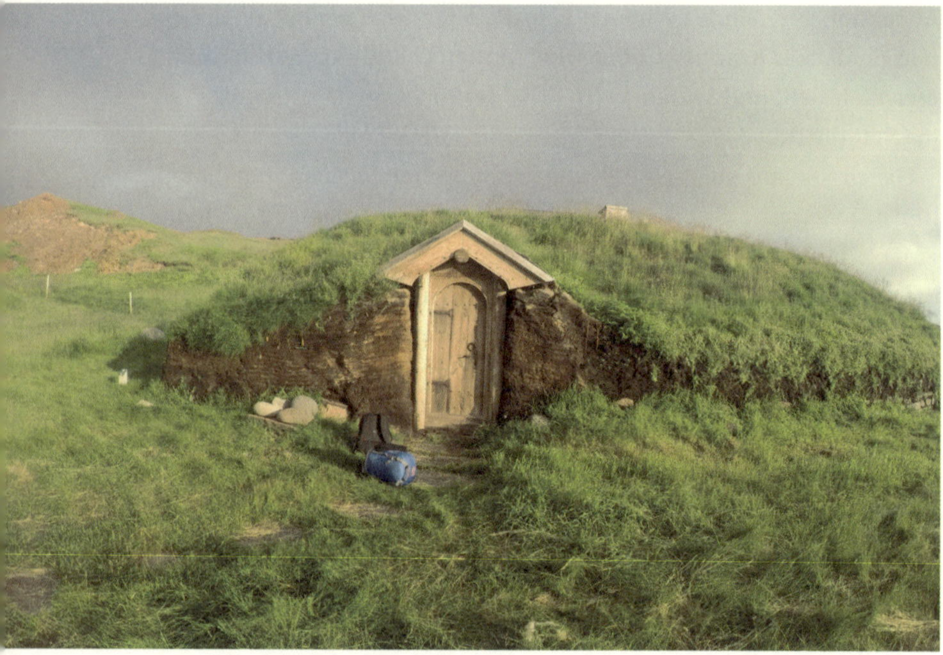

Das rekonstruierte Häuptlingshaus auf Brattahlíð. (Foto: Øystein Morten)

und dem Laden, vor dem eine Benzinzapfsäule steht. Ich brauche 20 Minuten, um von einer Seite von Quassiarsuk auf die andere zu gehen. Hier wohnen 39 Menschen. Vielleicht ungefähr so viele wie zur Zeit Eriks des Roten.

Als ich das Bier ausgetrunken habe, gehe ich ins Langhaus. Es ist dunkel in der großen Halle, es gibt nur ein schwaches Licht von der Luke im Dach her, durch die der Rauch von der Feuerstelle auf dem Boden abziehen konnte. Die Wikingerhäuser hatten weder Fenster noch Schornsteine. Die wichtigste Lichtquelle war das offene Feuer mitten im Raum. Dazu kamen die kleinen, blauroten Flammen der Lampen an den Wänden, die mit dem Öl von im Norden gefangenen Walrössern gefüllt waren. Ich darf hier nichts anzünden, und es ist

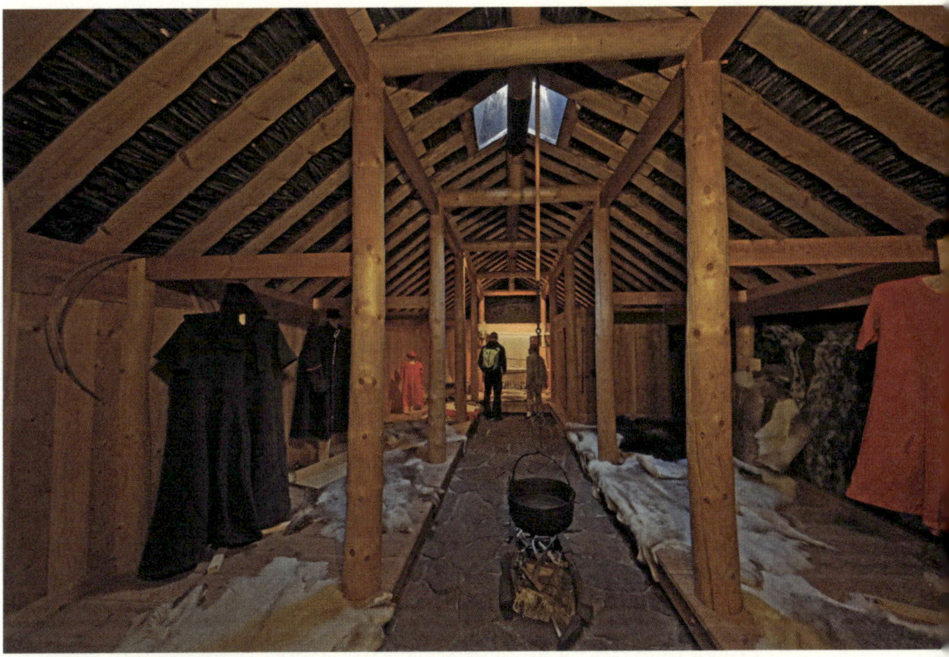

Im rekonstruierten Häuptlingshaus auf Brattahlíð. Hier hat der Autor übernachtet. (Foto: Pål Hermansen)

ziemlich kalt. In der Mitte des Raumes ist der Boden aus Stein, an den Seiten gibt es erhöhten Holzboden.

Mit Hilfe der Taschenlampe in meinem Handy breite ich drei Rentierfelle auf dem harten Holzboden zwischen den Trägerpfosten aus und lege mich, mit dem Islandpullover als Kopfkissen, in den Schlafsack. Ich bin bald eingeschlafen, werde dann aber davon geweckt, dass ich von den Fellen gerutscht bin und quer vor einem Träger liege. Ich stehe auf, lege mich wieder hin und schlafe ein, wache jedoch abermals in einer seltsamen Position auf.

Ich beschließe, mein Glück in der Schlafkammer weiter hinten im Raum zu versuchen. Es war oft so, dass der Häuptling und seine Gattin eine abgeschlossen Bettstatt mit Wänden hatten, damit sie, anders als alle anderen, in den kalten Wintermonaten, wenn der gesamte Haushalt gemeinsam in diesem großen Raum schlief, allein waren. Ich lege die Felle ins Bett, krieche dazwischen und schließe die Tür. Das Bett, und damit der gesamte Raum, kann nicht länger sein als 160 cm, deshalb kann ich mich nicht ausstrecken. Aqqaluq meint, die Menschen vor 1000 Jahren seien so klein gewesen, dass dieses Bett lang genug war, aber Skelette aus Brattahlíð zeigen, dass die Männer um das Jahr 1000 in dieser Bettkammer genau so große Probleme gehabt haben müssen wie ich mit meinen 183 cm.

Die Erklärung für die kurzen Betten in den Wikingerhäusern ist vermutlich, dass damals im Sitzen geschlafen wurde. Die Menschen stopften sich Kissen hinter Rücken und Kopf, so dass der Oberkörper mehr oder weniger aufrecht war. Ich schiebe mir den Rucksack und mehrere Pullover hinter den Rücken, finde aber einfach keine angenehme Position, und ich habe das Gefühl, alle zehn Minuten aufzuwachen. Ich kann einfach nicht wie ein Wikinger schlafen.

Um vier Uhr morgens gebe ich auf und trete hinaus auf den Hofplatz. Der Himmel hat sich inzwischen zugezogen und der Nebel hängt tief über dem Fjord. Ich gehe zur Rekonstruktion von Thjodhilds Kirche hinüber, schließe die Tür auf und betrete den kleinen Raum mit den naturweißen Brettern vor den dicken Torfwänden. Ich setze mich auf eine der an der Wand angebrachten Bänke und schaue mich im Licht der Taschenlampe um. Hier können unmöglich mehr als 20 Personen gleichzeitig gewesen sein, und selbst dann mussten sie dicht an dicht stehen. Im Chor steht ein kleiner Tisch, der den Altar vorstellen soll. Dahinter hängt ein aus Treibholz angefertigtes Kreuz. Der Bau ist als Kirche geweiht und strahlt eine feierliche Aura aus. Ich schalte die Taschenlampe aus, damit meine Augen sich an die Dunkelheit gewöhnen. Es ist bedrückend still.

Ich denke an die Sagaerzählung über das Christentum, das herkam, als Vinland gerade entdeckt worden war. Ich sitze in der Rekonstruktion der Kirche, die zu Lebzeiten Eriks des Roten hier stand. Aber ich kann keinen engeren Kontakt zu diesem rothaarigen Mann aufnehmen.

Denn ich glaube nicht an die Erzählung über diese Kirche.

*

Nachdem ich die Tür der neuen Thjodhildskirche hinter mir abgeschlossen habe, gehe ich durch das Gatter und weiter über den rotbraunen Kiesweg, vorbei am Internat und hinaus auf die grüne Wiese, die mit Löwenzahn und Butterblumen gesprenkelt ist. Dort liegen die Reste der ursprünglichen Thjodhildskirche. Die Umrisse der Torfwände sind zu sehen, ich erkenne Form und Größe von dem Haus her, in dem ich eben noch gesessen habe.

Bei den ersten Ausgrabungen, die in den 1930er Jahren hier in Quassiarsuk/Brattahlíð stattfanden, wurde großes Gewicht auf die Aussage der Saga gelegt, dass Thjodhilds Kirche »nicht allzu dicht an den Häusern auf dem Hof« (*eigi allnær húsunum*) errichtet wurde. Lange wurde keine andere Stelle für die Kirche gefunden als die auf dem Hof, wo die anderen Häuser standen und wo Mauerreste der großen Kirche aus dem 14. Jahrhundert vorhanden waren, dazu die einer Kirche aus der ersten Hälfte des 12. Jahrhunderts. Doch für die Errichtung des Internats wurde 1961 dieses ebene Grundstück ausgesucht, wo ich jetzt stehe, und hier wurden im Boden mehrere Schädel gefunden. Hier war eine Begräbnisstätte, und zwischen den Skeletten fanden sie die Überreste des kleinen Hauses. Es lag ungefähr 150 Meter entfernt von den anderen Ruinen. Die Archäologen waren damit überzeugt, dass sie die in der Saga erwähnte Kirche gefunden hatten, und nannten das Haus ›Thjodhildskirche‹.

Doch 1974 wurde dann nur 30 Meter von der Begräbnisstätte entfernt ein Langhaus gefunden, ein Stück den Hang hoch und im heutigen Hofbereich gelegen. Die Überreste dieses Hauses, die jetzt unter dem hohen Wiesengras versteckt sind, zeigen, dass es sich um einen Bau mit geschwungenen Torfwänden handelte; er war 20 Meter lang und 8 Meter breit. Langhaus und Kirche wurden auf das Jahr 1000 datiert. Die angebliche Thjodhildskirche lag damit dicht bei dem ältesten und größten Langhaus von Brattahlíð, und das stimmte nicht damit überein, dass die Kirche eben nicht »allzu dicht an den Häusern« errichtet worden war.

Das Langhaus hier ist vermutlich das, in dem Erik der Rote gewohnt hat. Jedenfalls muss es schon zu seiner Zeit hier gestanden haben, und damals bestand Brattahlíð aus nur einem Hof. Vom Eingang am Ende der einen Längswand aus hatte Erik eine wunderbare Aussicht auf das blaugrüne Wasser im Fjord, wo die kleinen Eisberge in der Sommerwärme dahintrieben, und über das Tal mit dem kräftigen Laubwald am anderen Fjordufer.

Es kann natürlich auch so gewesen sein, dass Brattahlíð aus mehreren Hausständen und Hofplätzen bestand, es war schließlich ein sehr großer Hof. Die Saga kann auch so gedeutet werden, dass Thjodhild die Kirche ein Stück entfernt vom Hofplatz ihres Mannes Erik errichten ließ. Da sie als Christin keine eheliche Gemeinschaft mehr mit ihm wollte, haben sie und ihr Gesinde sich vielleicht bei der Kirche ein eigenes Langhaus erbaut. Wir müssen auch daran denken, dass Erik anderen kurzen Erwähnungen in den Sagas zufolge viel Zeit, vermutlich das ganze Sommerhalbjahr, auf der Jagd oben im Norden verbrachte, so dass seine Gattin Thjodhild große Macht über alles hatte, was auf dem Hof hier im Süden vor sich ging.

Aber es gibt weitere Elemente, die ich nur schwer schlucken kann, was den Religionswechsel in Grönland im Jahre 999 betrifft. Die Saga folgt einer christlich-literarischen Struktur, die ich aus vielen religiösen Erzählungen über die Zusammenstöße zwischen Heidentum und Christentum kenne. Oft sind die Frauen christliche Pionierinnen und wollen nicht mehr mit heidnischen Männern zusammenleben, wie Sunniva, Margareta und Lucia, und die Stätten, an denen sie Zuflucht suchten, werden später dann gern mit einem Kloster oder einer Kirche verbunden, von denen aus das Christentum verbreitet wird. Das, was die Saga über Erik und Thjodhild erzählt, halte ich für eine lokale Variante solcher Legenden.

Auch in der Fortsetzung der Geschichte stoßen wir auf bekannte Motive: Zur Odin-Verehrung der vorchristlichen Zeit gehörte es, dass Häuptlinge ihre Schätze vergruben, vor allem, wenn sie ihr Leben bedroht wähnten, und das war sicher der Fall, als Erik sich zusammen mit seinem Sohn Thorstein auf die gefährliche Reise nach Vinland begeben wollte. Das, was der Häuptling vergrub, sollte ihm nach seinem Tod in Walhalla wieder ausgehändigt werden. Erik wollte seiner christlichen Gattin also nicht nur seine Reichtümer vorenthalten und versteckte deshalb Silber und Gold – für Erik wie für den Sagaautor war es ein Teil eines Opfers für Odin. Als Erik darauf auf unerklärliche Weise vom Pferd fällt und sich verletzt, deutet er das als einen Fingerzeig des Schicksals, als Hinweis darauf, dass der christliche Gott stärker ist als Odin, und noch auf dem Boden liegend befiehlt er, dass jemand Thjodhild zum Versteck seiner Reichtümer führt.

Angeblich besaß Erik der Rote das »beste Glück von Grönland«. Aber als er sich König Olavs Aufforderung, sich zum Christentum zu bekehren, widersetzt, wird deutlich, dass das Glück ihn verlassen hat, da er nun von Missgeschicken geradezu verfolgt wird. Seltsamerweise schifft er sich doch noch nach Vinland ein, obwohl er ein Mann von ungefähr 60 Jahren ist, der sich mehrere Rippen und die Schulter gebrochen hat. Doch sowie sie den Fjord hinter sich gelassen haben, werden sie vom Wind erfasst und nach Irland und Island getrieben und sind bis zum Herbst unterwegs, ohne irgendetwas zu erreichen.

Der Zusammenhang zwischen der Odin-Verehrung, dem christlichen Gott und dem Glück, das den heidnischen Erik verlässt und auf seinen Sohn Leif übergeht, dem es von Olav Tryggvassohn mitgegeben worden ist, muss für diejenigen, die diese Geschichte im 13. Jahrhundert gehört oder gelesen haben, offenkundig gewesen sein. Aber wir haben es mit Mythen, Legenden und Literatur zu tun, die vermutlich von den wirklichen Geschehnissen auf Brattahlíð um das Jahr 1000 weit entfernt sind.

In den ältesten historischen Werken über die norwegischen Könige des 11. Jahrhunderts, in *Ågrip* und *Historia Norwegie*, heißt es, Olav Tryggvassohn habe das Christentum in Norwegen und Island sowie auf Shetland, Orkney und den Färöern eingeführt; von Grönland ist nicht die Rede. Nicht einmal in den ältesten Kopien der vom Mönch Odd verfassten Saga über Olav Tryggvassohn wird behauptet, dieser König habe Grönland christianisiert. Die Vorstellung, Olav habe Leif Erikssohn Priester mitgegeben, die in Grönland das Christentum verbreiten sollten, und Leif habe auf derselben Fahrt gleich noch Vinland mitentdeckt, taucht erstmals auf in der Saga über Olav Tryggvassohn des isländischen Mönchs Gunnlaug Leifssohn aus dem ganz frühen 13. Jahrhundert. Diese Geschichte scheint im 11. und 12. Jahrhundert absolut unbekannt gewesen zu sein. Die Legende von Leif Erikssohn und der Christianisierung Grönlands wurde vermutlich erfunden, als Olav Tryggvassohn in Island zum Heiligen erklärt werden sollte. Typisch für diese im 13. Jahrhundert auftauchenden Legenden ist, dass Olav Tryggvassohn ein geradezu wunderbares Glück zugeschrieben wird und dass die, die sich von ihm abwenden, vom Pech verfolgt werden.

In dem ziemlich glaubwürdigen, auf Latein geschriebenen Werk *Historia Norwegie* von ca. 1170 heißt es, das Christentum sei aus Island nach Grönland gekommen, und diese Aussage erscheint als die überzeugendste. Die Frage ist nur, wann war das?

*

Ich gehe durch das taunasse Gras um die Überreste der vermeintlichen Thjodhildskirche herum. Hier wurden in einer kreisrunden Grabstätte 155 Skelette gefunden. Ich greife zu einer Karte, die die Lage der einzelnen Gräber zeigt, und suche jedes davon auf. Außerdem habe ich in meinem Telefon eine Datenbank mit den wissenschaftlichen Fakten, die ich über diese Skelette gesammelt habe. Diese Datenbank liefert mir die stummen Stimmen von Brattahlíð, Stimmen, die niemals lügen, trockene Fakten, unbeeinflusst von literarischen, religiösen oder politischen Projekten aus Jahrhunderten, in denen diese Menschen schon längst tot waren.

Hier treten neue Geschichten hervor. Fast scheinen sich die Skelette aus dem Boden zu erheben, um über sich zu berichten.

Die Gräber sind auf der Zeichnung (vgl. Abb. S. 254) mit ihren Umrissen eingezeichnet, die ihre Lage im Boden zeigen. Für eine Begräbnisstätte aus dem Mittelalter wirkt das hier ordentlich und übersichtlich. Hier gibt es nicht viele Gräber, die einander überlappen – die Menschen damals schienen den genauen Überblick darüber gehabt zu haben, wo sich welches Grab befand. Das Gräberfeld mit rund 20 Metern Durchmesser war natürlich kreisförmig abgegrenzt. Vermutlich haben hier niemals mehr als diese 155 Personen gelegen. Alles weist darauhin, dass diese Begräbnisstätte höchstens über vier Generationen hinweg in Gebrauch war.

In allen Gräbern lagen die Skelette mit den Beinen nach Osten und dem Kopf nach Westen, die allermeisten auf dem Rücken, schlicht gekleidet und ohne Gegenstände, Bedienstete oder Haustiere als Grabbeigaben. Nur eine Kultur kann die Menschen auf diese Weise beigesetzt haben: die christliche.

Christliche Gräber können nach der Position der Arme datiert werden. In den ältesten christlichen Perioden im Norden, von ca. 950 bis 1100, wurden die Toten mit am Leib ausgestreckten Armen bestattet. Erst später wurden die Arme gebeugt, um sich über Bauch oder Brust kreuzen zu können. Bei den meisten Skeletten hier in Brattahlíð lagen die Arme am Leib und wiesen auf die Oberschenkel. Nur in zwei Gräbern waren sie offenbar bewusst so angewinkelt, dass sie auf dem Leib ruhten. Aus anderen Grabfeldern in Grönland wissen wir, dass sie dieser ›Mode‹ folgten und im 12. Jahrhundert von geraden auf gebeugte Arme, im 13. Jahrhundert auf über der Brust gekreuzte Arme umstiegen. Vermutlich hing das mit den veränderten Erwartungen an das Nachleben zusammen. Im 11. Jahrhundert war die Zeit, in der der Leib in der Erde lag, eine Wartezeit, später kam der Glaube an die Läuterung nach dem Tod und ein Schicksal, das durch zum Gebet gefaltete Hände beeinflusst werden konnte.

Ich wische am Telefon herum und hole mir die C-14-Datierung der Skelette. Diese Datierungen geben einen Zeitrahmen an, in dem die einzelnen Personen mit einer 90prozentigen Sicherheit gestorben sind. Nur neun Skelette ließen sich zeitlich einordnen (vgl. Melgaard 1964):

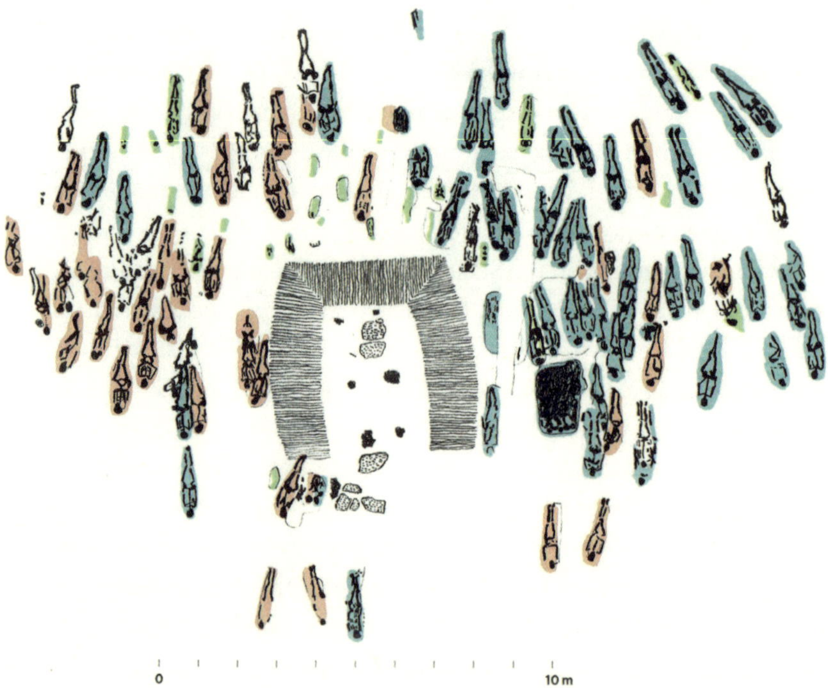

Das Gräberfeld um Thjodhilds Kirche. Hier wurden christliche Gräber ab 990 gefunden. Frauen sind in Rot eingezeichnet, Männer in Blau, Kinder in Grün. Die 20 nicht eingefärbten Skelette sind von unbekanntem Geschlecht. Erik der Rote und seine Familie wurden vermutlich hier bestattet. (Zeichnung: Sven Havsteen-Mikkelsen)

Skelett 90: gestorben zwischen 1122 und 1228. Mann 50 – 55.
Skelett 73: gestorben zwischen 1063 und 1227. Frau über 35.
Skelett 74: gestorben zwischen 1061 und 1222. Erwachsene Frau.
Skelett 41: gestorben zwischen 1061 und 1226. Frau 35 – 40.
Skelett 36: gestorben zwischen 1046 und 1218. Frau 35 – 40.
Skelett 1: gestorben zwischen 1028 und 1171. Erwachsener Mann.
Skelett 2: gestorben zwischen 995 und 1043. Erwachsener Mann.
Skelett 66: gestorben zwischen 909 und 1017. Frau 25 – 30.
Skelett 110: gestorben zwischen 894 und 996. Mann über 35.

Vermutlich wurde noch vor 1150 auf Brattahlíð eine neue Kirche samt Friedhof angelegt, die Position der Arme weist auf eine frühe Periode hin, und da die Grabstätte kaum mehr als vier Generationen in Gebrauch gewesen sein kann, gehe ich davon aus, dass all diese Menschen vor 1130 begraben wurden, die meisten wohl im 11. Jahrhundert. Der Mann hinter Skelett 110 wurde der Karbondatierung nach vor dem Jahr 996 beigesetzt, und Kirche und Grabstätte sind vermutlich um einiges älter.

Ich hebe den Blick und schaue mich um. Von hier aus sehe ich in allen Richtungen Brattahlíð. Auf dem eigenen Hof eine Kirche zu haben, war damals ein Statussymbol, solche kleinen Gotteshäuser und Friedhöfe sorgten im 10. Jahrhundert unter nordischen Häuptlingen und Königen für Prestige, und ein mächtiger Mann musste auch einen geweihten Geistlichen unter seinen Untergebenen haben. Kirche und Grabstätte hier passen wenig zum Sagabild von Erik dem Roten als Gegner des Christentums. Wenn Kaufleute aus Europa und Häuptlinge von den anderen Fjorden mit ihren Schiffen nach Brattahlíð kamen, sahen sie so ungefähr als Erstes die Kirche auf dieser Terrasse hoch über dem Fjord. Dieses Signalgebäude war wohl kaum gegen den Willen Eriks des Roten errichtet worden. Die Vorstellung, dass dieser Mann, nach dessen Pfeife ganz Grönland tanzte, auf seinem eigenen Hof weder über die Religion noch über die Gebäude bestimmte, ist zu unwahrscheinlich.

Bei zwölf der Skelette wurden den Zähnen Strontiumproben entnommen. Die Proben erzählen, wo diese Menschen in ihrer Kindheit ernährt wurden. Sieben waren in Island aufgewachsen und repräsentieren die Auswanderer. Drei gehörten einer späteren Generation an und waren in Grönland aufgewachsen. Zwei Skelette wiesen geringe Strontiumwerte unbekannter Herkunft auf.

Die Gräber sind auf meiner Karte in verschiedenen Farben markiert: 37 Frauenskelette sind in Rot eingezeichnet, 64 Männer in Blau, es gibt 34 grüne Kinderskelette, und die 20 grauen Skelette sind von unbestimmbarem Geschlecht, aber vermutlich handelt es sich bei den meisten um Frauen. Die Durchschnittsgröße der Frauen ist 1,60 m, die der Männer 1,73 m, was viel mehr ist als in Norwegen im 19. Jahrhundert, wir müssen bis 1940 warten, bis norwegische Männer im Schnitt größer werden als ihre Geschlechtsgenossen hier auf Brattahlíð. Mehrere hier brachten es auf 1,85 m. Die Knochenansätze zeigen, dass sie muskulös waren: große, starke Männer. Weder Männer noch Frauen hatten Löcher in den Zähnen, aber die Zähne waren abgeschliffen, ohne dass ich den Grund dafür kenne. Von 43 Männern, deren Alter angegeben ist, sind 17 mit zwischen 20 und 40 Jahren gestorben, 23 wurden 40 bis 60, und nur drei waren bei ihrem Tod älter als 60. Bei den meisten ist es unmöglich, die Todesursache festzustellen, aber viele der Älteren waren an Rückgrat und Hüften arg von Arthrose geplagt. Einige müssen so stark gekrümmt gewesen sein, dass sie sich nicht gerade aufrichten konnten. Als Erik der Rote im 11. Jahrhundert mit über 60 Jahren starb, galt er in seiner Gesellschaft als alter Mann. Ich kann nicht feststellen, wo die drei Männer über 60 begraben waren.

Dicht bei dem Gebäude im Süden der Kirche wurde ein breites Grab mit einem riesigen Haufen aus über 1000 Knochen gefunden, kleine und große Exemplare, die nach archäologischer Expertise wohl von

13 Toten stammen. Einer war ein zehn Jahre alter Junge, die anderen waren Männer in allen Altersstufen, von 17 bis fast 60. Drei Schädel wiesen scheußliche, vermutlich mit einer Axt geschlagene Hiebverletzungen auf. Da die meisten Knochen wild durcheinander lagen, sieht es aus, als seien die Skelette nach Entfernung des Fleisches zerlegt worden, vermutlich, um den Transport von einem anderen Ort in Grönland zu vereinfachen. Die *Grœnlendinga þáttr* erzählt vom Fund einer Gruppe von Toten in einer Hütte in Ost-Grönland. Sie zerschneiden die Leichen und kochen das Fleisch, ehe sie die Toten mit zurück in die Ostsiedlung nehmen, um sie dort in geweihter Erde zu bestatten. Vermutlich wurde diese Methode auch für die benutzt, die bei Thjodhilds Kirche im Massengrab beigesetzt worden sind.

Die Schädel im Massengrab waren am Westende versammelt und mit dem Gesicht nach Osten hingestellt worden. Das passt zu der Logik aller Gräber hier. Die Menschen, die diese Toten bestattet haben, glaubten an eine Seele, die beim Tod den Leib verlassen und sich in die Obhut Gottes begeben hatte. Aber alle diese Seelen waren noch immer mit ihren sterblichen Überresten verbunden, die auf diesem kleinen Friedhof hier in Grönland lagen. Am Jüngsten Tag sollten sie alle in ihren Leib zurückkehren, der sich alsdann aus der Erde erheben würde, und zwar mit dem Gesicht nach Osten, um in die Himmelsrichtung zu blicken, aus der Jesus zurückkehren würde.

Aber der Jüngste Tag ließ auf sich warten; Jesus kam nicht, um diese Menschen zu holen. Stattdessen begegneten die Knochen der Auferstehung in Gestalt dänischer Archäologen, die alle Skelette ausgruben, registrierten und mit dem Flugzeug nach Dänemark brachten, wo sie ihr ewiges Leben in Pappkartons in einem Magazin mit Klimaanlage und Feuchtigkeitsregulierung im Nationalmuseum in Kopenhagen verbringen.

Der Sitte nach waren es der Häuptling und seine Familie, die gleich bei der Kirchenmauer im Süden und Osten der Kirche beigesetzt wurden, und die älteren norwegischen christlichen Regelwerke schreiben vor, dass ein Häuptling, der zum Bau der Kirche beigetragen hatte, unter der Dachtraufe liegen sollte. Frauen und Kinder mächtiger Herren sollten in ihrer Nähe begraben werden. Vermutlich galten solche Regeln zur Klassentrennung um das Jahr 1000 in ganz Nordeuropa. Es ist jedenfalls logisch, dass sich die ältesten und besten Gräber dicht bei der Kirche befinden.

Ich trete vor die Südostecke der Kirchenreste. Vor mir haben mehrere erwachsene Männer gelegen. Erik der Rote muss hinter dem Bau dieses Gotteshauses gestanden haben. Gleich unter mir lag früher ein hochgewachsener Mann, dessen Kopf die Ecke der Mauer berührte. Unter der Dachtraufe. Kann das Erik gewesen sein? Vielleicht lag sein Sohn Leif neben ihm? Mehrere der ersten Europäer, die das heutige Kanada besucht hatten, müssen hier begraben worden sein, in der Nähe der Wand auf Ost- und Westseite. Vielleicht hatte Thjodhild ein Frauengrab gleich östlich des Chores. Heute liegen sie allesamt vergessen im Nationalmuseum in Kopenhagen.

Kapitel 8

Die christliche Neusiedlerkultur

Wir haben allen Grund zu der Annahme, dass die Geschichte über Thjodhilds Kirche eine größere Erzählung über Christentum und Christenmenschen in Grönland verbirgt, eine Erzählung, die vermutlich vor dem Jahr 999 ihren Anfang nimmt. Wir dürfen Thjodhilds Rolle als Kirchenbauerin und christliche Aktivistin dabei nicht unterschätzen. Es ist möglich, dass die Sagaerzählung über sie eine literarische Weiterentwicklung eines tatsächlichen Ereignisses ist. Aus den Isländersagas wissen wir, dass Frauen auf ihrem Hof ebenso große Macht haben konnten wie ihre Männer. Aber wenn Thjodhild als Kirchenbauerin eine Pionierin war, so war sie doch nicht die Einzige. Denn es gibt in der näheren Umgebung von Brattahlíð offenbar mehrere solcher Kirchen aus der Zeit um die Jahrtausendwende.

Nachdem ich im Hostel noch einige Stunden geschlafen habe, fahre ich mit meinem gemieteten ATV von Brattahlíð aus nach Norden, über die Schotterpiste an den Weidehängen am Ende des Fjords. Dort unten steigt jetzt der Morgennebel vom Wasser auf. Ein großer Falke sitzt auf einem Zaunpfosten. Erst, als ich ihn erreicht habe, hebt er langsam ab und schwebt auf den hellblauen Fjord zu. Die Sonne bricht durch die leichte Wolkendecke. Auf diesem Weg hier kommen mir 40 Stundenkilometer vor wie ein schwindelerregendes und gefährliches Tempo. Weiter ins Land hinein verengt sich der Fjord und nimmt eine mattgrüne Farbe an, was auf weite Untiefen hinweist. Ich durchquere ein Flusstal und fahre über eine Brücke, die nur aus zwei Eisenplatten besteht, die auf beiden Seiten mit großen Steinen befestigt sind. Das rauschende Wasser ist kristallklar und durchsichtig.

Am anderen Flussufer erreiche ich den Ort, der auf meiner Karte als Qorlortoq vermerkt ist. Ein Hof, auf dem Schafe gezüchtet werden und der steil zum Fjord hin abfallende Weiden besitzt. Ein heruntergekommener Stall, ein viereckiges Wohnhaus und Mauerreste von früherer Bebauung. Traktoren und Maschinen stehen planlos herum. Ich fahre einige Hundert Meter, vorbei an dem kleinen Wohnhaus mit dem Blechdach, und stelle den ATV oben am Hang ab, klettere über das Schafsgatter und springe von Felsbrocken zu Felsbrocken, ehe ich mich dann vorsichtig durch das hohe Weidegras bewege. Es geht mir darum, die Spuren einer kleinen Kirche zu finden. Ich habe nur eine Karte mit einigen Kreuzen und die Zeichnung eines kreisrunden Walls mit Gebäuderesten. Ich laufe hin und her und suche und suche, wobei ich mich bemühe, das Gras so weit wie möglich zu schonen. Ich weiß, dass es die grönländischen Bauern ärgert, wenn die Touristen ihr Gras zertrampeln. Der Karte nach müssten die Ruinen des nordischen Hofes hier sein, 25 Gebäude, wenn man die kleine Kirche mit einberechnet. Wir wissen nicht, wie dieser Hof damals hieß. Hier ziehen sich moderne Entwässerungsgräben kreuz und quer über den Hang. Im hohen, leise im Wind wehenden Gras sehe ich Steinbrocken und Reste von im 20. Jahrhundert abgerissenen Gebäuden. Ein Mädchen steht oben beim einige Hundert Meter entfernten Wohnhaus und sieht zu mir herüber. Sie muss das Gefühl haben, einen Blinden über ein Feld tappen zu sehen, ohne dass er weiß, wonach er sucht.

Als ich schon aufgeben will, kommen ein Mann und eine Frau von Mitte 50, beide aus Grönland, auf mich zu, während zwei Hütehunde um sie herumspringen. Sicher gehört der Hof diesem Paar. Sie fragen, ob ich die nordischen Ruinen suche. Ich erzähle, dass ich eine kleine Kirche finden möchte. Die Frau sagt, ihr Mann wisse, wo die sei, und fragt ihn etwas auf Grönländisch. Er spricht offenbar kein Dänisch, gibt mir jedoch ein Zeichen, ihm zu folgen. Wir gehen hundert Meter in Richtung Fjord. Er bleibt stehen und hebt die Hände. Ihn umgibt ein Kreis aus andersartigem helleren Gras. So, als wäre hier ein UFO gelandet, um die Landschaft für immer zu verändern. Der alte Friedhof. In der Mitte des Kreises finde ich einige Steine und Bretterreste – das ist vom Gotteshaus übrig. Der runde Friedhof und die Reste der Kirchenwände erinnern mich an die sogenannte Thjodhildskirche auf Brattahlíð.

Die Kirche scheint ungefähr fünf Meter breit und sechs Meter lang gewesen zu sein, doch die Reste der Torfwände sind eingestürzt und es ist schwer, einen Schluss zu ziehen. Bei über einem Meter

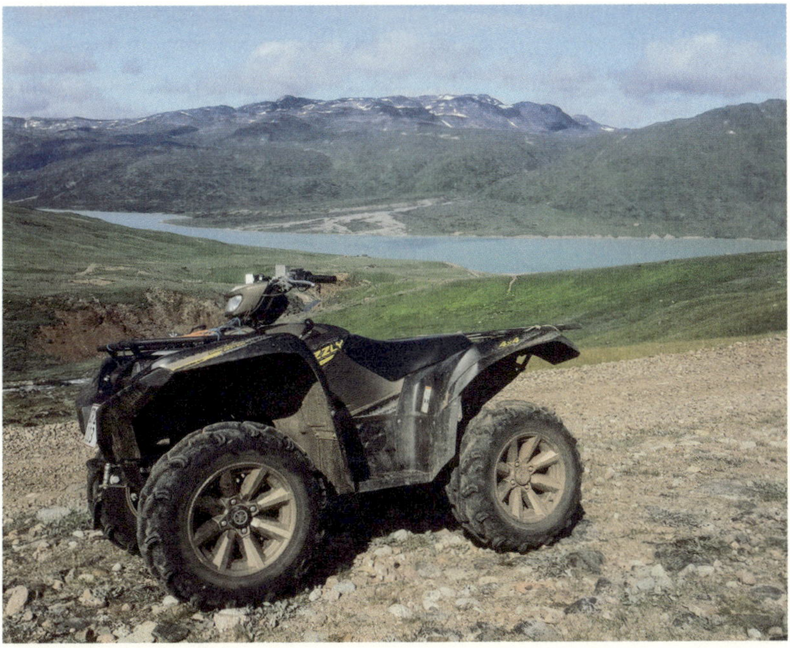

Mit dem ATV auf der Jagd nach den kleinen Kirchen im Norden der Ostsiedlung. Im Hintergrund der innerste Teil des Eiriksfjords. (Foto: Øystein Morten)

Isoliermasse war der innere Kirchenraum ungefähr so groß wie auf Brattahlíð. Am Rand des Kreises finde ich die Reste eines niedrigen Walls. Der Durchmesser der Begräbnisstätte beträgt ca. 19 Meter. Im Jahre 2001 wurde hier eine Probegrabung vorgenommen. Dabei wurden vier Skelette gefunden, die nach Osten schauten, auch hier wurde auf die Auferstehung gewartet. Die wenigen, die ausgegraben wurden, waren in so schlechtem Zustand, dass Karbondatierungen anhand der Knochen unmöglich waren. Aber in der Sandschicht unter dem Wall um den Friedhof fand sich ein Stück Holzkohle, das auf zwischen 991 und 1028 datiert wurde. Das heißt, dass der Baum, von dem die Kohle stammt, innerhalb dieses Zeitraums gefällt oder abgeflämmt worden sein muss. Ein ähnliches Kohlestück wurde in einem der auf zwischen 899 und 987 datierten Gräber gefunden (vgl. hier und i. F. Arneborg/Heinemeier/Lynnerup, i. Dr.). Das weist darauf hin, dass dieses Gelände gleich nach Eintreffen der ersten Siedler am Eiriksfjord 984 urbar gemacht wurde und dass sie sich fast unverzüglich eine christliche Kirche und einen Friedhof zulegten.

Es sind ungefähr neun Kilometer von Brattahlíð nach Qorlortoq.

Die Grönländerin sagt, dass viele diese Kirche hier für die von Thjodhild halten.

»Ihre Kirche muss so weit weg gestanden haben, dass Erik der Rote sie nicht sehen konnte. Also muss es die hier gewesen sein«, sagt sie.

»Ja, das ist möglich. Auf Brattahlíð steht die Kirche sehr dicht bei den Häusern«, sage ich.

»Es war hier!«, sagt sie.

Ich erwähne nicht, dass es vermutlich mehrere gleichzeitig erbaute Kirchen gab und dass Thjodhild wahrscheinlich mit keiner davon direkt in Verbindung gebracht werden kann.

»Vielleicht sollten die Touristen lieber hierher kommen?«, schlage ich vor.

»Ja, die können gern herkommen und meine Produkte kaufen«, sagt sie.

»Was verkaufen Sie denn?«

Sie erklärt, dass sie Kräutersalben und -seifen herstellt. Ich sage, ich würde gern etwas kaufen.

»Schön, aber die sind sehr teuer«, warnt sie mich.

Beim Friedhof zeigt mir der Bauer, wo in den alten Zeiten das 30 Meter lange Wohnhaus auf dem Hof gestanden haben muss. Gleich dahinter der lange, schmale Stall, mit Spuren von sehr dicken Wänden, vermutlich, damit die Kühe es warm hatten und die Arbeit im Stall im Winter weniger unangenehm war. Die Frau übersetzt alles, was er sagt. Er scheint sich mit den nordischen Häusern, deren Bauweise und den archäologischen Ausgrabungen auf dem Hof bestens auszukennen. Die Frau stellt sich als Elionora vor. Der Mann heißt Ole Paviasen. Sie haben 600 im Winter zu fütternde Schafe.

Danach sitzen Ole Paviasen und ich im kleinen Haus der beiden nebeneinander auf dem Sofa. Elionora serviert Kaffee und holt ihre Produkte. Der Bauer und ich schweigen. Ich möchte ihn so gern nach der traditionellen Kultur in Grönland fragen. Vielleicht hat er eine Meinung darüber, was passiert ist, als seine Kultur im 14. und 15. Jahrhundert hier neben der nordischen existierte. Ich möchte auch fragen, wie es war, von einer Sammler- und Jägerkultur auf Schafzucht umzusteigen. Aber das wäre vielleicht eine idiotische Frage? Denn er kann ja auch in der Stadt Taxi gefahren sein, ehe er hergekommen ist. Ole Paviasen schaltet den Fernseher ein. Er spricht kein Dänisch, da hat es wohl auch keinen Zweck, es mit Englisch zu versuchen? Bisher sind mir nur jüngere Leute begegnet und sie sprachen besser Englisch als ich. Da wäre es mir zu komisch vorgekommen, sie nach ihrer Zeit als Jäger und Sammler zu fragen. Da könnte ich auch die Sami in Norwegen fragen, wie es ist, im Lavvo zu wohnen. Vielleicht komme ich auf solche Fragen überhaupt nur, weil Ole kein Dänisch spricht? Meine Vorurteile machen mich handlungsunfähig.

Nun kommt Elionora und verteilt ihre Seifen und Salben auf dem Tisch. Sie erzählt, wie sie sie herstellt, und holt sogar einen Teil eines

Schafsmagens, aus dem sie das Fett gewinnt. Ole Paviasen geht wieder nach draußen. Ich kaufe für mehr als 1000 Kronen ein. Es kommt mir unangebracht vor, Elionora meine vielen ›dummen‹ Fragen zu stellen.

Danach fahre ich oberhalb des Flusses durch das Tal Qorlortoq Itinnera. Nach zwei Kilometern und 150 Metern Höhenunterschied sehe ich den gesamten inneren Eiriksfjord und dahinter verschneite Berggipfel vor mir. Dann verschwindet die Aussicht, dort, wo das Tal sich nach links wendet. Die Landschaft flacht ab, ich fahre über einen Viehrost und in eine neue Welt mit Wiesen, zu einem Hof mit drei Wohnhäusern. Am Rand des Hofplatzes steht ein großer, ziemlich neuer Stall. Hinter dem Stall wird der Weg schlammig und steinig, in der Mitte wachsen Moos und Gras. Der nächtliche Regen hat große Pfützen hinterlassen, das Wasser spritzt nach allen Seiten, während ich glücklich dahinbrettere. Jetzt liegen Blumenwiesen vor mir, und neben einem baufälligen Stall aus den 1960er Jahren muss ich den ATV auf einigen Stämmen über den Fluss balancieren. Mein Herz hüpft mir in den Hals, ich habe furchtbare Angst, ins Wasser zu kippen.

Es geht weiter über einen zugewachsenen Karrenweg, der sich durch Gestrüpp und Dickicht windet. Die Felskuppen erheben sich steil auf beiden Seiten des fruchtbaren Gebirgstals. Hier gibt es keine modernen Häuser, nur alte, im Terrain verborgene Ruinen. Das Tal wird immer enger, die beiden Seiten liegen kaum mehr als 300 Meter auseinander. Dort, wo der Karrenweg von der Natur verschluckt wird, parke ich und klettere hoch zu dem wunderschönen Wasserfall, schaue über das Tal hinweg. Die Gebäude des nordischen Hofes sollen gleich hier unter mir liegen. Ich befürchte schon, dass ich gar nichts sehen werde. Aber ungefähr 100 Meter weiter unten entdecke ich einen Kreis aus Steinen.

Ich wechsle auf das andere Flussufer über und klettere durch eine Geröllhalde, dann erreiche ich ein kleines Plateau mit den Überresten einer Mauer aus Torf und Stein, die einen perfekten Kreis bildet. In der Mitte sehe ich deutliche Bodenreste eines Gebäudes. Die Kirche hier war ungefähr fünf Meter breit und sieben Meter lang. Der etwa auf das Jahr 1000 datierte Friedhof mit mehreren christlichen Gräbern hat einen Durchmesser von 17 Metern. Mich überkommt ein warmes Gefühl für das Heilige in diesem Kreis und ich setze mich auf einen Stein im ehemaligen Kirchenraum. Wie war es wohl für die ersten Siedler hier, Gottes Haus zu betreten, hier oben in der üppigen und doch kargen Gebirgslandschaft, mit Chorälen auf Latein innerhalb dicker Wände aus Torf und Stein, wie in einer Höhle mit dünnen Bretterwänden, ein Raum, der während der Messe mit Weihrauch gefüllt war, und als sie wieder herauskamen, hatten sie den Wasserfall vor Augen?

Ich bin gerade mal 13 Kilometer von Brattahlíð entfernt und habe schon zwei kleine Kirchen gefunden, die Ähnlichkeit mit ›Thjodhilds Kirche‹ haben. Die in Qorlortoq kann schon um 980 errichtet worden sein, diese hier um das Jahr 1000 herum. Der Strontiumgehalt der beiden Gräber bei der Kirche zeigt, dass es sich um zwei Personen handelte, die in Island aufgewachsen waren. 30 Meter weiter steht ein Wohnhaus, und dann sehe ich die Wände eines kleinen Stalls, auch der aus Torf und Stein. Ein großer Hof kann das hier wohl kaum gewesen sein.

Drei Nachbarhöfe im Inneren des Eiriksfjords, drei kleine Kirchen mit kreisrunden Friedhöfen aus der Zeit der Jahrtausendwende. Diese Menschen scheinen mit einem Start-up-Set hier angekommen zu sein: ein kleines Wohnhaus aus Torf, ein Stall und in der Nähe eine kleine Kirche, 30 bis 40 Meter vom Wohnhaus entfernt, umgeben von einem Wall von 15 bis 20 Metern im Durchmesser. Solche Kirchen und Friedhöfe gibt es auch zwischen Eiriksfjord und Einarsfjord, und an zwei weiteren Orten weiter draußen am Einarsfjord. Das hier ist eine der ältesten nordischen Bebauungsspuren in Grönland, ein Netzwerk von Kirchen an den mächtigsten Fjorden. Wenn die Sagas nicht wären, stünde die Schlussfolgerung fest: Das Grönland der Wikinger war eine christliche Neusiedlergesellschaft.

Alle im nordischen Grönland gefundenen Gräber sind christliche Gräber. Es gibt keine Spur auch nur einer einzigen vorchristlichen Beisetzung, weder auf Brattahlíð noch auf einem der anderen Höfe.

*

Woher aber kam diese frühe christliche Kultur? Aus Island natürlich, zusammen mit den ersten Menschen, die in Grönland beerdigt wurden. Auch in Island gibt es solche winzigkleinen Kirchen mit Außenwänden aus Torf und Stein, umgeben von kreisrunden Wällen oder Mauern. Dasselbe gilt für die Färöer. Die Kirchenreste aus dem 10. oder vom Anfang des 11. Jahrhunderts, die in Norwegen gefunden wurden, haben keinerlei Ähnlichkeit damit. Im übrigen Europa waren viereckige Friedhöfe die Regel. Wir können uns vorstellen, dass die Inspiration zu diesen Kirchen von den Britischen Inseln nach Island gelangt war. Nach dem Untergang des Römischen Reiches entwickelte sich in Irland und dem gälischen Kulturbereich in Schottland sowie dem westlichen England eine eigene christliche Kultur. Dort wurden runde und ovale Friedhöfe angelegt, als eine Art Fortsetzung früherer heidnischer Bräuche, wobei zwischen den christlichen Gräbern oft auch ältere, heidnische anzutreffen sind. Die Grabplätze wurden von einem Wall umgeben, und manchmal waren auch hier die Kirchen klein und schlicht. In diesen Gebieten veranstalteten die Wikinger ihre ersten Raubzüge. Um das Jahr 900 gab es in den gälischen Regionen viele wikingische Siedlungen, vor allem auf den sogenannten ›Südlichen Inseln‹, den heutigen Hebriden. Hier gab es kleine Steinkapellen in einem ovalen Friedhof. Es gibt auch viele Beispiele für aus Torf gebaute Kirchen. Wikingische Männer heirateten gälische Frauen und hielten gälische Leibeigene, und ziemlich schnell wechselten die meisten zum Christentum über.

Einer von Eriks engsten Verbündeten in Island war der christliche Thorbjörn Vifilssohn, der Sohn eines hohen Adeligen aus Dál Riada im heutigen Schottland. Vater Vifil hatte Auður die Tiefsinnige um

900 nach Island begleitet, als sie am gesamten Hvammsfjörður und den dahinterliegenden Tälern Land nahm. Später wanderte Thorbjörn auf Eriks Aufforderung hin nach Grönland aus. Auður die Tiefsinnige war ebenfalls Christin und ihre Familie hatte gälische Beinamen. Sie hatte mehrere christliche gälische und piktische Leibeigene bei sich, die dann freigelassen wurden. Sie übertrug den Freigelassenen große Landbereiche, sogar ganze Täler, und dort entstanden Höfe, die später Eriks des Roten engste Nachbarschaft um den Hvammsfjörður bildeten. Wie schon erwähnt, stammte Eriks Frau Thjodhild von einer christlichen irischen Fürstin ab, und auch die meisten ihrer Familienangehörigen in Island waren Christen. Vermutlich hatten viele der ersten Auswanderer nach Grönland diesen gälischen Hintergrund.

Es gibt auch eine genetische Verbindung zwischen den ältesten Kirchen Grönlands und gälischen Bevölkerungsgruppen. Im heutigen Ionoqqassat an einem Seitenarm des Einarsfjord wurde ein runder Friedhof gefunden, mit einem Durchmesser von 20 Metern, in dessen Mitte eine kleine Kirche gestanden hatte. Auch hier wurde bei Ausgrabungen ein gemeinsames Grab mit Knochen von 12 Individuen gefunden. Die hier bestatteten Erwachsenen waren aus Island gekommen und um das Jahr 1000 beigesetzt worden. Diese Gräber sind die Einzigen bisher, bei denen DNS-Proben entnommen wurden. Die Untersuchungen wiesen bei mehreren Frauen gälische mitochondriale DNS nach. Eine genetische Linie führt von diesen Frauen an diesem abgelegenen Ort in Grönland zurück zu den Gälinnen, die von den Britischen Inseln nach Island gelangt waren. Wir sehen dasselbe bei einer Mehrzahl von Frauen in Island und auf den Färöern. Ihre Ahninnen stammten nicht aus Skandinavien.

Man kann bisweilen den Eindruck erhalten, dass das Christentum beim Alþing des Jahres 999 sozusagen über Nacht in Island eingeführt wurde. Aber die Quellen berichten, dass es damals zu einem bewaffneten Konflikt zwischen den Christen und den Anhängern der altnordischen Religion kam und dass beide Gruppen ungefähr gleich stark waren. Der Konflikt kann sich über mehrere Jahrzehnte hinweg angebahnt haben. Schon in der ersten Hälfte des 10. Jahrhunderts gab es viele Christen in Island. Vielleicht ist es kein Zufall, dass sich Christen gälischer Abstammung von dem neuen Land im Westen verlocken ließen. Etliche der gälischen Menschen, die sich vor allem an der Westküste Islands und dort niedergelassen hatten, wo Erik sich zu etablieren versuchte, fühlten sich in ihrer Lebensweise möglicherweise bedroht.

Für die gälischen Christen hatte zudem die Kunde von einem ›Grünland‹ im westlichen Meer einen ganz besonderen Klang. Unter ihren mündlichen Überlieferungen gab es auch Geschichten über Mönche, die in kleinen Booten weit nach Westen fuhren und paradiesische grüne Gegenden fanden, wo es wunderschön zu wohnen wäre. Erik der Rote muss diese Erzählungen gekannt haben. Er muss gewusst haben, dass das Wort ›Grünland‹ für seinen Freund Thorbjörn Vifilssohn und die anderen gälischen Christen am Breiðafjörður einen ganz besonderen Klang haben würde.

Kapitel 9

Die Erzählung dahinter

Wir müssen die Erzählungen in den Sagas auf die Probe stellen, sie mit Sagen und Mythen vergleichen, mit der Landschaft, wo sich alles abgespielt hat, und natürlich mit archäologischen und anderen wissenschaftlichen Befunden. In einem solchen quellenkritischen Prozess widersprechen viele Sagaberichte der Wirklichkeit, werfen Risse und sinken wie Blei, so, wie der Mythos von Leif Erikssohn und der Christianisierung Grönlands im Jahre 999.

Dazu kommt, dass sich die Sagas mit allerlei inneren Widersprüchen selbst ein Bein stellen. Das gilt nicht nur für die *Saga von Erik dem Roten,* sondern auch für die *Grönländersaga,* wobei die eine Saga grundsätzlich absolut nicht glaubwürdiger ist als die andere.

In der *Grönländersaga* sucht Leif Erikssohn niemals König Olav Tryggvassohn auf, ein anderer entdeckt das neue Land im Westen und das Christentum wird erst nach dem Tod Eriks des Roten in Grönland eingeführt. Aber auch hier ist Leif Erikssohn der Erste, der Vinland erforscht, und auf der Heimfahrt nimmt er Schiffbrüchige an Bord, genau wie in der *Saga von Erik dem Roten.* Die *Grönländersaga* erzählt außerdem, dass die von Leif Geretteten krank wurden und starben. Am Ende dieses Abschnitts heißt es: »In diesem Winter starb auch Erik der Rote.« Das ist die einzige

Quelle, die berichtet, wann und wie Erik starb: an einer ansteckenden Krankheit im, so die Chronologie der *Grönländersaga,* Winter 1002/03.

In der *Saga von Erik dem Roten* bringen die Schiffbrüchigen keine Krankheiten mit an Bord, und Erik der Rote lebt danach noch viele Jahre. Unter anderem versucht er später mit seinem Sohn Thorstein nach Vinland zu gelangen, wie schon erwähnt versteckt er vorher seine Schätze, fällt vom Pferd und sein Schiff wird nach Irland verweht. Dass Erik der Rote nach Vinland wollte, wird auch in der *Grönländersaga* berichtet, aber hier will er zusammen mit Leif reisen, dem zweiten Sohn, er versteckt seine Schätze nicht, überlegt sich die Sache anders, nachdem er vom Pferd gefallen ist, und geht nicht mehr auf Reisen.

Diese verwirrende Quellenlage macht es schwierig, über die späteren Jahre Eriks des Roten zu schreiben. Die *Grönländersaga* und *Die Saga von Erik dem Roten* bauen auf denselben Ereignissen vollkommen unterschiedliche Geschichten auf. Chronologien und Personenlisten werden zwischen den Sagas immer wieder hin- und hergetauscht. Wir können durchaus den Eindruck gewinnen, dass die Sagaverfasser mit einer chaotischen Sammlung von Kurzberichten und Ereignissen begonnen hatten, die irgendwie mit Erik dem Roten zusammenhingen, und dass sie dann daraus einen Flickenteppich zusammennähten und am Ende mit ziemlich unterschiedlichen Geschichten dasaßen.

Eine Methode, um sich dort, wo die Sagas einander widersprechen, der Wahrheit zu nähern, ist die Suche nach einem gemeinsamen Kern, nach dem, was in den Erzählungen übereinstimmt, was so fest in der Tradition verankert war, dass es nicht mehr geändert werden konnte. Wenn wir die Texte in der *Saga von Erik dem Roten* mit denen der *Grönländersaga* vergleichen, schält sich für die späteren Jahre ein Kern von Geschehnissen heraus, die nicht voneinander abweichen. Diese Kernerzählung besteht aus 13 Akten:

1. Leif Erikssohn erforscht Vinland und rettet auf der Rückreise einige Schiffbrüchige.
2. Eine junge Frau namens Guðrið kommt nach Brattahlíð.
3. Sie heiratet Thorstein, den Sohn Eriks des Roten.
4. Thorsteins Reise nach Vinland misslingt.
5. Thorstein und Guðrið reisen zum Lysefjord in der Westsiedlung.
6. Thorstein und viele andere sterben an einer Epidemie, die am Lysefjord ausgebrochen ist.
7. Guðrið nimmt die Leichen der am Lysefjord Verstorbenen mit zurück nach Brattahlíð und lässt sich dort nieder.
8. Guðrið heiratet den Kaufmann Thorfinn Karlsefni in Brattahlíð.
9. Guðrið und Thorfinn brechen mit vielen anderen auf, um in Vinland eine Kolonie zu gründen.
10. Guðrið bringt im neuen Land ein Kind auf die Welt.
11. Thorfinn, Guðrið und die anderen werden von den Skrälingern aus Vinland vertrieben.
12. Thorvald Erikssohn stirbt in einer unbekannten Gegend im Norden von Vinland.
13. Guðrið und Thorfinn kehren nach Brattahlíð zurück.

Dabei habe ich festgestellt, dass der Kern, den es in beiden Sagas gibt, auf eine zusammenhängende Erzählung über eine junge Frau namens Guðrið hinweist. Nur in der *Saga von Erik dem Roten* wird etwas über den Hintergrund dieser Frau erzählt. Aus Bruchstücken erfahren wir von ihrem Großvater, dem hochvornehmen Vifil aus Dál Riada in Schottland, und von der engen Freundschaft ihres Vaters Thorbjörn zu Erik dem Roten. Die Szenen mit Vifil, Thorbjörn und Guðrið machen mehr als die Hälfte dieser Saga aus. Deshalb hat der isländische Sagaforscher Gísli Sigurdsson in der Fernsehdoku *Sagæn om Gudrid Torbjørnsdatter* vorgeschlagen, die *Saga von Erik dem Roten* in die *Saga von Guðrið Thorbjörnstochter* umzubenennen.

Es gibt keine archäologischen Funde oder geographischen Gegebenheiten, die dieser Erzählung über Guðrið widersprechen. Im Kernmaterial gibt es auch keine offensichtlichen literarischen oder mythologischen Muster, die bei der Niederschrift des Textes wegweisend gewesen sein könnten. Was als Argument gegen die Erzählung von Guðrið verwendet wird, ist, dass sie später als eine Ahnin mehrerer markanter Bischöfe und als bekannte Priorin in Island bezeichnet wird. Das ist ein politisches Motiv, das dafür sorgt, dass Guðriðs Geschichte möglicherweise betont und als größer darstellt wurde als verdient. Aber so ist es immer mit den Sagas. Wir können uns nie darauf verlassen, dass sie die Wahrheit erzählen.

Was die Erzählung über Guðrið und ihre Familie weiterhin interessant macht, ist, dass sie zu einer literarischen Ausschmückung der harten Fakten beiträgt, die sich über die kleinen Kirchen und die runden Friedhöfe in Island belegen lassen. Die verschiedenen Wissenschaften haben uns hier christliche Gräber von etwa der Jahrtausendwende zur Verfügung gestellt. Strontiumuntersuchungen zeigen uns, dass wir es mit Menschen zu tun haben, die in Island aufgewachsen und dann nach Grönland ausgewandert waren, und unter diesen finden wir Frauenskelette mit mitochondrieller gälischer DNS. Die Saga berichtet vieles davon in literarischer Form: wie die gälischstämmige Guðrið mit ihrem Vater Thorbjörn Island im Jahre 999 verlässt und nach Grönland übersiedelt, wo ihr christlicher Glaube von heidnischen Ritualen herausgefordert wird. Die Archäologie hat uns christliche Gemeinschaftsgräber mit Mengen von ›demontierten‹ und wild durcheinanderliegenden Knochen auf einigen der ältesten Friedhöfe am Eiriksfjord zur Verfügung gestellt. In der Saga lesen wir voller Spannung, wie Guðrið oben in der Westsiedlung eine Epidemie überlebt und viele zunächst gefrorene Leichen zur Kirche in Brattahlíð bringen muss, wo den Kochen eine christliche Beerdigung zuteilwird. Durch Guðrið bekommen wir auch Einblick in das Leben auf Brattahlíð 15 Jahre, nachdem Erik der Rote und die anderen Häuptlinge sich dort niedergelassen hatten. Wir sehen die Probleme, mit denen Erik und seine Familie um das Jahr 1000 konfrontiert werden, Probleme, die sie dazu zwingen, Expeditionen über das Meer im Westen auszurüsten.

Wir können nicht so naiv sein und glauben, diese Erzählungen seien vom Jahr 1000 bis zur Niederschrift im 13. Jahrhundert unverändert überliefert worden. Dennoch wurden sie in einer Gesellschaft aufgeschrieben, die Kultur und Mentalität im Island und Grönland der Jahrtausendwende viel näher stand als unsere heutige. Deshalb müssen wir den Schilderungen dieser Literatur über die Auswanderung in das neue Land jenseits des Meeres mit Respekt begegnen.

Zu Beginn der Erzählung über Guðrið erklärt ein reicher Bauer, warum er seinen Hof in Island verkaufen und die gefährliche Überfahrt nach Grönland mit Erik dem Roten antreten will. Die Antwort ist weder Walrossfang noch Land oder Reichtum, wie wir uns das vorgestellt hatten. Stattdessen erzählt uns die Saga, dass diese Menschen auf ganz andere Weise dachten und Entscheidungen trafen als wir, und deshalb können wir ihre Entscheidungen und Zwangslagen nur auf Umwegen schildern. Und hier halte ich die Sagaerzählungen für die besten Umwege, ob sie nun wahr sind oder nicht.

Die nächsten Kapitel enthalten meine eigene Übersetzung und Deutung der »Saga von Guðrið Thorbjörnstochter«. Näher an die Wahrheit über das Leben Eriks des Roten, wie es in den 40 Sätzen dargestellt wird, komme ich nicht.

Kapitel 10

Die Reise Thorbjörn Vifilssohns und seiner Tochter Guðrið

Es ist das Jahr 998. 14 Jahre ist es her, dass sich die vielen Schiffe aufgemacht haben, um Grönland zu besiedeln.

Wir kehren zurück nach Snæfellsnes in West-Island. Zu den Ebenen auf der Südseite des schlummernden, schneebedeckten Vulkans Snæfellsjökull. Zu einer Ansammlung mit Torf verkleideter Häuser, die zum Hof Arnastapi gehören. Unterhalb des Hofplatzes geht es hinab zu steilen Klippen über dem Meer. Zwischen den Klippen liegt ein schwarzer Strand mit einer Knorr, einem großen Handelsschiff. Dieses Schiff gehört dem jungen Kaufmann Einar von Þorgeirsfell. Er treibt Handel zwischen Norwegen und seinem Heimatland und ist dabei schon sehr reich geworden. Die Saga erzählt, dass Einar sich gern in prunkvollen und modischen Kleidern zeigte. Er ist der Sohn eines Freigelassenen.

Die Mannschaft trägt Luxuswaren zum Hof hoch, zum Bauern Orm, seiner Frau Halldis und beider Haushalt auf Arnastapi.

Orm nimmt den Kaufmann Einar herzlich in Empfang. Die Waren werden in ein Vorratshaus getragen. Einar fordert Orm auf, sich auszusuchen, was er für sich behalten möchte. Die Waren, die er nun auslegt, sind vermutlich Ballen von Seide und schönen Leinenstoffen, rot und blau gefärbte Wolle, Warenproben in Eiche, Esche und Kiefer zur Ausbesserung von Schiffen, Hopfen zum Bierbrauen, Honig für Met und vielleicht hat er sogar Bienenwachs zum Kerzenziehen im Angebot.

Orm und Einar sind befreundet, und Letzterer wird hoch gelobt für seine prachtvollen Waren und allgemein für seinen Erfolg.

Dann kommt eine junge Frau an der Tür des Vorratshauses vorbei, in dem über die Waren verhandelt wird. Einar kippt das Kinn herunter. Er geht sicher bereits auf die 30 zu. Die Frau kann höchstens 15 sein. In der Saga wird sie als außergewöhnliche Schönheit bezeichnet.

»Wer ist diese Frau? Ich kann mich nicht erinnern, sie hier schon einmal gesehen zu haben«, sagt Einar.

»Das ist Guðrið, meine Pflegetochter, die Tochter des Bauern Thorbjörn auf Laugarbrekka«, erwidert Orm.

Thorbjörn auf Laugarbrekka ist identisch mit dem bereits erwähnten Thorbjörn Vifilssohn. Nachdem er Erik den Roten im Kampf gegen die Leute von Skogstrandir unterstützt und ihm das Geleit hinaus aus dem Breiðafjörður gegeben hatte, haben er und sein Bruder Thorgeir Vifillsdal verloren, das Land, das ihr Vater von Auður der Tiefsinnigen erhalten hatte. Die Saga berichtet, dass die beiden Brüder danach die Töchter des reichen und vornehmen Einar auf Laugarbrekka am äußersten Rand von Snæfellsnes heirateten. Dieser Einar hatte keinen männlichen Erben. Thorgeir Vifilssohn heiratete Einars älteste Tochter und übernahm den Betrieb des Haupthofes auf Laugarbrekka, während Thorbjörn und die jüngere Tochter, Hallveig, ein großes Stück Land auf den sogenannten, zum Meer hin gelegenen Hellisvellir erhielten. Hier baute sich Thorbjörn einen Hof. Nach einigen Jahren stirbt seine Frau Hallveig, und Thorbjörn gibt die Tochter Guðrið als Pflegekind auf den Nachbarhof, zu Orm auf Arnastapi.

»Sie ist zweifellos eine gute Partie«, meint der junge Kaufmann Einar. »Hat schon irgendwer um sie geworben?«

»Ja, sogar mehrere, mein Freund, aber sie ist nicht leicht zu haben. Du wirst schon merken, dass sie wählerisch sind, sie und ihr Vater«, warnt Orm.

»Das ist mir egal«, sagt Einar. »Diese Frau will ich heiraten, und du musst mein Fürsprecher bei ihrem Vater sein. Dabei musst du dir so viel Mühe geben, wie überhaupt nur möglich, und im Gegenzug erhältst du meine unverbrüchliche Freundschaft. Der Bauer Thorbjörn sollte auch bedenken, dass eine Verbindung zu uns ihm von Nutzen sein könnte, denn er ist ein Ehrenmann und besitzt einen guten Hof, aber ich habe gehört, dass sein Reichtum neuerdings schrumpft. Mir dagegen fehlt es weder an Land noch an Luxuswaren, und bei meinem Vater verhält es sich ebenso; für Thorbjörn wäre es eine große Hilfe, wenn diese Ehe zustande käme.«

»Ja, natürlich möchte ich dein Freund sein, Einar«, sagt Orm. »Aber ich möchte mit dieser Angelegenheit nichts zu tun haben, denn Thorbjörn ist ein stolzer und überaus ehrbewusster Mann.«

Einar antwortet, er wolle doch nur, dass Orm für ihn den Brautwerber mache. Orm gibt widerstrebend nach. Er will es sich mit dem reichen Kaufmann schließlich nicht verderben.

Damit gerät Orm aber in eine schwierige Situation seinem Nachbarn Thorbjörn Vifilssohn gegenüber. Als Erik der Rote zurückkehrte, nachdem er drei Jahre lang Grönland erkundet hatte, und nun Auswanderer für das neue Land anwarb, hatte Thorbjörn vermutlich weder Schiff noch Mittel, um seinen Freund zu begleiten. Aber die Saga erzählt, das er in den darauf folgenden Jahren in den Dörfern bei Snæfellsnes zu einem respektierten Häuptling wurde, mit einem großen Haushalt und einer Gruppe ihm ergebener Bauern.

In diesem Herbst hielt Thorbjörn Vifilssohn auf seinem Hof eins seiner großen Gastmähler ab.

Alle seine Freunde waren dabei.

Im Laufe des Abends kommen Orm und Thorbjörn miteinander ins Gespräch. Orm erzählt, dass Einar von Þorgeirsfell bei ihm war, und unterstreicht, was für ein reicher und eleganter Mann der doch geworden sei.

Dann trägt Orm Einars Werbung vor und führt eilig alle Vorteile an, die aus einer solchen Abmachung erwachsen könnten.

»Das würde dein Vermögen gewaltig vergrößern«, sagt Orm.

Thorbjörn Vifilssohn starrt ihn an. Entgeistert.

»Damit hätte ich nicht gerechnet, Orm. Mit solchen Worten von dir hätte ich nicht gerechnet. Dass ich meine Tochter mit dem Sohn eines Leibeigenen verheiraten sollte. Du hast offenbar bemerkt, dass mein Vermögen schrumpft, aber Guðrið darf nicht mehr mit dir nach Hause kommen, wenn du meinst, dass sie nicht mehr wert ist als eine solch geringe Heirat.«

Nach diesem Wortwechsel zwischen Orm und Thorbjörn scheint die Temperatur auf diesem Gastmahl blitzschnell abzufallen.

Bald brechen alle Gäste auf.

Im Frühjahr hält Thorbjörn abermals ein Gastmahl für seine Freunde ab. Es ist ein riesiges Fest mit Überfluss an Speis und Trank. Die Stimmung ist gut. Gegen Ende des Festes ergreift Thorbjörn das Wort. Er erhebt sich, steigt vielleicht auf eine Bank, und schaut sich in der geräumigen Stube um, wo sich der Rauch von der Feuerstelle wie ein Nebel über sie alle legt.

»Hier habe ich ein langes und gutes Leben gehabt«, beginnt er.

Vermutlich ist er nach Laugarbrekka gekommen, nachdem Erik 981 nach Westen geflohen war. Das ist jetzt ungefähr 18 Jahre her.

»Mir wurden Wohlwollen und Freundschaft von den Menschen hier zuteil, und ich möchte sagen, dass wir uns alle gut miteinander verstanden haben. Aber nun fällt es mir schwer, mir Güter genug zu verschaffen. Bisher konnte ich als wohlhabender Mann gelten. Nun will ich lieber meinen Hof verkaufen, als meine Ehre zu verlieren. Lieber will ich das Land verlassen, als Schande über meine Sippe zu bringen. Ich habe deshalb vor, das Versprechen einzuklagen, das mein Freund, Erik der Rote, abgelegt hat, als wir uns damals vor dem Breiðafjörður trennten. Ich fahre jetzt im Sommer nach Grönland, wenn alles so geht, wie ich das will.«

Die Saga erzählt, dass alle gewaltig staunten, denn Thorbjörn war immer geliebt und geachtet gewesen und hatte viele Freunde.

Ehe die Gäste aufbrechen, macht Thorbjörn ihnen allen Geschenke.

*

Aus der Saga geht deutlich hervor, dass es nicht die Armut ist, die Thorbjörn zur Auswanderung nach Grönland zwingt. Er muss nicht knausern, um sich und seine Familie am Leben zu erhalten. Er hat einen großen Haushalt und viele Bauern unter sich. Thorbjörn gibt viel für Festmähler und Geschenke für seine vielen Freunde aus, die im Fall eines Konflikts mit anderen in dieser staatslosen Gesellschaft zu ihm halten würden. Die Freunde sind seine Garantie dafür, dass niemand seine Familie und sein Eigentum beleidigen kann. Im Gegenzug genießen die Freunde Thorbjörns Gastfreiheit und betrachten ihn als Ehrenmann, als einen Mann, dem sie gern folgen, einen, der ihnen mit seinen Leuten zu Hilfe kommen wird, wenn sie das brauchen.

Thorbjörn Vifilssohn hatte erlebt, wie es war, seine Stellung in der Gesellschaft und seinen Besitz zu verlieren, als er und sein Bruder Vifillsdal eingebüßt hatten. Er wusste, dass er wegen dieses Hintergrundes verletzlich war. Es konnte leicht dazu kommen, dass Fragen danach gestellt würden, was er für ein Mann sei – war er denn nicht selbst an sich nur ein Leibeigenensohn, ein Mann, dem zu folgen kaum Ehre bringen konnte? Thorbjörn selbst betrachtete sich vermutlich als Adelsspross aus Dál Riada in Schottland, als mächtigen Mann, der von Auður der Tiefsinnigen als Geisel genommen worden war, aber um dieses Bild zu behalten, brauchte er Reichtum und mächtige Freunde. Er musste Freigebigkeit und Macht demonstrieren können. Als nun der Sohn eines Freigelassenen, also Einar, sich als ebenbürtig betrachtete und deshalb um die Hand seiner Tochter bat, fühlte sich Thorbjörn offenbar bedroht. Vor allem, da sein enger Freund Orm den Antrag übermittelt hatte.

Wenn Thorbjörns Ehre erst angezweifelt würde, würde er gleichsam über Nacht viele seiner Anhänger und damit seine Stellung in der Gesellschaft verlieren, und darunter hätte dann nicht zuletzt seine junge, schöne Tochter Guðrið zu leiden. Er dachte, ein neues Leben in Grönland mit einem mächtigen und mythenumwobenen Freund wie Erik dem Roten würde ihm die soziale Sicherheit verschaffen, die er brauchte, um für seine Tochter und seinen Haushalt dort eine gute Zukunft zu schaffen.

Thorbjörn verkaufte den Hof an seinen Bruder Thorgeir und kaufte sich eine große Knorr. In Island gab es keine Bäume für den Bau solcher Schiffe, und deshalb kosteten sie ein Vermögen. Viele von Thorbjörns Freunden hatten sich ebenfalls zur Auswanderung entschlossen. Insgesamt begaben sich 30 Personen an Bord dieses Schiffes, unter anderem die Nachbarn Orm und Halldis, Guðriðs Pflegeeltern. Orm war offenbar davon überzeugt, dass sein Schicksal und sein Glück von seinem Häuptling Thorbjörn abhängig waren, auch wenn er diesen durch seine Brautwerbung für den Leibeigenensohn Einar beleidigt hatte.

Wenn wir der Chronologie der Saga folgen, stach das von Thorbjörn Vifilssohn geführte Schiff im Jahre 999 gen Westen in See. Thorbjörn hatte vermutlich sein Haus auf den Hellisvellir abgebrochen und Dachpfosten, Wandbretter und Sitzstöcke mitgenommen. Thorbjörn und seine Tochter Guðrið, sowie die Nachbarn Orm und Halldis und deren Kinder, hatten Truhen mit Kleidern, Melkeimer, Kochgeschirr, Öllampen, Teile von einem oder zwei Webstühlen, landwirtschaftliche Geräte und Waffen eingepackt. Sie hatten mindestens zwei Beiboote bei sich, dazu Schafe, Schweine, Hühner, Kälber und Ziegen. Am Ende wurden noch Wasser und Lebensmittel an Bord gebracht, damit Mensch und Tier die gute Woche überstehen würden, die sie für die Überfahrt veranschlagt hatten. Es muss reichlich eng gewesen sein an Bord.

Sie kamen erst gegen Ende des Sommers los. Wind kam auf und sie mussten vom Kurs abweichen. Woche um Woche trieben sie auf dem Meer umher. Proviant und Wasser gingen zur Neige. Dann brach die Seuche an Bord aus, mit Fieber und Atemproblemen. Die Menschen starben dort draußen in dem großen Nichts. Sie wussten nicht, wie weit es bis zum Land war oder ob sie unterwegs waren zu dem großen Gezeitensog im Außenmeer. Die Hälfte der Menschen an Bord starb, unter ihnen auch Guðriðs Pflegeeltern Orm und Halldis. Sie wurden über Bord geworfen und waren für immer verschwunden.

Später besserte sich das Wetter, und indem sie die Sonnenhöhe maßen, versuchten sie, sich Grönland zu nähern. Aber erst Mitte Oktober, nach vielleicht zwei Monaten auf See, erblickten sie die hohen, verschneiten Berge an der Südspitze des neuen Landes. Nun steuerten sie den, wie sie gehört hatten, südlichsten Hafen an, nämlich Herjolvsnes.

Wie schon erwähnt, gehörte Herjolvsnes zur Landnahme des Häuptlings Herjolf und seines Sohnes Bjarni. Aber Thorbjörn und die anderen wurden nicht von diesen beiden empfangen, als sie in diesem Herbst ankamen. Die Saga berichtet, dass die Männer, die über den Sommer zum Fang ausgezogen waren, erst noch zurückkehren mussten. Wichtige Männer wie Herjolf und sein Sohn Bjarni betätigten sich vermutlich im lukrativen Heringsfang und kümmerten sich im Sommerhalbjahr nicht um den Hof unten auf Herjolvsnes. Dafür war ein Bauer namens Thorkjell zuständig, und dieser hieß die Neuankömmlinge willkommen.

Thorbjörn, seine Tochter Guðrið und die von der Mannschaft, die die Reise überlebt hatten, verbrachten den langen Winter auf Herjolvsnes. Es war ein Notjahr und die Seehundjagd war fehlgeschlagen. Sie hatten wenig zu Essen, und eine neue Seuche begann den Menschen das Leben zu nehmen.

Später in diesem Winter kam eine Völva nach Herjolvsnes, eine ältere Frau mit hellseherischen Fähigkeiten, eine Art Magierin, die vielleicht auch Geister und Götter beeinflussen konnte. Mir fällt auf, dass die Saga erzählt, dass sie »dort im Dorf« wohnte – dann kann nicht von der Bebauung um die Landspitze herum die Rede sein, sondern von einem größeren Bereich mit Höfen in der Umgebung von Herjolvsnes, zwischen dem Herjolvsfjord im Süden und dem Landgebiet an der Bucht, fünf Kilometer nördlich der eigentlichen Landspitze. Hier wurden die Überreste einer Reihe von nordischen Höfen gefunden, und viele davon können schon vor dem Jahr 1000 errichtet worden sein. Da das alles zu Herjolvs Landnahme und sicher auch zu der seines Sohnes Bjarni gehörte, wurde deren Freunden und Verbündeten hier Land zugeteilt.

Wegen des Notjahrs hatte der Bauer Thorkjell sich bemüßigt gefühlt, die Völva auf den Hof zu bitten, um zu erfahren, wie lange die schlechten Zeiten mit Missernten und geringem Fang anhalten würden und wie lange die ansteckende Krankheit noch wüten wollte.

*

Es ist Winter, bestimmt hängt Schnee in der Luft, ein eisiger Wind weht. Die Völva humpelt mit eingezogenem Kopf durch die niedrige Tür und gesellt sich zu den Leuten, die auf den Wandbänken um die Feuerstelle sitzen. Sie trägt einen langen blauen, mit bunten Steinen verzierten Umhang. Auf dem Kopf hat sie eine schwarze Kapuze aus Lammfell, gefüttert mit weißem Katzenfell, um den Hals trägt sie eine Kette aus Glasperlen, in der Hand hält sie den Völvenstab mit einem zu einem breiten Knauf mit bunten Steinen geformten Messingbeschlag. An ihrem Gürtel hängt ein Lederbeutel, in dem sie ihre Zaubermittel aufbewahrt. Sie hat zottelige Kalbsfellschuhe an den Füßen und weiße Handschuhe aus Katzenfell an den Händen.

Die Katze ist das Tier der Göttin Freya. Die Kleidung deutet an, dass die Völva in enger Verbindung zu dieser steht.

Thorbjörn Vifilssohn stürzt aus dem Haus, sowie die Völva es betreten hat. Als Christ will er mit solchen heidnischen Ritualen nichts zu tun haben. Er ist vielleicht nicht der Einzige, der sich im Protest zurückzieht. Wir wissen, dass 984 mit Herjolf eine Gruppe christlicher Gälen angekommen war. Vielleicht will Thorbjörn seine Tochter mitnehmen, die inzwischen 16 Jahre alte Guðrið, aber sie bleibt sitzen. Wir ahnen Neugier und Eigensinn bei der jungen Schönheit.

Auf einer der Bänke haben sie für die Völva einen Hochsitz eingerichtet. Dort liegt jetzt ein mit Hühnerfedern gefülltes Kissen. Der Bauer Thorkjell nimmt die Völva an der Hand und führt sie hinüber. Sie stellen Tische vor die Bänke. Der Völva werden Grütze aus Ziegenmilch und ein Gericht aus allen Tierherzen serviert, die sich auf dem Hof auftreiben lassen. Sie speist mit einem Löffel aus Messing und mit einem mitgebrachten Messer mit einem Schaft aus Walrosszahn, bei dem die Klingenspitze abgebrochen ist.

*

Es ist interessant, die Beschreibung der Völva von Herjolvsnes mit Frauengräbern in Norwegen, Schweden, Dänemark und Island zu vergleichen, in denen Völvenstäbe gefunden worden sind. In einem reichen Frauengrab aus Birka in Schweden aus dem 10. Jahrhundert gab es einen Stab mit einem Eisenbeschlag, der als Korb geformt war, gekrönt von einem dekorierten Bronzeknauf (hier und i. F. vgl. Price 2019), was an den Stab aus der *Saga von Erik dem Roten* erinnert. Im selben Grab wurde ein Messer mit abgebrochener Spitze gefunden. Was diese abgebrochene Spitze zu bedeuten hatte, ist ungeklärt. Auch im Oseberghügel, dem Grab einer mächtigen Frau, die im Jahr 834 verstorben ist, wurden ein Völvenstab sowie Reste eines mit Hühnerfedern gefüllten Kissens gefunden, was an das erinnert, das für die Völva in Herjolvnes auf den Hochsitz gelegt wurde. Die Funde lassen annehmen, dass die Schilderungen in der im 13. Jahrhundert aufgeschriebenen Saga einer religiösen Wirklichkeit des 10. Jahrhunderts nahekommen.

*

Nach dem Essen werden die Tische wieder entfernt. Sie sitzen offenbar in keiner großen Halle, da die Tische nicht auf Dauer dort stehen können. Rauch steigt vom Feuer in der Mitte des Lehmbodens auf und verschwindet durch die Luke im Dach. Der Wintersturm heult um das Haus herum. Der Bauer Thorkjell geht zur Völva und fragt, wie sie über das Haus und über Sitte und Brauch dort denkt, und wie schnell sie sagen kann, was die Zukunft bringen wird.

Die Völva antwortet, dass sie erst etwas sagen kann, wenn sie die Nacht auf dem Hof verbracht hat.

Am nächsten Tag holt sie das hervor, was sie braucht, um ihren Zauber zu wirken, ohne dass die Saga diese Hilfsmittel genauer beschreibt. Dort steht nur, dass sie alles in einem Beutel aus Zunder aufbewahrt. In einem Frauengrab aus Fyrkat in Dänemark wurden ein Völvenstab und die Überreste eines solchen Beutels gefunden. Dieser Beutel enthielt Bilsenkrautsamen, der vermutlich einen Rausch erzeugte, in dem die Völva Kontakt zur Geisterwelt aufnehmen konnte. Zwischen den Hühnerfedern in den Kissen und in einem Lederbeutel im Oseberggrab wurden Cannabissamen gefunden.

Dann sagt die Völva, sie brauche Frauen, die das Lied singen könnten, mit dem die Geister herbeigerufen würden. Aber keine auf dem Hof kann ihr dabei helfen. Dieses Lied scheint hier total unbekannt zu sein.

Da tritt Guðrið vor und sagt:

»Ich bin weder Zauberin noch Wahrsagerin, aber meine Pflegemutter Halldis in Island hat mich einen Vers gelehrt, der ›Schutzgeistlockruf‹ heißt.«

Die Völva ist überrascht und erfreut.

Dann scheint Guðrið ihre Rede jedoch zu bereuen.

»Aber damit will ich eigentlich nichts zu tun haben, denn ich bin Christin«, sagt sie.

Die Völva starrt sie lange an und sagt dann:

»Hier kannst du Menschen helfen. Ich weiß nicht, warum dich das zu einer schlechteren Frau machen sollte.«

Guðrið wiederholt, dass sie sich an der Séance nicht beteiligen will. Thorkjell nimmt sie beiseite und drängt sie, zu tun, was die Völva verlangt.

Die Frauen versammeln sich um den Hochsitz, auf dem die Völva sitzt.

Guðrið singt so wunderbar, dass alle in der Halle glauben, wohl noch nie eine so liebliche Stimme gehört zu haben. Die Völva dankt Guðrið für den Vers und sagt, dass durch Guðriðs Stimme und Worte nun die Geister herbeigelockt worden seien. »Vorher hätten sie sich einfach abgewandt, statt uns zu gehorchen, aber jetzt sind sie hier und es ist leicht, vieles von dem zu sehen, was bisher verborgen war.«

Die Völva erzählt, dass das Notjahr mit dem Winter zu Ende gehen wird. Im Frühjahr wird gutes Wachstum einsetzen. Und damit wird auch die ansteckende Krankheit verschwinden.

Dann verheißt die Völva Guðrið die ehrenvollste Heirat in Grönland, die Ehe werde jedoch nicht von langer Dauer sein.

Schließlich treten alle der Reihe nach vor sie hin und fragen nach dem, was sie über ihr eigenes Leben wissen möchten. Sie antwortet gern, und die Saga berichtet, dass die meisten ihrer Weissagungen dann auch eingetroffen seien.

Nach der Séance trifft ein Bote von einem anderen Hof ein, an dem die Dienste der Völva gefragt sind, und sie verlässt Herjolvsnes. Jetzt wird Thorbjörn Vifilssohn geholt. Er hat auf einem Nachbarhof übernachtet, in sicherer Entfernung von der heidnischen Veranstaltung.

Es kommt, wie die Völva gesagt hat: Wetter und Wachstum bessern sich, als der Frühling mit Regen und sonnigen Tagen kommt. Thorbjörn und seine Leute bringen ihre Sachen auf das Schiff und fahren nach Norden, nach Brattahlíð zu Erik dem Roten, wo sie bis zum folgenden Frühling bleiben. Dann erhält Thorbjörn von Erik ein großes Stück Land auf dem anderen Fjordufer und baut sich dort einen Hof, den er Stokkarnes nennt. Dieser Hof muss in der Nähe des heutigen Narsaq gelegen haben, dem Ort mit dem Flugplatz, auf dem ich gelandet bin. Im Tal im Fjordinneren gab es einen der wenigen üppigeren Laubwälder Grönlands.

*

Als die Saga die Erzählung über Guðrið wieder aufnimmt, heißt es, dass sich Thorstein, der älteste Sohn Eriks des Roten, um sie bewarb. Thorbjörn und Guðrið war dieses Angebot willkommen, und auf Brattahlíð wurde ausgiebig Hochzeit gefeiert. Auf diese Weise erfüllte sich die Weissagung der Völva: Guðrið hatte die beste Partie von Grönland gemacht. Nach der Hochzeit reisten sie zu dem Hof am Lysefjord, den Thorstein offenbar von seinem Vater erhalten hatte. Es spricht für sich, dass Eriks ältester Sohn sich dort oben niederließ, näher an den Walrossgründen, wo ein Großteil der Veredlung von Häuten und Elfenbein vorgenommen wurde.

Thorstein und Guðrið lassen sich zusammen mit einem Bauern, der ebenfalls Thorstein heißt, und dessen Frau Sigrid auf dem Hof oben beim Lysefjord nieder. Schon zu Beginn des ersten Winters bricht auf dem Hof eine Krankheit aus. Sie haben einen Verwalter namens Gardar, den der Saga nach niemand auf dem Hof leiden kann. Er wird als Erster krank und stirbt. Danach wütet die Krankheit weiter und fordert viele Opfer. Bald kommt die Reihe an Thorstein Erikssohn, und gleichzeitig wird auch Sigrid krank.

Eines Abends schleppt Sigrid sich aus dem Bett und will zum Abtritt hinüber. Guðrið hilft ihr dabei. Seite an Seite gehen die beiden Frauen hinaus in die Dunkelheit. Der Frostrauch schlägt ihnen aus dem Mund. Auf dem Rückweg bleibt Sigrid plötzlich stehen, reißt die Augen auf und bricht in Geheul aus. Guðrið sieht sie entsetzt an.

»Wir waren unvorsichtig«, sagt Guðrið. »Du kannst die Kälte wohl nicht vertragen. Wir müssen schnell wieder ins Haus.«

»Wir können da nicht zur Tür hinein«, sagt Sigrid. »Da haben sich alle Toten aufgestellt, und da steht auch dein Mann Thorstein, und ich erkenne mich selbst. Ich stehe mit den Toten zusammen. Es ist ein so entsetzlicher Anblick!«

Sigrid sieht, dass Thorstein Erikssohn mit einer Peitsche in der Hand dort steht, als ob er die anderen bestrafen wollte.

Die beiden Frauen stehen da wie erstarrt, bis Sigrid sagt: »Jetzt können wir hineingehen, Guðrið. Ich sehe die Toten nicht mehr.«

Sie gehen hinein. Thorstein liegt auf der Schlafbank und ist noch am Leben.

Am nächsten Morgen ist Sigrid tot. Sie legen sie in einem Sarg im Haus auf den Boden.

*

Solche Geschichten über Spuk und Wiedergänger wirken heute wie pure Phantasie. Aber dieser ›Aberglaube‹ ist ein wichtiger Teil der Sagawelt, in der Erik der Rote und seine Zeitgenossen leben. Der Glaube an und die Angst vor Spuk ist so wirklich wie die Meereswellen, beides sind konstante Variablen in dieser Welt.

*

Am nächsten Tag fahren die überlebenden Männer auf dem Hof zum Fischfang aus. Abends geht der Bauer Thorstein zum Strand hinunter, um sich den Fang anzusehen. Bald darauf kommt ein Mann vom Haus her angerannt. Er ruft Thorstein zu, dass dessen tote Frau gerade dabei sei, sich aus dem Sarg zu erheben. Als der Bauer das Haus betritt, ist Sigrid auf dem Weg zur Schlafbank des kranken Thorstein Erikssohn. Der Bauer Thorstein schlägt seiner Frau eine Axt in die Brust. Was dann mit ihr passiert, wird in der Saga nicht erwähnt. Vermutlich schafft er sie zurück in den Sarg.

Am selben Abend stirbt Thorstein – der älteste Sohn Eriks des Roten. Nach meinen Berechnungen wurde er ungefähr 25 Jahre alt. Der Bauer Thorstein bietet an, während der Nacht bei dem Toten zu wachen. Guðrið legt sich irgendwo anders in der Halle zum Schlafen hin. Mitten in der Nacht setzt sich der tote Thorstein auf der Schlafbank auf. Er will mit seiner jungen Frau Guðrið sprechen. Der Bauer Thorstein geht sie wecken und sagt, sie müsse das Kreuzzeichen machen und Gott um Hilfe bitten. Ihr Mann wolle mit ihr sprechen. Guðrið sagt, das habe vielleicht eine Bedeutung. »Ich will nicht, dass er hier umgehen muss, und ich fürchte, das wird passieren, wenn ich nicht mit ihm spreche.«

Guðrið setzt sich zu ihrem toten Mann. Sie hat den Eindruck, dass ihm Tränen über das Gesicht laufen. Er erzählt, dass viele hier im Land den christlichen Glauben nur mäßig beachten und dass das große Probleme mit sich bringen kann. »Wir haben hier in Grönland auch die Unsitte, Menschen in ungeweihte Erde zu legen und nur kurz über ihnen zu singen. Ihr müsst mich in die Kirche bringen, und das müsst ihr auch mit den anderen machen, die hier gestorben sind. Aber Gardar sollt ihr so schnell wie möglich verbrennen, denn er ist schuld an dem vielen Spuk, den wir im Winter hier gehabt haben.«

Nachdem Thorstein das gesagt hat, lässt er sich auf das Lager sinken und ist wieder tot.

*

Dass der Verwalter Gardar wohl ein Heide war, ergibt sich aus der Tatsache, dass er kein christliches Grab erhalten, sondern verbrannt werden soll, und der Behauptung, er sei am Spuk schuld. Außerdem meinte Thorstein offenbar, dass die anderen christlichen Toten nun umgingen, weil sie nicht ordnungsgemäß begraben worden waren.

Es war aber noch immer Winter, und die Toten waren wohl kaum in der gefrorenen Erde bestattet worden. Mit der Kirche ist offenbar die von Brattahlíð gemeint. Guðrið soll die Toten hinbringen, was eine Bootsreise von ungefähr fünf Tagen bedeutet, die zudem erst in mehreren Monaten durchführbar sein wird. Wie viele Menschen hatte diese Seuche wohl dahingerafft? Der Saga nach mindestens sieben, aber wahrscheinlich waren es sehr viel mehr, vielleicht bis zu 20 Tote. Möglicherweise machen sie es so wie in der *Grœnlendinga þáttr,* wenn Tote über große Entfernungen transportiert werden müssen. Sie zerstückeln die Leichen, kochen das Fleisch und bringen die Gebeine dann in einem Sarg an Bord.

Guðrið, die inzwischen wohl 17 Jahre alt geworden ist, führt die Überlebenden an Bord, sie segeln hinunter zur Ostsiedlung und dort nach Brattahlíð. Die sterblichen Überreste von Thorstein Erikssohn und den anderen werden zur Kirche hochgetragen, so ins Grab gelegt, dass sie nach Osten blicken, von wo Jesus zurückkehren wird, dann wird Erde auf das Grab oder die Gräber geworfen, während die Priester singen.

Kapitel 11

Der große Plan Eriks des Roten

In dem Sommer, in dem Guðrið vom Lysefjord zurückkehrte, starb ihr Vater Thorbjörn Vifilssohn und die Tochter erbte von ihm das Schiff, den Hof und das gesamte Vermögen. Dennoch blieb sie auf Brattahlíð wohnen, wo Erik der Rote, der soeben seinen ältesten Sohn verloren hatte, als ihr Vormund eingesetzt wurde.

Im Herbst kamen zwei große Handelsschiffe von Island nach Brattahlíð. Das eine wurde geführt von Thorfinn Karlsefni und Snorri Thorbrandssohn. Letzterer war einer der Brüder, die Erik in der Zeit vor der Entdeckung Grönlands unterstützt hatten, einer von denen, denen Erik Hilfe versprochen hatte, wenn er in dem neuen Land zu Erfolg gelangte. Nach allerlei Fehden und Konflikten, in die er zusammen mit seinen Brüdern geraten war, hatte Snorri einige Jahre zuvor Álftafjörður in Island verlassen und war zu seinem Bruder Helge gereist, der an einem grönländischen Fjord Land genommen und dem Fjord seinen eigenen Namen gegeben hatte. Aber offenbar war Snorri auch im Handelsverkehr zwischen Island und Grönland aktiv. Der *Eyrbyggjasaga* nach war er ein überaus jähzorniger Mann. Außerdem trug er mit Vorliebe und voller Stolz unter seinem Kittel die gerade angesagten hautengen Hosen. Sein erwachsener Sohn Thorbrand war bei ihm. Wir können uns ein herzliches Wiedersehen in der Nähe von

Brattahlíð zwischen Erik dem Roten und seinem alten Verbündeten vorstellen.

Der andere Führer des ersten Schiffes hieß also Thorfinn Karlsefni. Der Saga nach war er ein Nachkomme des legendären Ragnar Lodbrok, aber auch einer von Auður der Tiefsinnigen. Thorfinn wird als überaus reicher Mann beschrieben.

Das zweite Handelsschiff wurde geführt von Bjarni Grimolfssohn vom Breiðafjörður.

Die Saga berichtet, dass sich 80 Personen an Bord der beiden Handelsschiffe aufhielten. Normalerweise brauchte eine große Knorr nicht mehr als sechs Mann Besatzung, aber auf langen Reisen mussten sie zwei Schichten und damit mindestens 12 Seeleute an Bord haben. Dazu konnten Plätze an Kaufleute, Boten oder Auswanderer verkauft werden.

Erik der Rote ließ sich von den Kaufleuten die Waren vorlegen, die er brauchte.

Später bot Erik ihnen an, den Winter bei ihm in Brattahlíð zu verbringen, und alle noch nicht verkauften Waren wurden in den großen Lagerhäusern auf seinem Hof untergebracht.

*

Auf Brattahlíð geht es auf Weihnachten zu, vermutlich schreiben wir das Jahr 1002. Allen auf dem Hof fällt auf, dass Erik der Rote immer düsterer und wortkarger wird. Der Kaufmann Thorfinn Karlsefni nimmt ihn beiseite:

»Stimmt etwas nicht, Erik? Die anderen sagen, dass du nicht so munter bist wie sonst. Du hast uns ungeheuer gastfreundlich aufgenommen, und wir müssen deine Güte nach besten Kräften erwidern. Du musst mir sagen, was dich so bedrückt.«

Erik sagt, dass er seinen Gästen keinerlei Vorwurf macht. Sie sind gute Gäste. »Aber ich fürchte, wenn ihr andere Orte aufsucht, wird es sich herumsprechen, dass ihr niemals ein schlimmeres Weihnachtsfest erlebt habt als in dem Jahr, als ihr bei Erik dem Roten auf Brattahlíð zu Gast wart.«

Thorfinn begreift, weshalb Erik sich Sorgen macht. Er hat nicht ausreichend Malz und Korn, um Bier zu brauen. Er, der Häuptling am Eiriksfjord und der wichtigste Mann in Grönland, müsste alle seine Klienten und Freunde aus der Fjordgegend zu einem großen Weihnachtsgelage einladen und auch die Ankömmlinge aus Island dazubitten. Bei den altnordischen Weihnachtsgelagen, den heidnischen wie den christlichen, stand das Bier im Mittelpunkt. Es musste eine Reihe von rituellen Trinksprüchen gehalten werden, in christlicher Zeit unter anderem auf die Jungfrau Maria und in der Weihnachtsnacht auf den Weißen Christ. Wenn ein Häuptling wie Erik nicht genug Bier zum Weihnachtsgelage herbeischaffen konnte, war das eine Schande, und Erik könnte die Ehre verlieren, die er brauchte, um in Grönland als Anführer bestehen zu können. Es würde heißen, nun sei er arm, alt und schwach geworden, und die anderen Häuptlinge würden sich in Stellung bringen, um seine Führungsposition zu übernehmen. Ein Gerücht über Demütigungen und Niederlagen konnte damals oft den Tod mit sich bringen. Der Mangel an Alkohol konnte ganz einfach viel von dem, was Erik für sich und seine Familie aufgebaut hatte, zum Einsturz bringen.

Thorfinn Karlsefni bietet seine Hilfe an, denn »wir haben Malz und Getreide an Bord. Nimm dir, so viel du für ein großartiges Gelage brauchst.«

Erik nimmt das Angebot an und veranstaltet ein Weihnachtsgelage, das allen als unvergesslich und üppig in Erinnerung bleibt. Dennoch ist auch diese Lösung in gewisser Weise eine Schande, denn Erik musste Geschenke von einem Kaufmann annehmen, um in seinem eigenen Land seine Verpflichtungen als Häuptling zu erfüllen.

Erik muss sehr unter diesem ungleichen Abhängigkeitsverhältnis zwischen Grönländern und Kaufleuten gelitten haben.

Wir kommen nun zu einem wichtigen Wendepunkt in der Saga über Erik den Roten. In kurzen Szenen erfahren wir von den Schwächen der von ihm aufgebauten Gesellschaft. Es fehlt ihnen nicht nur an Getreide und Alkohol, sondern auch an Eisen, da es in Grönland kaum natürliche Vorkommen von Raseneisenstein gibt und sie nicht über genügend Brennstoff verfügen, um aus dem wenigen vorhandenen Eisen zu gewinnen. Sie haben auch nicht genug Holz, um eigene Schiffe zu bauen, und sie müssen fast alles für den Hausbau aus Norwegen importieren. Die Kaufleute, die nach Grönland kommen, sind nicht auf die dortigen Walrossprodukte angewiesen, während Erik und die anderen Häuptlinge von den Waren abhängig sind, die von den Handelsschiffen aus Island, Irland und Norwegen hergebracht werden. Die Überfahrt von Europa nach Grönland war mit Risiken verbunden, und vermutlich rechneten die meisten Kaufleute mit großem Verdienst, wenn sie die neue Gesellschaft im Westen mit den notwendigen Waren versorgten. Wenn die Grönländer von Krankheiten und schlechtem Fang oben im Norden heimgesucht wurden, wie in dem Jahr, in dem Eriks Sohn am Lysefjord gestorben war, konnte das von Ehre, Freundschaft und Gastmählern geprägte Häuptlingssystem in Grönland ganz einfach zusammenbrechen.

Erik der Rote muss zu dieser Zeit aber auch gewusst haben, dass es weiter im Westen noch ein Land gab. Im Frühjahr und im Frühsommer waren die Küsten auf dem Weg nach Norden zur Diskobucht von Eis verriegelt, und die Schiffe mussten weit nach Westen fahren, um nach Norden zu gelangen. Dort draußen gab es aber auch reiche Wal- und Seehundvorkommen. Diese Reisen weit aufs Meer hinaus fanden ungefähr an der engsten Stelle der Davisstraße statt, und den nordischen Siedlern kann der Anblick der Berge auf der heutigen Baffininsel nicht entgangen sein. In den 20 Jahren, die er nun schon in Grönland lebt, muss Erik der Rote dieses Land mehrmals erblickt haben. Er muss auch bemerkt haben, dass von dort oben im Norden eine Menge Treibholz über das Meer herkam. Es wäre seltsam, wenn sich niemand für dieses Land interessiert hätte.

Es heißt, dass Erik, Thorfinn Karlsefni, Snorri Thorbrandssohn und die anderen auf Brattahlíð sich an diesem Weihnachtsfest des Jahres 1002 bei Brettspielen allerlei Geschichten erzählten. Wir können sicher davon ausgehen, dass dabei auch von allerlei Reisen nach Westen in diese unbekannten Regionen die Rede war. Aber welche Geschichten hatten sie zu erzählen? Das wissen wir natürlich nicht. Wir können uns nur an einige der Geschichten halten, die an die Nachwelt gelangt sind, weil sie im 12. oder 13. Jahrhundert erstmals aufgezeichnet wurden. Diese Erzählungen handeln von der Entdeckung eines Landes mit wildwachsenden Weintrauben und Getreide.

Auch, wenn wir uns auf das beschränken, was in der Kernerzählung steht, das, was beide Vinlandsagas berichten, kannte Erik der Rote dieses Land im Westen, das alles besaß, was ihnen fehlte – Rohstoffe für Alkohol, Getreide, Holz und Raseneisenstein. Er muss viel darüber nachgedacht haben, an diesem Weihnachtsfest, nachdem er auf demütigende Weise bei einem Kaufmann Waren hatte leihen müssen, um die Weihnachtsfeiern auf Brattahlíð durchführen zu können.

*

Die *Grönländersaga* behauptet, dass bereits 984 einer der Auswanderer nach Grönland die Küsten des heutigen Kanada erblickt hatte. Die Ehre dieser Entdeckung wird Bjarni Herjolfssohn zugeschrieben, dem Sohn von Herjolf auf Herjolvsnes. Er war Kaufmann und folgte seinem Vater nach Grönland, doch sie gerieten in Nebel und Nordwind vom Kurs ab und wurden viele Tage lang nach Süden getrieben. Als sich das Wetter besserte und sie sich nach Sonne und Sternen orientieren konnten, wendeten sie das Schiff und fuhren nach Nordwesten, wussten aber absolut nicht, wo sie waren. Nach einem Tag kamen sie zu einem Land mit bewaldeten Hügeln, und ihnen war klar, dass es sich nicht um Grönland handeln konnte. Die weitere Beschreibung dieser Reise ist ziemlich verwirrend und hat zu der Theorie geführt, sie könnten bis nach Maine in den heutigen USA abgetrieben worden sein. Das halte ich jedoch für wenig wahrscheinlich. Wahrscheinlich ist lediglich, dass Bjarni Herjolfssohn viel weiter westlich gelandet war als Grönland und auf diese Weise Labrador und die Baffininsel gesehen hatte.

Faszinierend ist an der Erzählung über Bjarni Herjolfssohn, dass er nach der Irrfahrt auf dem Meer fast ausgelacht wurde, weil er die fremden Landgebiete nicht erkundet hatte. Nach der *Grönländersaga* ging er gar nicht erst an Land, was als überaus wenig ehrenvoll betrachtet wurde. In dem, was ich in diesem Buch als ›Wikingerkultur‹ bezeichne, war offenbar eine Art Entdeckermentalität tief verankert. Wir sehen das auch noch in der Lehrschrift *Kongespeilet,* die im 13. Jahrhundert in Norwegen aufgeschrieben wurde. Dort ist die Rede von drei Trieben, die Männer dazu bringen, ihr Leben durch das Aufsuchen von gefährlichen Orten aufs Spiel zu setzen: Der erste ist der Drang, durch Überwindung des Gefährlichen Ehre zu erlangen; der zweite der Wunsch zu erfahren, ob die Welt wirklich so ist, wie sie dargestellt wird, und der dritte das Verlangen nach Reichtum. Vielleicht sprechen wir hier von einem Erbe der altnordischen Religion, wo Helden und Götter nichts Ruhmvolleres tun konnten, als sich in die wilden und ungebändigten Naturgebiete von Utgard zu begeben, um Reichtümer und Weisheit zu gewinnen. In der geographischen Abhandlung *Gripla,* deren erste Niederschrift vielleicht aus dem 13. Jahrhundert stammt, werden die nördlichsten Bereiche Grönlands »Land der Riesen« genannt, das Meer im Norden von Vinland dagegen *Ginnungagap.* Es kann kein Zweifel daran bestehe, dass das Unbekannte anziehend auf die Wikinger wirkte, weil sich dort Ehre gewinnen ließ. Vermutlich wussten sie, dass die, die in das Fremde reisen, auf alle Zeiten in Erinnerung bleiben werden.

Beide Sagas stimmen darin überein, dass Leif Eriksson als Erster die Gegend erkundete, die die Wikinger Vinland nannten. Dasselbe steht in der *Heimskringla,* in der *Längsten Saga über Olav Tryggvasson* und außerdem im *Landfræði,* einer geographischen Abhandlung aus dem Mittelalter. Beide genannten Sagas enthalten die verkürzte Beschreibung der Entdeckung, die vermutlich als Teil von Olav Tryggvassohns Missionsmythologie dort hineingerutscht ist. Die geographische Abhandlung erwähnt nur knapp und nüchtern, dass Leif als Erster nach Vinland reiste. Vermutlich war diese Überlieferung so bekannt, dass keine der Sagas von ihr als Tatsache abweichen konnte.

Leif Erikssohn muss von den Erzählungen über seine Familie beeinflusst gewesen sein, von seinem Vorfahren Nadd-Odd, der Island entdeckt hatte, und natürlich sonnte er sich im Glanz oder lebte im Schatten der ehrenvollen Entdeckungen seines Vaters. Möglicherweise fühlte er sich vom Schicksal dazu auserkoren, das Land zu erforschen, das Bjarni Herjolfssohn und sicher auch andere gesehen hatten. Die einzige längere Erzählung über seine Reise nach Vinland finden wir in der *Grönländersaga,* wo berichtet wird, dass Leif nach Herjolvsnes reiste, Bjarnis großes Schiff kaufte und eine Expedition nach Westen vorbereitete. Die Mannschaft bestand aus 35 Mann. Der Einzige, der namentlich erwähnt wird, ist Leifs Pflegevater Tyrkir, ein Freigelassener aus südlichen Gefilden (er wird bezeichnet als *suðrmaðr,* also ›Südmann‹). Seine Sprache wird in der Saga als *þyrsku* bezeichnet, was direkt übersetzt ›Türkisch‹ bedeutet. Der in der Saga benutzte Name *Tyrkir* war entsprechend wohl kein echter Name, sondern eine Bezeichnung für einen Türken, und dieser Mann stammte vermutlich von einem der türkischen Völker in Osteuropa oder Anatolien. Dieser ›Türke‹ hatte sich um Leif gekümmert, nachdem dessen Vater Erik aus dem Land verbannt worden war. Die Saga erzählt, dass er eine hohe Stirn und einen flackernden Blick hatte, er war klein von Wuchs, hatte einen dunklen Teint und bot einen jämmerlichen, armseligen Anblick, war jedoch geschickt in allen Arten von Handwerk.

Wir erfahren nicht viel darüber, welche Route Leif nahm, nur, dass er zuerst ein karges und graues Felsland erreichte, danach ein flaches und bewaldetes und dass er dann weiter nach Süden zu einem Land segelte, wo es im Winter keinen Frost gab, wo das Korn wild wuchs und die Kühe das ganze Jahr hindurch auf der Weide bleiben konnten. Er und seine Leute segelten zu einem Binnensee und bauten Häuser. Sie erkundeten das Binnenland zu Fuß, und dabei fand der Pflegevater Tyrkir wildwachsende Reben und Trauben. Hier wird betont, dass nicht die Rede ist von Preiselbeeren oder anderen Früchten, die den Reisenden bekannt waren, sondern dass es sich wirklich um Weintrauben handelte, die Tyrkir aus südlichen Gegenden kannte. Die Beschreibung von Leifs Route ist in der Saga dermaßen vage, dass wir unmöglich daraus folgern können, wo Vinland gelegen hat, nur, dass es ziemlich weit im Süden des heutigen Kanada oder im Norden der USA gewesen sein muss.

*

Noch einmal Weihnachten 1002 auf Brattahlíð. Sie hatten gespielt, vermutlich Schach oder Hnefatafl, und sie hatten Geschichten erzählt, möglicherweise über das im Westen gelegene Land. Aber der vornehme Kaufmann Thorfinn Karlsefni hatte offenbar immer häufiger zu der wunderschönen Guðrið Thorbjörnstochter hinübergelugt. Sie war nicht nur jung und schön, sondern auch reich, da sie von ihrem Vater Thorbjörn ein Vermögen, die große Knorr und den Hof geerbt hatte. Gleich nach Beendigung der Weihnachtsfeiern machte er ihr einen Heiratsantrag. Die Saga erzählt, dass Erik der Rote für Guðrið an Vatersstelle auftrat, weshalb Thorfinn sich mit seinem Begehr an ihn wandte. Erik gab die etwas rätselhafte Antwort, Guðrið müsse den ihr vom Schicksal zugedachten Weg gehen und er habe nur Gutes über Thorfinn gehört. Erik wusste ja, dass er wegen der Waren für das Weihnachtsgelage tief in Thorfinns Schuld stand. Deshalb wurde in aller Eile die Ehe zwischen Thorfinn und Guðrið arrangiert, und die Weihnachtsfeiern gingen in ein Hochzeitsfest über.

Die Saga teilt nicht mit, welchen Brautpreis Erik für Guðrið verlangte oder was er sich von der Allianz mit Thorfinn erhoffte. Aber aus dem, was nun passierte, können wir doch ahnen, worauf Thorfinn und Erik sich geeinigt hatten. Es heißt, dass sie nun über die Reise nach Vinland sprachen, eine Expedition, die sie schon bald nach der Hochzeit geplant haben müssen, denn sie mussten Mannschaft rekrutieren und eine Menge Ausrüstung herbeischaffen. Das eine Schiff sollte von Thorfinn Karlsefni und Eriks altem Freund Snorri Thorbrandssohn geführt werden. Schiff und Mannschaft des Kaufmanns Bjarni Grimolfssohn sollten ebenfalls mit von der Partie sein. Dazu kam die große Knorr von Thorbjörn Vifilssohn, die Guðrið geerbt hatte, unter dem Kommando von Thorvald, dem Sohn Eriks des Roten, zusammen mit Eriks vertrautem Knecht Thorhall Jäger. Es liegt auf der Hand, dass Erik die Strippen gezogen hatte, um diese Reise zustande zu bringen. Auch seine Tochter Frøydis und deren Mann Thorvard, die auf Gardar wohnten, schlossen sich der Fahrt nach Westen auf dem Schiff an, das Erik offenbar auch nach der Eheschließung noch für Guðrið verwaltete. Es wird also eine Expedition ausgerüstet, an der mehrere der engsten Freunde und zwei Kinder Eriks des Roten teilnehmen, dazu Guðrið, die er wie seine eigene Tochter behandelt.

Erik investiert einiges an Menschen und Mitteln in dieses Unternehmen, kann aber selbst nicht mit auf die Reise kommen. Warum nicht? Die *Saga von Erik dem Roten* und die *Grönländersaga* verweisen auf die Episode mit dem Sturz vom Pferd. Die *Grönländersaga* hat die nüchternere und glaubwürdigere Schilderung dieses Zwischenfalls. Erik fühlt sich inzwischen zu alt, meint, er würde all die »Mühsal und Anstrengung« einer langen Reise nicht mehr verkraften, und nimmt den Sturz vom Pferd als Beweis dafür, dass er zu Hause bleiben sollte. Vielleicht war er ganz einfach alt und gebrechlich und so sehr von der Gicht geplagt, dass er sich nicht einmal mehr auf dem Pferd halten konnte?

»Mir ist nicht beschieden, mehr Land zu finden als das, in dem wir hier wohnen. Jetzt werden wir nicht mehr zusammen reisen«, sagt Erik.

Bei dieser Reise geht es nicht um eine Entdeckungsfahrt wie im Fall von Leif Erikssohn. Es geht darum, im südlichen Teil des Landes, das sie weiter im Westen bereits gefunden haben und das sie Vinland nennen, eine Niederlassung zu begründen. Sie haben kleinere Boote zum Fischen bei sich, dazu Vieh und landwirtschaftliche Geräte. So wird die Expedition auch in der *Grönländersaga* beschrieben. Viele dieser Menschen wollen nach Vinland auswandern. Das ist ihr Plan. Das alles kann mit Eriks Überlegungen über Erbe und Zukunft seiner Kinder zu tun haben. Wir haben gesehen, dass der älteste Sohn, Thorstein, den Hof am Lysefjord in der Westsiedlung geerbt hatte, während Brattahlíð im Süden Leif zugedacht war. Leif hatte nun einen Sohn mit einer Frau von den Hebriden, der ebenfalls erbberechtigt war. Erik muss gedacht haben, die beiden außerehelichen Kinder könnten sich in dem neuen und vermutlich reicheren Land im Westen niederlassen. Über Frøydis, Eriks Tochter, die auf Gardar wohnte, heißt es, dass sie eine große, kräftige und herrschsüchtige Frau war, ihr Mann Thorvard dagegen klein, schwächlich, sehr reich und geldgierig. Die Zusammenarbeit mit den beiden war vielleicht nicht immer leicht. Die Kaufleute Thorfinn Karlsefni mit seiner neuen Frau Guðrið und Bjarni Grimolfssohn wollten sich in dem neuen Land vermutlich nicht ansiedeln, da sie über reichen Grundbesitz in Island verfügten. Wir können annehmen, dass sie beim Aufbau der neuen Siedlung helfen und Waren von dort mit zurück nach Island nehmen sollten.

Drei große Schiffe mit insgesamt 160 Personen an Bord segeln in diesem Frühling aus dem Eiriksfjord. Christopher Kolumbus dagegen war mit drei Schiffen mit 90 Personen unterwegs, als er im Jahre 1492 Amerika ›entdeckte‹.

Erik der Rote muss sich sein Reich mit der neuen Siedlung in Vinland als eine Art Dreieck vorgestellt haben: Die Ostsiedlung im Süden von Grönland war ein guter Wohnort, wo Schiffe aus Island und Norwegen Handel treiben konnten. Im Norden lagen die Westsiedlung und die Niederlassung Vestsetra in der Diskobucht, wo Walrossprodukte und Waren für Europa herkamen, während Vinland im Westen ihnen das Eisen, das Holz und den Alkohol liefern könnten, die sie selbstständig machen würden.

*

Thorhall Jäger, der Guðriðs Schiff führte, war seit vielen Jahren das ganze Sommerhalbjahr über mit Erik dem Roten auf Fang ausgezogen. Er wird beschrieben wie das Klischee eines hartgesottenen Westmannes, dunkel, groß und kräftig, er sah aus wie ein Troll mit seinem schwärzlichen Teint, war nicht mehr ganz jung, dazu jähzornig und meistens wortkarg, hässlich und gehässig mit einer Neigung zum Bösen. Das Christentum interessierte ihn nicht weiter. Stattdessen rief er in magischen Ritualen, die seiner Meinung nach das Jagdglück beflügelten, den Gott Thor an. Thorhall Jäger hatte nur wenige Freunde, aber er und Erik der Rote kamen gut miteinander aus. Es ist möglich, dass die Jagd oben im Norden und das damit verbundene Leben Eriks eigentliche Welt waren. Die Saga erwähnt, dass Thorhall einen schlechten Einfluss auf Erik hatte, was vielleicht mit seiner Verehrung der heidnischen Götter zusammenhängt.

Thorhall Jäger führte Guðriðs Schiff, das sich vor die beiden anderen Schiffe legte, unter anderem, weil er sich oben in den unbewohnten, nördlichen Gegenden Grönlands auskannte. Die Schiffe segelten nämlich nicht nach Südwesten, sondern hoch zur Westsiedlung, wo die Reisenden sich ausruhten und auf Eriks Hof am Lysefjord mehr Proviant an Bord nahmen. Dann ging es weiter nach Norden, vorbei am Polarkreis und hoch zur Diskobucht, zu den Jagdhütten in der Gegend, die sie *Nordsetra* nannten. Erst hier fuhren sie hinaus auf das offene Meer, also nach Westen.

Die Schiffe segelten zuerst hoch zur Diskobucht, um schnell das Land auf der anderen Seite sehen und sich daran orientieren zu können. So fühlten sie sich sicherer. Die Wikinger nahmen oft lange Umwege in Kauf, wenn sie dabei mit Land in Sicht navigieren konnten. Außerdem gab es an der grönländischen Küste eine Strömung, die sich von der Diskobucht aus nach Westen und dann nach Süden wandte und es viel einfacher machte, dieser Route zu folgen. Sie mussten zudem so früh wie möglich im Sommer aufbrechen, wenn die Eisberge große Teile der Fahrstraßen vor den südlichen Teilen Grönlands blockierten, so dass die Schiffe der Küste bis zur Südspitze hätten folgen und sich darauf ein Stück nach Osten hätten halten müssen, um dann nach Westen drehen zu können. Dabei bestand die Gefahr, dass sie von denselben starken Strömungen und Meereswinden erfasst werden könnten, die schon Thorstein Erikssohn nach Island gebracht hatten, als er einige Jahre zuvor versucht hatte, nach Vinland zu gelangen.

Die natürlichen Gegebenheiten legen nahe, dass Thorfinn Karlsefni und die anderen genau den Weg eingeschlagen haben, von dem die *Saga von Erik dem Roten* uns erzählt. Dieser Teil der Saga schildert eine Vinlandreise, die mit der grönländischen Natur und unserem Wissen um die wikingische Kultur übereinstimmt.

Kapitel 12

Die Seltsamkeitsstrände

Nach drei Wochen in Grönland bringen mich die Spanierinnen aus dem *Leif Eiriksson Hostel* in Brattahlíð mit dem Boot über den Fjord zu dem alten Militärflugplatz in Narsaq. Von dort geht es in zwei Stunden mit einem Propellerflugzeug zu dem großen Flughafen von Kangerlussuaq im Inneren des Søndre Straumfjord, was zu Zeiten der Westsiedlung als ›Unland‹ bezeichnet wurde. Es ist klares Wetter. Ab und zu schaue ich auf die Natur unter mir, sehe die Küste Eriks des Roten und stelle mir die Schiffe mit Thorfinn, Guðrið und den Kindern Eriks des Roten an Bord auf dem Weg vom Lysefjord zur Diskobucht vor. Gleichzeitig sehe ich mir digitale Kopien der beiden erhaltenen Fassungen der *Saga von Erik dem Roten* an.

Ich lasse jetzt Grönland hinter mir zurück. Nun interessiert mich der Abschnitt über die Fahrt der drei Schiffe nach Vinland.

Während ich in Kangerlussuaq auf meinen Flug nach Kopenhagen warte, denke ich an Guðrið und die anderen, die 350 Kilometer die Küste hoch zu der Insel fuhren, die in der Saga *Bjørnøya* (›Bäreninsel‹) genannt wird. Eine geographische Notiz aus dem 14. Jahrhundert erklärt mir, dass es sich bei dieser Insel um die heutige Diskoinsel handelt.

Hier ruderten sie vermutlich zwischen den verschneiten Bergen zu dem Ort, den sie *Króksfjarðarheiðr* nannten. Dort stellten sie in der

Nähe der Jagdhütten Buden auf, in denen sie für einige Tage wohnen konnten, während sie ihren Proviant mit Fisch und Wild aufbesserten, ein letztes Mal die Schiffe überprüften und auf das richtige Wetter für die Überfahrt zur unbekannten Welt im Westen warteten. Bei dieser ersten Etappe von Bjørnøya aus nach Westen und Süden mussten sie den einzigen Teil der Reise hinter sich bringen, bei dem sie nirgendwo Land sehen konnten. Deshalb warteten sie so lange wie möglich auf günstiges Wetter. Schließlich durften sie die Orientierung nicht verlieren.

Auf dem Flug nach Kopenhagen suche ich weiter in den beiden Sagamanuskripten. Was mich beschäftigt, als ich mich immer wieder durch die Wörter der Handschriften hindurchbuchstabiere, ist, dass so viel von dem Text, vom Aufbruch von der Diskobucht bis zum Erreichen einer Insel namens Straumey, sich nur mit Richtungsanweisungen und Naturphänomenen befasst: so und so viele Tage in der und der Richtung mit Land in Sicht auf dieser oder jener Seite, vorbei an blankgespülten Felsen, Wäldern oder Klippen, wo es Strömungen oder vielleicht sandige Untiefen gibt, sie sehen allerlei Tiere an allerlei Orten. Es gibt keine Handlung. Der Text wirkt mehr wie eine Anleitung, um bestimmte Küstenstrecken zu identifizieren. Warum sollte man so erzählen, wenn es im Text nicht um eine real existierende Landschaft ginge? Es fällt auf, dass gerade diese Partien in den beiden Sagas die größten Abweichungen voneinander aufweisen. Beide schildern dieselbe Landschaft mit ungefähr denselben Kennzeichen, doch sie tun es auf unterschiedliche Weise.

Die meisten erhaltenen Bücher und Sagas aus dem Mittelalter sind handgeschriebene Kopien älterer Manuskripte und diese wiederum Kopien von noch älteren Manuskripten, die ihrerseits Abschriften eines Textes von unbekanntem Alter sind, über dessen Urheber niemand etwas weiß. Nur ein seltenes Mal wird deutlich, wann diese Erzählungen ursprünglich niedergeschrieben wurden oder von wem die älteren Manuskripte stammten. Die unterschiedlichen Manuskripte der

Sagas stimmen niemals vollständig miteinander überein. Es ist genau wie bei der Bibel: Es gibt nicht nur eine einzige Bibel, die ist nur eine moderne Konstruktion – was wir haben, sind Hunderte von Manuskripten und Bruchstücken von Manuskripten, die verglichen und im Vergleich miteinander gedeutet werden, bis sich die jeweils führenden Forscher ihrer Zeit einigen können, also einen Kompromiss eingehen, welcher Text die vielen verschiedenen handschriftlichen Kopien älterer, nicht mehr vorhandener Manuskripte am besten wiedergibt.

Im Unterschied zur Bibel gibt es nur zwei handschriftliche Kopien der *Saga von Erik dem Roten.* Die ältere befindet sich in der *Hauksbók* genannten Sammlung aus der ersten Hälfte des 14. Jahrhunderts, die andere im *Skálholtsbók* aus dem 15. Jahrhundert. Hier steht nicht fest, dass die ältere Handschrift die bessere ist, denn wir kennen weder das Alter noch die Qualität der Handschriften, die diesen als Vorlage gedient haben. Theoretisch kann die Kopie aus dem 15. Jahrhundert auf einer guten Kopie von 1180 basieren, die Kopie aus dem 14. Jahrhundert jedoch auf einer fehlerhaften Abschrift von 1310. Wobei es im Grunde nicht richtig ist, diese Abschriften älterer Manuskripte als ›Kopien‹ zu bezeichnen. Beim täglichen Abschreiben wurde immer irgendetwas verändert. Fehler und Schusseligkeiten sind das eine, etwas anderes ist, dass die Schreiber immer wieder zu Abkürzungen und Umschreibungen griffen, um auf dem kostbaren Pergament so wenig Platz wie möglich zu bedecken. Dazu kommt, dass sie bewusst das vornahmen, was sie für sprachliche und inhaltliche Verbesserungen hielten.

Was ich den Beschreibungen von Thorfinn Karlsefnis Fahrt nach Westen und Süden entnehme, ist, dass die Informationen im handschriftlichen Manuskript *Skálholtsbók* durchgängig konfuser und unklarer sind und eine vagere und weniger wirkungsvolle Sprache verwendet wird als die, die ich im Text im *Hauksbók* finde. Dieser wirkt besser redigiert und enthält kürzere und präzisere Formulierungen. Normalerweise gehen wir davon aus, dass der konfusere Text dem

Original näher kommt, denn es wäre doch seltsam, wenn eine spätere Abschrift eine Menge sprachlicher Unstimmigkeiten hinzufügte. Deshalb ist es eine natürliche Vorstellung, dass die Version der *Saga von Erik dem Roten* im *Skálholtsbók* dem ursprünglichen Text näher kommt als die im *Hauksbók*. Zugleich ist der kürzere Text im *Hauksbók* scheinbar kenntnisreicher und informativer als der im *Skálholtsbók*. Wenn in Letzterem steht, dass sie mit Nordwind segelten, heißt es im Ersteren, dass sie sich nach Südosten und dann nach Süden wandten, Vögel werden zu Eiderenten, eine unspezifizierte Fahrt wird zu einem Segeltörn unter Land, und so weiter. Der Text im *Hauksbók* weiß die ganze Zeit etwas mehr über die Küste, an der Karlsefni und die anderen entlangsegelten.

Anders als bei den meisten anderen Manuskripten wissen wir übrigens, wer um 1320 das *Hauksbók* und damit auch die älteste Version der *Saga von Erik dem Roten* aufgeschrieben hat. Es handelt sich um den Isländer Hauk Erlendssohn, der eigentlich ein vornehmer Gesetzesdeuter in Island war, später aber das Gulating leitete und für den norwegischen König tätig war. Nach seiner Rückkehr nach Island um das Jahr 1315 begann er, Manuskripte für sein großes, später *Hauksbók* genanntes Buch zu sammeln und abzuschreiben. Neben der *Saga von Erik dem Roten* enthält dieses Buch auch die *Fóstbrœðra saga*, die in Grönland spielt, sowie weitere Sagas, das *Landnahmebuch* und schließlich Bücher über Naturgeschichte, Mathematik und Ethnographie. Dieser Hauk scheint sich ganz besonders für die Erforschung von Grönland und der noch weiter im Westen gelegenen Länder interessiert zu haben. Wenn es um präzise Schilderungen von Richtungen und Landmarken auf der Reise von Thorfinn Karlsefni und den anderen geht, so habe ich den Verdacht, dass er gute Karten hatte. Das kann das Verdienst des älteren Manuskripts sein, auf das er sich stützte, aber auch daran liegen, dass er über Kenntnisse verfügte, mit denen er den Originaltext veränderte und korrigierte. Wir wissen, dass Hauk mit mehreren Menschen gesprochen hatte, die in Grönland gewohnt hatten oder dort gewesen waren. Wir wissen außerdem, dass die Grönländer im 14. Jahrhundert nach Labrador und zur Baffininsel hinüberfuhren. Möglicherweise hatte Hauk sein Wissen von Seeleuten, die an denselben Küsten unterwegs gewesen waren wie Thorfinn Karlsefni und seine Begleiter. Ich setze darauf, dass dieser Hauk ein gutes Blatt in der Hand hatte.

Ich beschließe, mich genau an den Text im *Hauksbók* zu halten, und gebe mir große Mühe, diese Schilderung so genau wie möglich zu deuten. Ich will Thorfinn Karlsefnis Reise Schritt für Schritt nachvollziehen. Die Richtungsanweisungen nenne ich literarische Hypothesen, die ich an geographischen Gegebenheiten überprüfen kann: Wenn ich so und so weit von x aus nach Süden fahre, müsste gleich im Osten y auftauchen (zum Beispiel hohe Berge oder eine bewaldete, flache Landschaft). Wenn y nicht auftaucht, ist die literarische Hypothese falsifiziert – sie ist einfach nur eine Romanerzählung, es geht hier nicht um die Wirklichkeit (den Berg gibt es dort gar nicht). Als nächster Schritt muss nun die Hypothese geändert werden, das heißt, die Interpretation der Saga, um sie dann abermals zu testen. Aber es gibt Grenzen für die Anzahl an Deutungen, die die relativ schlichten Sätze im *Hauksbók* erlauben, und nach einigen Versuchen muss ich mich von der Theorie verabschieden, dass diese Abschnitte mit einer Landschaft in Kanada übereinstimmen.

An sich sind solche literarischen Hypothesen immer zweifelhaft, und ich muss mich davor hüten, meine in pure Idiotie zu verwandeln. Der Ausgangspunkt muss immer sein, dass Wörter und Sätze niemals eindeutig sind. Die Definition eines Idioten innerhalb der Geisteswissenschaften lautet Fundamentalist; jemand, der es für möglich hält, Wörter wortwörtlich zu nehmen. Der Versuch, eine Einheit zu bilden zwischen den Sätzen der Saga, wie sie im Mittelalter verstanden wurden, und den Landschaften, die dort liegen, in der Wirklichkeit und zwischen den Zeilen, kann nie etwas anderes werden als ein Versuch. Aber manchmal lassen sich die Sagasätze zu Hypothesen umformen, die wir an wissenschaftlichen Daten testen können, was unser Verständnis der Sagas auf ein neues Niveau hebt. Die 40 Sätze über Erik den Roten zeigen uns einen Mann, der die Eisödnis im Norden des Polarkreises aufsucht statt die grünen Ebenen im Süden Grönlands. Wäre es möglich, dass die Mengen von Elfenbein, die Europa bereits im 11. Jahrhundert überfluteten, von dort stammten? DNS- und Strontiumproben aus dem Walrossmaterial in Kunstgegenständen in Museen überall in Europa bestätigen diese Hypothese. Das Elfenbein stammt aus den Gegenden, die Erik der Rote in seinen drei Jahren als Vogelfreier bereist hat.

Im allerbesten Fall können literarische Hypothesen zu großen wissenschaftlichen Entdeckungen führen. Ein Beispiel sind Helge Ingstads Interpretationen der Sätze über die Reise nach Vinland in der *Grönländersaga* und in der *Saga von Erik dem Roten*. Wir können diese Reisebeschreibungen auf hundert verschiedene Weisen deuten. Die übliche Deutung in den 1950er Jahren war, dass das Vinland der Sagas solche Ähnlichkeit aufwies mit den christlichen irischen Legenden über grüne und üppige Inseln im Westen, wo Weintrauben wuchsen, dass es sich um ein fiktives religiöses Paradies handeln musste und nicht um wirkliche Orte, die von Wikingern aufgesucht worden waren. Ingstad meinte, das könne nicht stimmen, und suchte deshalb nach Spuren von Wikingerhäusern an den Küsten von Amerika, die mit den Sagasätzen übereinstimmen könnten. An der Nordspitze von Neufundland fand er wikingische Gebäudereste und Gebrauchsgegenstände. Auf diese Weise können unsere Untersuchungen der Sagasätze die Wissenschaft voranbringen.

Zu Hause arbeite ich weiter an meinen Übersetzungen und Deutungen des Grundtextes über die Reise von Guðrið und Thorfinn Karlsefni im *Hauksbók* und werfe dabei ganz bewusst keinen Blick auf die Landkarte. Ich weiß sehr wohl, wie leicht sich Wörter nach der Landschaft umformen lassen, und umgekehrt. Ich bin nicht der Erste, der versucht, die Saga als Wegweiser nach Vinland zu benutzen. Ich bin der Letzte. Alle, die es vor mir versucht haben, sind an sehr unterschiedlichen Orten gelandet: einige in Florida, andere in New York, viele irgendwo an der Küste von Neufundland, noch andere sind nicht weiter gekommen als bis nach Labrador oder zur Baffininsel.

Auf der Suche nach dem Vinland der Wikinger wurden falsche Runensteine produziert, und nicht wenige indigene Ruinen oder Bauwerke aus dem 18. Jahrhundert wurden als Überreste von Thorfinn Karlsefnis Fahrt ausgegeben. So kann es gehen, wenn wir die literarischen Hypothesen nicht aufgeben wollen, wir verwandeln uns in Idioten, wir erfinden Daten und entwickeln spekulative Theorien, die zu den Hypothesen passen. Nur Helge Ingstad und seine Frau Anne Stine Ingstad haben bisher ihre Hypothesen über die Wikingerfahrten nach Amerika belegen können – sie fanden in L'Anse aux Meadows an der Südspitze von Neufundland Überreste von Häusern wie jenen, die ich in Eiriksstaðir in Island gesehen habe, sie ähneln der Rekonstruktion, in der ich auf Brattahlíð übernachtet habe.

Nun will ich meinen Wikingern folgen: Thorfinn, Guðrið, Thorhall, Thorvald, Frøydis, Snorri, Thorbrand, Bjarni und den 150 anderen. Ich finde, dass ich das Sagamaterial genauer untersucht habe als irgendeiner meiner Vorgänger. Ich habe mir eine Reihe von Hypothesen zurechtgelegt, die ich auf die Probe stellen will. Und wenn auch sonst nichts dabei herauskommt, werden sie mich auf eine spannende Reise ins Fremde führen. Zu unberührten Kontinenten.

*

Leider kann ich keine gut gefüllte Reisekasse anzapfen, um meine Hypothesen zu testen. Ich stelle mir folgende stufenweise Steigerung vor:

1. Die Sätze mit Landkarten, Filmen aus Schiffen und von Drohnen, digitalen Rekonstruktionen und nautischen Logbüchern vergleichen. Wenn die Landschaft mit den Sätzen übereinstimmt, gehe ich zur nächsten Phase über.

2. Die Orte aufsuchen, von denen die Sagasätze möglicherweise handeln, sowohl zu Wasser als auch zu Land. Um in dieser Phase weiterzukommen, muss ich Gegenstände oder Kulturformationen vor Augen haben (z. B. Grabhügel oder Hausfundamente), die aus der altnordischen Kultur stammen *können*.
3. Die aktuelle Umgebung mit Georadar untersuchen.
4. Ausgrabungen.

Die drei ersten Phasen kann ich selbst finanzieren und organisieren. Als Hilfsmittel in der ersten Phase der Testreihe entscheide ich mich dafür, meine Virtual-Reality-Ausrüstung samt dem Zugang zu nutzen, den sie mir zu kartographischem Material, Filmen und Fotos gewährt.

*

Auf dem Altenteil aus dem 18. Jahrhundert setze ich das VR-Headset auf, starte den Flugsimulator und packe den Steuerhebel. Ich bin bereit für den ersten Test meiner Hypothesen.

Thorfinn und die anderen segelten vom Lysefjord aus nach Norden und bei Bjørnøya aufs Meer hinaus, das berichtet die Saga. Ich schwebe jetzt über Bergen und verschneiten Gletschern. Ich habe ein Datum vom Ende Juli eingegeben, was mir als wahrscheinliche Abreisezeit für Karlsefni und die anderen erscheint. Ich fliege über den Stränden auf der Südseite der Diskoinsel niedriger und finde die Stelle, wo beim Diskofjord die Walrösser an Land kamen. Ich glaube, dass um das Jahr 1000 am dahinterliegenden angelhakenförmigen Fjord die Jagdhütten standen. Ich fliege dicht über der Wasseroberfläche.

Wie es weiterging, als sie Bjørnøya erreicht hatten, wird in der Saga geschildert:

þaðan siglðv þeir .íj. d gr i svðr.

Von dort segelten sie zwei Tage lang nach Süden.

Das kann nicht bedeuten, dass sie von der Diskoinsel aus in gerader Linie nach Süden fuhren, was sie nur wieder die grönländische Küste hinuntergeführt hätte. Es muss darum gehen, dass sie sich von der Insel entfernten, bis sie die Umrisse der Insel gerade noch erahnen konnten, dann würden sie von Strömungen erfasst, die sie in höherem Tempo nach Süden tragen könnten.

Ich fliege 150 Kilometer über das Meer nach Westen. Noch kann ich auf der anderen Seite der Davisstraße nichts sehen, aber ich kann Grönland immer noch erahnen. Ungefähr von hier aus würden die drei Schiffe bei klarer Sicht Kurs gen Süden gesetzt haben.

Es ist viel darüber diskutiert worden, was in altnordischen Manuskripten unter einem ›Tag‹ (*dogr*) zu verstehen sei – reden wir hier von der Zeitspanne zwischen Sonnenaufgang und Sonnenuntergang oder von 24 Stunden? Nachdem ich mir angesehen habe, wie das Wort in vielen Zusammenhängen verwendet wird, bin ich zu dem Schluss gekommen, dass bei langen sommerlichen Seereisen im hohen Norden, wo es rund um die Uhr hell war, 24 Stunden gemeint sein müssen. Und wenn das so ist, dann sind die *ij dogr* im Manuskript 48 Stunden.

Eine moderne Rekonstruktion des Gokstadschiffes erreichte auf ungefähr derselben Strecke im Jahr 2000 eine Durchschnittsgeschwindigkeit von 7,1 Knoten. Aber ich glaube, die Knorren, mit denen die Expedition unterwegs war, waren etwas langsamer, deshalb rechne ich mit fünf bis sechs Knoten über 48 Stunden geradewegs nach Süden, was einer Entfernung von 500 Kilometern entspricht, aber bei dieser umständlichen Berechnungsart kann alles zwischen 400 und 600 Kilometern stimmen.

Ich stelle jetzt Kurs nach Süden ein und behalte den Kilometerzähler im Auge. Ich fliege so tief, wie ich das nur wage, 50 Meter über der Wasseroberfläche, um die Sicht von damals so weit wie möglich zu rekonstruieren. Nach einer Stunde und zwanzig Minuten habe ich 400 Kilometer in südlicher Richtung zurückgelegt. Ich sehe nur das Meer.

Die Saga erzählt nun, was nach 48 Stunden auf südlichem Kurs geschah:

> *þa sa þeir land ok skvtv bati ok konvðv landit og fvnnv þar hellvr storar ok margar .xíj. allna viðar.*
>
> Nun sahen sie Land und setzten ein Boot aus und untersuchten das Land und fanden große Steinplatten, viele waren zwölf Ellen lang.

Nach 423 Kilometern ahne ich vor dem rechten Fenster meines Flugzeugs die Umrisse von etwas, das nicht das Meer sein kann. Zehn Minuten später sehe ich deutlich die grauen, schneebedeckten Berge auf der Baffininsel im heutigen Kanada. Ich registriere das Testergebnis für den ersten Satz: Die Hypothese wurde ein wenig gestärkt. Danach haben sie also hier Land angesteuert, Anker geworfen und mit einem quer im Stauraum der Knorr gelagerten Beiboot Leute an Land gesetzt. Vermutlich waren die Anführer Thorfinn, Snorri, Bjarni und Thorvald unter denen, die jetzt an Land gingen, oder vielleicht hielten einer oder zwei von ihnen sich auf dem Schiff bereit, für den Fall, dass sie von Fremden angegriffen würden. Ich sehe den hochgewachsenen Snorri Thorbrandssohn in seiner engen Hose an Land springen und das Boot hinter sich herziehen. Die Ausgesandten sollten nun das fremde Land untersuchen. Sie wussten nicht, welche Tiere oder menschenähnlichen Wesen hier lebten. Vermutlich übernachteten sie in Zelten an diesem kargen Gestade. Die anderen schliefen auf den Schiffen.

Ich versuche, mir die schöne Guðrið vorzustellen, die sich müde auf einige Kissen sinken lässt. Sie wurde schon bald nach ihrer Hochzeit mit Thorfinn zu Weihnachten schwanger. Es ist vier Jahre her, dass sie zusammen mit ihrem Vater Island verlassen hat. Sie ist inzwischen neunzehn oder zwanzig und schon zum zweiten Mal verheiratet.

Der nächste Satz im Manuskript berichtet:

fiolði var þar melracka. þeir gafv þar nafn ok kollvðv Hellvland.

Es gab dort Polarfüchse. Sie nannten das Land *Helluland* (also ›Steinplattenland‹).

Ich stelle mir vor, das passierte, als sie am ersten Morgen nach der Nacht im Zelt auf eine Anhöhe stiegen und über die Landschaft hinwegschauten: Sie hielten Ausschau nach anderen Arten von Land. Sie bemerkten Polarfüchse, aber keine anderen lebenden Wesen, und die Landschaft unterschied sich kaum von der, die sie am Tag zuvor gesehen hatten, sie bestand vor allem aus Felsbrocken und Steinplatten.

Ich fliege über diese Gegend. Keine Bäume, nicht ein einziger Grashalm, nur nackte Berge mit Gipfeln aus Eis und Schnee. So wird Helluland auch in den anderen erhaltenen schriftlichen Quellen geschildert. Hier und da sehen sie Schiefergestein und große, losgerissene Felsbrocken.

Ich fliege weiter nach Süden und halte mich an die Anweisungen aus der Saga:

Ðaþan sigldv þeir .íj. d gr ok bra il landsvðrs or svðri ok fvndv land skogvaxit ok morg dýr

Von dort segelten sie zwei Tage lang und wandten sich nach Süden oder Südosten und fanden ein bewaldetes Land und viele Tiere.

Das bedeutet, dass sie zuerst weitere 48 Stunden der Küste folgten, also an die 400 bis 600 Kilometer. Nach 600 Kilometern, bei denen ich die ganze Zeit auf meiner rechten Seite die Baffininsel sehe, erahne ich die Nordspitze von Labrador. Wenn ich weiter der Küste folgen will, ergibt sich der Kurs von selbst, ich muss mich nach Südosten wenden, wie die Saga erzählt, und dann weiterfliegen, bis ich bewaldetes Land sehe. Nirgendwo steht, wie lange es dauern wird, bis der Wald auftaucht.

Unmittelbar bevor Labrador nach Süden abbiegt, sehe ich die breiten Waldgürtel in Küstennähe. Ungefähr acht Tage, nachdem sie Grönland verlassen hatten, kamen Thorfinn, Guðrið und die anderen hier an, das sagt die Saga. Sie müssen das Gefühl gehabt haben, vor gewaltigen Reichtümern zu stehen. Holz war eine überaus kostbare Ware, die sie bisher aus Norwegen importiert hatten.

Als Nächstes passierte Folgendes, sagt die Saga:

ey la þar vndan i landsvðr.

Eine Insel lag im Südosten vor dem Land.

Ich fliege an Labrador entlang nach Süden und habe Inseln und Wälder auf meiner rechten Seite. Als das Land nach Westen abbiegt, sehe ich vor mir im Südosten eine Insel. Ich bekomme eine Gänsehaut. Belle Isle. Ich navigiere an der kanadischen Küste entlang, mit der *Saga von Erik dem Roten* und dem *Hauksbók* als Anleitung. Ich kann mir nicht vorstellen, dass dort eine andere Insel gemeint sein kann. Hier vor der Küste von Labrador gibt es viele Inseln, aber diese hier liegt parallel zur Küstenlinie. Keine andere Insel liegt »im Südosten vor dem Land«.

Ich fliege zur Insel Belle Isle hinüber. Die ist 17 Kilometer lang.

þar drapv þeir ein biorn ok kollvðv þar siðan Bianey en landit Markland

Dort töteten sie einen Bären und nannten die Insel Bäreninsel, und das Land nannten sie Markland.

Hier liegt möglicherweise ein falsifizierendes Element. Es ist schon behauptet worden, dass die Insel so weit vor der Küste liege, dass Bären nicht herüberschwimmen könnten. Mir ist klar, dass ich das genauer untersuchen muss. Ein bisschen unklar kann auch wirken, dass sie das Land *Markland* nennen, ›Waldland‹. Aber als ich über die

›Häreninsel‹ (Belle Isle) fliege, sehe ich hinüber zum nur 25 Kilometer entfernten Neufundland. Für das bloße Auge sieht das hier aus wie eine zusammenhängende Küste. Auch im 17. Jahrhundert wurde sie von Entdeckern als Fortsetzung derselben Küstenstrecke hinter einer kleinen Bucht aufgefasst. Sie wussten nicht, dass Neufundland eine riesige, der St. Lawrence-Bucht vorgelagerte Insel ist. Thorfinn und die anderen hätten wohl nur beobachtet, dass der Wald im unteren Teil von Labrador begann und sich dann die Küste von Neufundland hinabzog. Das wurde ihr *Markland.*

Ich erreiche die Nordspitze von Neufundland und fliege dann ungefähr acht Kilometer weit über die kleinen Buchten nach Westen, bis ich hinter einer schmalen Landzunge einige Wikingerhäuser mit Torfdächern sehe. Das ist eine Rekonstruktion der Häuser in Helge Ingstads Vinland. Als ich mich einem zur Bucht hinfließenden Fluss nähere, sehe ich die Umrisse der Wikingerhäuser, die früher dort gestanden haben. Moderne Datierungsmethoden haben ergeben, dass diese Häuser im Jahre 1021 verlassen wurden. Sie waren nur ungefähr zehn Jahre in Gebrauch gewesen. Es kann also nicht die Expedition von Thorfinn Karlsefni, Guðrið, Thorhall und Eriks Kindern gewesen sein, die sich 1003 hier niederließen.

Ich glaube, dass es von Grönland aus mehrere Expeditionen in diese Gegend gab und dass Ingstad die Überreste von einer gefunden hat. Der Ort stimmt auch nicht mit meiner Deutung der Saga überein, denn die schickt mich weiter nach Süden, mit einer langen und detaillierten Beschreibung. Im Manuskript steht:

> *Þaðan sigldv þeir svðr með landinv langa stvnd ok komv at nesi einv la landit a stiorn varv þar strandir langar ok sandar þeir rerv til lanz ok fvndv þar a nesinv kiol af skipi ok kollvðv þar Kialarnes þeir kollvðv ok strandirnar Fvrðv strandir þvi at langt var með at sigla.*

Von dort segelten sie lange Zeit an der Küste entlang und erreichten eine Landzunge. Das Land lag steuerbords. Dort befand sich

> eine lange Strecke aus längs verlaufenden Klippen und Sandbänken. Sie ruderten an Land und fanden einen Kiel draußen auf der Landzunge und nannten die Stelle *Kjalarnes* [›Keil-/Kielspitze‹]. Sie nannten die Strände *Furðustrandir* – ›Seltsamkeitsstrände‹–, weil sie so lange daran entlangsegeln mussten.

Aus den Beschreibungen geht hervor, dass sie die Kennzeichnen – Klippen und Sand steuerbords – schon sehen, ehe sie die Spitze der Landzunge erreichen. So wie ich das verstehe, sehen sie zuerst die Landzunge – eine schon aus großer Entfernung sichtbare Landmarke –, dann segeln sie eine gefühlte Ewigkeit an Klippen und Sandbänken entlang. Der Name *Furðustrandir* taucht in der gesamten altnordischen Literatur kein zweites Mal auf. Ich habe es mit einem absolut einzigartigen Namen zu tun. Wörtlich übersetzt heißt er so etwas wie ›Seltsamkeitsstrände‹. Eigentlich bin ich mit dieser Übersetzung nicht ganz zufrieden, aber mir fällt keine bessere ein, und ich freue mich immerhin, weil ich ein neues Wort ersonnen habe. Das Problem bei der Übersetzung ist der zweite Wortteil: *strandir. Strandir* bedeutete auf Altisländisch auch ›Flussufer‹ und bezeichnet zudem oft einen längs verlaufenden Klippenrand. Das norwegische Wort *strender* meint heute eine flache Gegend am Wasser, wir denken da vor allem an Sandstrände. Oft wird das *strandir langar og sandar* deshalb mit ›lange Sandstrände‹ übersetzt, was zu Missverständnissen bei denen geführt hat, die herausfinden wollten, wo Thorfinn Karlsefni und die anderen in jenem Sommer unterwegs waren. Aber *strandir* meint hier vermutlich einen steilen Klippenrand, während *sandar* sich auf Sandbänke oder Sandstrände bezieht. Ich suche demnach eine lange Strecke aus steilen Klippen in Kombination mit Sandstränden, also eine so ausgefallene Landschaft, dass sie ihren eigenen Namen bekommen hat. Wenn diese Naturformation wirklich existiert, müsste es doch möglich sein, sie zu entdecken.

Ich habe mir genau notiert, wonach ich Ausschau halten soll, ehe ich weiter zur Ostküste von Neufundland fliege (mit dem Land steuerbords). Nirgendwo steht, wann diese seltsamen Klippenstrände auftauchten, nur dass sie »lange Zeit« weitersegelten und zuerst eine Landzunge sahen. Ich fliege über den charakteristischen Finger, der

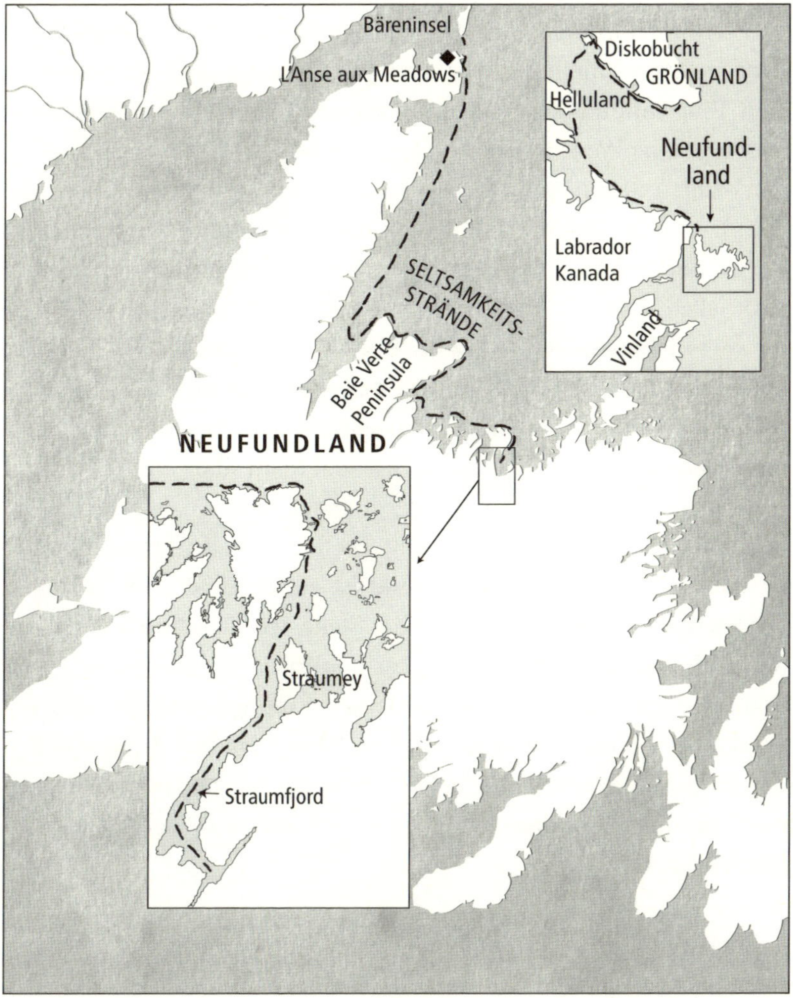

den nördlichsten Teil von Neufundland ausmacht, 50 Meter über dem Wasser, 100 Meter vom Land entfernt. Die ganze Zeit behalte ich die Stelle im Auge, wo Land und Meer aufeinandertreffen. Keine Landzunge, die sich markant hervorhebt, fast keine Klippen, kein Sand. Dann kommt wieder der dichte Wald, dazu hier und da steile Klippen, aber auch flache Partien, wo die Bäume dicht am Wasser stehen.

Als der Finger zu drei Vierteln hinter mir liegt, blicke ich nach links und fahre zusammen: Draußen am Horizont ragt ein langes Stück Land ins Meer hinein. Es ist geformt wie ein langes Boot, das kieloben liegt. Eine Landmarke, die den Wikingern jedenfalls aufgefallen wäre. Ich fliege eine Weile weiter am Finger entlang und habe das Land auf der rechten Seite. Dann fliege ich nach links zu der Halbinsel, die den Beginn der eigentlichen Landmasse von Neufundland markiert. Als ich dort ankomme, ragt aus dem Wasser eine graue Klippenkante auf, vielleicht 30 Meter hoch. An mehreren Stellen sehe ich prachtvolle, weißschäumende Wasserfälle. Ein Stück weiter, bei der Baie Verte Peninsula, ändern die Klippen ihre Farbe zu grün mit kalkweißen Streifen. So etwas habe ich noch nie gesehen. Ich hole mir eine Suchmaske auf den einen Bildschirm und will mehr über diese Halbinsel wissen. Dort steht, dass das Gebirge hier aus einer einzigartigen Kombination von Gesteinsarten besteht, die durch vulkanische Aktivität entstanden sind. Die ganze Gegend ist ein Eldorado für Geologen. Die Felskante führt weiter bis zu der Stelle, wo sich die Küste ein wenig nach Südosten neigt, aber jetzt dominiert die kalkweiße Farbe, und in einigen Buchten sehe ich kleine, graue Sandstrände. Hier bin ich auf der richtigen Spur, glaube ich. Weiter draußen bei der Spitze der Halbinsel sehe ich wieder die lange, flache Landzunge, die sich nach Nordosten dahinzieht. Eilig hole ich mir den Sagatext auf den Bildschirm:

> Von dort segelten sie lange Zeit an der Küste entlang und erreichten eine Landzunge. Das Land lag steuerbords. Dort befand sich

> eine lange Strecke aus längs verlaufenden Klippen und Sandbänken. Sie ruderten an Land und fanden einen Kiel draußen auf der Landzunge und nannten die Stelle *Kjalarnes*.

Dass sie hier einen Kiel fanden, ist vermutlich eine Art spätere Volksetymologie. Ich weiß, dass der Name *Kjalarnes* auch in Island häufig vorkommt. Ich suche Bilder zu diesem Ortsnamen, und mir werden viele lange, schmale Landzungen gezeigt, die wie ein Keil ins Meer hinausragen, Formationen, die dem ähneln, was ich hier durch das Flugzeugfenster sehe. Es leuchtet ein, dass dieser Vorsprung *Kjalarnes* genannt wurde.

Auf dem Weg zur Landzunge sind die Felswände nicht mehr so hoch und flachen ein wenig ab, an einigen Stellen erinnern sie fast an schroffe Felsen, aber der Bereich zwischen Land und Wasser kann noch immer *strandir* genannt werden.

Nun waren die drei großen Knorren, die ich hin und wieder unter mir ahne, einen langen Tag mit Blick auf steile Felsufer gesegelt. Ein Problem bei solchen steilen Stränden war, dass die Menschen weder von der Knorr noch von ihren Beibooten aus an Land gehen konnten. Vielleicht hätten sie dieses Land gern erforscht, vielleicht hielten sie es für Vinland, aber sie konnten das Schiff nicht verlassen. Weiter vorn auf der Landzunge werden die Klippen wieder steiler und fast senkrecht, und nun nimmt das Gestein eine vulkanische, schwarze Farbe an, mit kleinen Kaskaden aus Kalk. Unterhalb der dunklen Klippen tauchen an mehreren Stellen kleine, grauweiße Sandstrände und Sandbänke auf, dazwischen ziehen sich breite Untiefen dahin. Das hier wird wirklich spektakulär. Schwarze Abgründe und weiße Sandbänke. *Strandir* und *Sandar*. Die Seltsamkeitsstrände.

Auf der anderen Seite der Landzunge ziehen sich die längs verlaufenden Klippen noch Dutzende von Kilometern dahin, nun mit grauen Felsen und kleinen Ansammlungen von Sand und Kies. Dann verschwindet der Klippenrand. Die Wikinger sind damals vermutlich schon mehr als einen Tag an den Seltsamkeitsstränden entlanggesegelt. Seit sie Brattahlíð verlassen haben, müssen jetzt drei Wochen vergangen sein. Als Nächstes, so die Saga, passierte Folgendes:

þa gerðiz landit vágskorið þeir helldv skipvnvm i ein vág

Dann wurde das Land von Buchten zerschnitten. Sie führten das Schiff in eine kleine.

Ich ziehe das Flugzeug auf 350 Fuß hoch und sehe auf die Landschaft vor mir hinab. Das Land breitet sich nach Osten aus, mit Buchten und Fjorden, die sich vom Süden her hineinschneiden.

Die Sagakarte stimmt noch immer mit dem Terrain überein. Wenn sie an der Küste weitergefahren sind, mussten sie eine kleine, geschützte Bucht erreichen – die erste Stelle, wo sie für mehrere Tage vertäuen konnten. Hier wären sie dann vermutlich an Land gegangen.

Dann kommt eine Passage in der Saga, die berichtet, dass Thorfinn Karlsefni zwei Schotten an Land setzt, die Leif Erikssohn von Olav Tryggvassohn mitgebracht hatte. Die beiden Schotten waren ungeheuer ausdauernde Läufer. Sie liefen nach Süden und untersuchten zwei Tage lang die Landschaft, bis sie wildwachsende Weinreben und Weizen fanden.

Hier haben wir einwandfrei ein falsifizierendes Element, wenn wir diese Sätze als literarische Hypothese nehmen wollen, die mit der Landschaft unter mir verglichen werden soll. Wir können uns vorstellen, dass diese beiden in zwei Tagen 100 Kilometer geschafft haben. Nach meinen Berechnungen haben sie dann ungefähr den Fluss Exploits in Neufundland erreicht. Hier gibt es weder Weintrauben noch Weizen, wir können höchstens mit Preiselbeeren rechnen. Aber auch in der Saga wirkt diese Passage fehl am Platze, denn gleich darauf beklagt sich ein Expeditionsteilnehmer darüber, dass sie keine Weintrauben gefunden haben. Vermutlich ist die Szene mit den Schotten später eingefügt worden, ein ungeschickter Einschub, der nicht zum Rest der Erzählung passt. Ich überspringe diesen Teil der Saga also und mache mit den nüchternen Beschreibungen der Reise weiter:

> *gengv þav a skip vt ok siglðv þeir siþan leiðar sinnar þeir siglðv in a fiorð eín þar la ein ey fyri vtan þar vm varv stravmar miklir þvi kollvðv þeir hana Stravmey.*
>
> Sie gingen an Bord und segelten weiter. Sie segelten in einen Fjord hinein. Vor der Mündung lag eine Insel. Eine starke Strömung umgab die Insel. Deshalb nannten sie die Insel *Straumey.*

Ich fliege hin und her und sehe mir Fjorde und Schären an. Auf dem linken Bildschirm erscheinen Daten über die wenigen Inseln, die in Frage kommen. Mehrere liegen draußen im Schärengürtel, und das passt für mich nicht zu der starken Strömung auf beiden Seiten. Zwei Inseln liegen in Fjordmündungen und sind auf beiden Seiten jeweils vielleicht einen oder zwei Kilometer vom Land entfernt. Ich überprüfe Logbücher mit maritimen Daten aus Neufundland in Bezug auf Gezeiten und Strömungsverhältnisse an diesen Inseln: Thwart Island in der Exploitsbucht ist für starke Strömungen bekannt, die auf beiden Seiten der Insel eine Geschwindigkeit von zwei Knoten erreichen können. Das stimmt mit der Beschreibung in der Saga überein. Ich fliege über die fünf Kilometer breite und zehn Kilometer lange Insel. Dort gibt es weder Häuser noch Straßen. Die Insel sieht ganz und gar unberührt aus.

Sie gingen auf der Insel an Land:

> *sva var morg æðr i eyni at varla matti ganga fyri eŃivm.*
>
> Da waren so viele Eiderenten, dass sie aufpassen mussten, um nicht auf die Eier zu treten.

Ich suche nach entsprechenden Informationen über Thwart Island, aber ich kann nichts finden. Ich notiere mir, dass ich das mit den Vögeln und den Eiern noch genauer untersuchen muss.

Dann ruderten sie weiter in den Fjord hinein:

> *þeir kollvðv þar Stravmfiorð þeir barv þar farm af skipvm sinvm ok bioŃvz þar vm þeir hofþv með ser allzkonar fenað þar var fagrt lanzleg þeir gaðv enkis vtan at kanna landit.*

> Sie nannten die Gegend *Straumfjord*. Sie luden die Schiffe aus und ließen sich dort nieder. Sie hatten verschiedene Sorten von Nutzvieh bei sich. Es war ein schönes Land. Sie hatten keinen anderen Gedanken, als dieses Land kennenzulernen.

Vielleicht waren sie mehrere Dutzend Kilometer bis zu der Stelle gerudert, wo der Fluss in den Fjord mündet. Dort gab es flaches Weideland am Ufer und dahinter dichten, kräftigen Nadelwald. Es heißt, sie hatten allerlei Nutzvieh bei sich, also wahrscheinlich Kühe, Schafe, Ziegen und Schweine. Sie legten Gehege für die Tiere an und bauten sich einfache Wohnhütten.

*

Hier enden die Partien mit den knappen und präzisen geographischen Schilderungen. Nun kommen die längeren, lebhaften Sequenzen, in denen es um die Menschen geht.

*

Sie glauben sicher, jetzt Vinland erreicht zu haben. Jedenfalls nutzen sie die Zeit, um sich mit der Umgebung vertraut zu machen. Sie sehen keine fremden Menschen. Damals war Neufundland von den Beotok bevölkert, aber die ungefähr 500 Kilometer lange und breite Insel war spärlich besiedelt. Sie suchen nach den Reben und dem wildwachsenden Getreide, von dem Leif Erikssohn berichtet hat.

In diesem Herbst bringt Guðrið in einer der groben Hütten am Fjord einen Jungen zur Welt. Vermutlich haben sie einen Priester bei sich. Wenn nicht, erhält der Kleine die Nottaufe. Er wird Snorri genannt und ist als erster Europäer auf dem Kontinent geboren, den wir heute Amerika nennen. Dann kommt der Winter, der offenbar länger und kälter ist, als sie erwartet hatten.

> Sie verbrachten dort den Winter, aber sie hatten sich nicht gut genug vorbereitet. Der Fang wurde geringer und sie hatten nicht viel zu essen.

Ich sehe mir Winterbilder aus der Umgebung an und hier gibt es wirklich viel Schnee und Eis. Die Lokalbevölkerung amüsiert sich offenbar mit Schneemobilfahren. Die Durchschnittstemperatur bei der Exploitsbucht liegt im Januar und Februar bei minus vier. Sie haben offenbar damit gerechnet, dass das Vieh auch im Winter draußen grasen könnte, und sie haben nicht genügend Futter gesammelt. Sie werden vom Eis überrascht, das sie einsperrt, so dass sie nicht mit den Booten zum Fang hinausfahren können.

> Sie setzten auf die Insel über, in der Hoffnung, dort Beute machen zu können. Aber es war kaum etwas zu holen. Dennoch gedieh das Vieh.

Ich stelle mir die schöne Guðrið mit ihrem dick eingemummelten Säugling im Arm vor. Zusammen mit den anderen insgesamt 160 Personen haben sie und Thorfinn die Siedlung verlassen. Sie stapfen über das Eis, um nach Straumey zu gelangen, mehrere Dutzend Kilometer weiter draußen im Fjord. Auf der Insel liegt weniger Schnee, und das Vieh findet Futter, während die Jagd auf dem Meer wenig abwirft.

Sie bauen auf der Insel neue Hütten. Sie versammeln sich, vielleicht auf einer Waldlichtung, und flehen Gott um Nahrung an. Aber nichts passiert. Der Hunger quält sie.

Eines Tages ist Thorhall Jäger verschwunden. Sie suchen ihn drei Tage lang, dann finden Thorfinn Karlsefni und Bjarni Grimolfssohn ihn auf einem Felsvorsprung. Er liegt auf dem Rücken, verdreht die Augen, schnappt nach Luft und murmelt unverständliche Dinge, während sich seine Nasenlöcher blähen. Sie fragen, was das soll. Thorhall antwortet, das gehe sie nichts an. Er kehrt mit ihnen zu den Häusern zurück. Bald darauf wird auf der Insel ein toter Wal angetrieben. Sie ziehen ihn an Land, schneiden das Fleisch klein und kochen es. Sie machen sich gierig über das Essen her, aber bald darauf werden alle krank.

Nun richtet sich Thorhall Jäger auf und ruft:

»Ist Rotbart nicht stärker als euer Christus?«

Mit Rotbart ist der Gott Thor gemeint. Thorhall redet weiter:

»Hier wurde ich für meine Skaldenkunst bezahlt, als ich über Thor gedichtet habe, meinen treuen Freund. Der hat mich nur selten im Stich gelassen.«

Alle begreifen, dass der Wal ihnen vom Gott Thor gesandt wurde, sie werfen ihn von einer Klippe und bitten den Christengott um Verzeihung.

Vermutlich hatte Thorhall oben auf dem Felshammer ein schamanistisches Ritual durchgeführt. Er hatte Thor bedichtet und ihn in erschöpfender Ekstase angerufen.

Als der Frühling kommt und das Eis verschwindet, können sie hinausrudern. Sie machen reichen Fang und das Weideland wird wunderbar üppig. Einige von ihnen ziehen zurück zum Straumfjord und gehen im Wald auf die Jagd.

Sie beschließen jedoch weiterzureisen, um Vinland zu suchen. Thorhall Jäger will zurück nach Norden, vorbei an den Seltsamkeitsstränden und Kjalarnes, und dann nach Westen abdrehen. Thorfinn Karlsefni meint, sie müssten dem Land nach Süden folgen. Sie können sich nicht einigen. Thorhall macht das Schiff bereit, das Thorbjörn Vifilssohn gehört hat und als dessen von Erik dem Roten eingesetzter

Kapitän er sich offenbar begreift. Fast niemand will den Jäger auf diesem Schiff begleiten. Nur acht Mann sind dazu bereit. Weder Frøydis Erikstochter noch ihr Mann Thorvard oder Thorvald Erikssohn, die alle mit Thorhall gereist waren, schließen sich an. Mehr als 100 Personen fahren mit Thorfinn und Guðrið weiter nach Süden. Snorri Thorbrandssohn und Bjarni Grimolfssohn machen das andere Schiff bereit. Vermutlich etwa 50 Personen wollen in Straumfjord bleiben.

Dann steht in der Saga nur, dass die beiden Schiffe lange unter Land nach Süden segeln, bis sie endlich einen Fluss erreichen, der über breite Sandbänke und Untiefen ins Meer fließt. Bei Flut können sie durch den Fluss zu einem Binnensee rudern. An der Flussmündung auf der anderen Seite des Sees lassen sie sich nieder.

Unten in den Tälern finden sie wildwachsende Weizenfelder. An den Hängen weiter oben wachsen Weinreben.

Sie nennen diesen Ort *Hop*.

Sie sind nach Vinland gekommen.

Aber wo liegt Vinland nun wirklich?

*

Wenn sie der Ostküste von Neufundland gefolgt wären, wäre das Land irgendwann nach Süden und dann nach Westen abgebogen. Nirgendwo hier hätten sie Weizen oder Wein gefunden. Später in der Saga heißt es, dass in Hop in Vinland hohe Ahornbäume stehen und dass es dort im Winter nicht friert. Auch das passt nicht zu Neufundland. In der etwas jüngeren Wikingersiedlung in L'Anse aux Meadows wurden Butternusspflanzen und Walnussbäume gefunden, Dinge, die per Schiff hergebracht worden sein müssen, denn solche Nüsse hätten in Neufundland von selbst niemals wachsen können. Diese Menschen hier müssen, wie Thorfinn Karlsefni, Guðrið und die anderen, sehr viel weiter nach Süden gereist sein.

Ich fliege an der Küste entlang bis zur Südspitze von Neufundland und halte dann in südlicher Richtung auf das Meer zu. Es sind nur

100 Kilometer bis nach Cape Breton Island auf der anderen Seite. Nach einigen Minuten, 20 Kilometer vor der Küste, sehe ich deutlich Land. Rechts liegt die mächtige St.-Lawrence-Bucht. Wenn Thorfinn und die anderen ein Stück weiter in diese Richtung gesegelt sind, muss es ausgesehen haben, als hätten sie ein großes Meer erreicht.

Im *Landfræði* steht, dass man dort, wo das große Außenmeer beginnt, von Markland nach Vinland hinüberkreuzen kann und dass die Fahrt nicht lange dauert. Das entspricht der Passage zwischen Neufundland und Cape Breton Island – eine ziemlich kurze Überfahrt, bei der im Westen ein riesiges Meer zu liegen scheint. Den geographischen Abhandlungen aus dem Mittelalter zufolge stieß man hier auf die Nordspitze von Vinland, die nach damaliger Vorstellung im nördlichsten Teil Afrikas lag. Damals gab es nur drei Erdteile – Europa, Afrika und Asien –, die vom Außenmeer umgeben waren, und da Grönland am Rand Europas zu liegen schien, stieß man auf Afrika, wenn man nur lange genug nach Süden segelte. Cape Breton Island liegt immerhin 2000 Kilometer südlich der Westsiedlung in Grönland. Aber um wirklich Walnüsse, Wein und wildwachsenden Weizen zu finden, hätten sie noch sehr viel weiter nach Süden segeln müssen.

Nach 20 Minuten erreiche ich die Nordspitze von Cape Breton Island und sehe braunweiße Felsen und bewaldete Berge, die sich steil bis zu 500 Meter über dem Meer erheben.

Nun stehe ich vor derselben Entscheidung wie Thorfinn Karlsefni – links oder rechts? Soll ich der West- oder der Ostküste des Landes folgen, das da vor mir liegt? Vermutlich war es nicht ganz so, wie es in den Sagas steht, da sieht es aus, als seien sie in gerader Linie nach Vinland gesegelt, aber sie hätten doch sicher vorher die Verhältnisse in mehreren Richtungen erkundet.

Ich fliege eine Weile über dem nördlichen Ende von Cape Breton hin und her. Auf der Ostseite, der Atlantikseite, geht es weiter mit den steilen Klippen, auf der Westseite erreiche ich eine Bucht, die geschützter und milder wirkt. Wie die Archäologin Birgitta Wallace aufgezeigt hat, wären Thorfinn und die anderen auf der Atlantikseite weiter im Süden zu einer zerrissenen Küste mit Bergen, Laubwald und Sumpfgebieten gelangt. Das alles hätte Ähnlichkeit mit der Küste, an der sie sich in Neufundland aufgehalten hatten. Das Land auf der anderen Seite, in der St.-Lawrence-Bucht, hätte wärmeres Wasser und ein sanfteres Klima, und hier hätten sie Weinreben und Walnussbäume vorfinden können. Ich biege nach rechts ab und fliege an der Westseite von Cape Breton weiter. Nach der ersten kleinen Bucht passiere ich steile Klippen. 30 Kilometer weiter flacht die Küste ab, und plötzlich sehe ich viele Flüsse, die zunächst Seen bilden, ehe sie zwischen Kies- und Sandbänken ins Meer hinausfließen. Thorfinn und die anderen haben den Binnensee, zu dem sie gekommen waren, *Hop* genannt, denn *Hop,* ein Wort für eine bestimmte Naturformation in Norwegen und in Island, bedeutet so ungefähr ›eingeschlossene Bucht‹, oft mit Wasser, das aus dem Meer hereinströmt. Die nächstliegenden Entsprechungen sind das englische *pond* und das französische *étang*, und ich passiere jetzt viele solcher eingeschlossenen Buchten, die durch kurze Flussläufe mit dem Meer verbunden sind. Sie heißen »The Pond«, »Petit Etang«, »Grand Etang«, »St. Rose Pond«, »McKays Pond«, »Indian Point Pond«, »Long Pond«, »Embrees Pond« und so weiter, und alle werden aus größeren Flüssen gespeist. So geht es an der Küste von Nova Scotia immer weiter. Es scheint hier Hunderte von Orten zu geben, wo die Naturformation mit dem *Hop* der Sagas übereinstimmt.

Doch erst, als ich das hinter Prince Edward Island gelegene Pictou erreiche, werden Weinreben und Walnussbäume wirklich üblich. Die besten Verhältnisse hätten die Wikinger vielleicht in New Brunswick im Inneren der St.-Lawrence-Bucht vorgefunden. Vermutlich nannten sie dieses ganze Gebiet mit wärmerem Klima und anderer Vegetation im Süden des heutigen Neufundland *Vinland*. In den Sagas wird es als ziemlich großes Land bezeichnet.

Aber ihren genauen Aufenthaltsort kann ich nicht finden. Es gibt zu viele passende Möglichkeiten. Ich glaube, Hop kann irgendwo an der Westküste von Nova Scotia oder an den Küsten von New Brunswick gelegen haben. Diese Gegenden waren ziemlich dicht bevölkert, und zwar von den Vorfahren der heutigen Mi'kmaq. Sie lebten dort schon seit 1000 Jahren.

Ich nehme das Headset ab und konzentriere mich auf die Saga. Wir nähern uns dem Ende der Erzählung über Erik den Roten und seine Familie. Und das ist alles andere als ein Happy End.

*

Spielt es eigentlich eine Rolle, wie weit nach Süden Thorfinn Karlsefni und die anderen gesegelt sind? Für viele Menschen in Skandinavien und den USA lautet die Antwort: ja. Es geht um eine Art Identitätskampf. Vielleicht fing es damit an, dass skandinavische Auswanderer in den USA sich im 19. Jahrhundert ein wenig an den Rand gedrängt fühlten, eine kleine, fremde Gruppe in dem neuen Land. Als die Sagaberichte über die frühen Reisen nach Vinland bekannt wurden, war das diesen Skandinaviern sehr willkommen. Es waren schließlich *ihre* Vorfahren, die Amerika entdeckt hatten! Sie hatten hier schon zur Wikingerzeit und im Mittelalter gelebt, lange vor Spaniern und Engländern. Das Problem war, dass aus den Sagas nicht deutlich hervorging, wie weit nach Süden Leif Erikssohn, Thorfinn Karlsefni und die anderen gereist waren, und sie oder andere Wikinger hatten nicht eine einzige physische Spur hinterlassen. Doch dann tauchten Runensteine, Grabhügel, Reste von altnordischen Kirchen, Schwerter, Äxte, Jagdvorrichtungen und anderes in vielen Gegenden der USA auf – allerdings vor allem dort, wo sich skandinavische Auswanderer angesiedelt hatten. Statuen von Leif und Thorfinn wurden aufgestellt. Dann wurden Wikingerfestivals arrangiert und Wikingermuseen eröffnet, es kam zu einer Art Kulturkampf um die amerikanischen

Wikinger. Waren die USA ein Land von nordisch-germanischer oder von lateinischer Herkunft? Bei der Meute, die im Januar 2021 den Capitol Hill stürmte, florierten Schmuckstücke und Tätowierungen mit Wikingersymbolen: Thors Hammer, Wotansknoten, der Weltenbaum Yggdrasil, Runen und anderes.

Im Jahre 1920 wurde in Philadelphia ein Denkmal für Thorfinn Karlsefni errichtet. Spendiert hatten es die *Leif Ericson Society of Pennsylvania* und der *Scandinavian Craft Club of Philadelphia.* Grund war eine Theorie, nach der Hop, der Ort in Vinland, wo sich Thorfinn und die anderen niedergelassen hatten, in Philadelphia liegen sollte. 2018 wurde die Statue vom Sockel gestürzt und in den Fluss geworfen. Vorher war Thorfinns Kopf abgehackt worden. Zuerst hielt die Polizei fanatische Christoph-Kolumbus-Anhänger für die Schuldigen. Aber dann stellte es sich heraus, dass das Thorfinn-Denkmal ein Treffpunkt für rechtsextreme Angehörige der *White-Supremacy*-Bewegung geworden war, weshalb eine Gruppe junger Antirassist:innen Thorfinn um einen Kopf kürzer gemacht und in den Fluss gestürzt hatte.

Abgesehen von einer kleinen Münze, die um 1070 unter dem norwegischen König Olav Kyrre geprägt wurde, ist von den angeblich nordischen Fundstücken in den heutigen USA keine von Fachleuten für echt befunden worden.

*

Zurück zur Wirklichkeit. Oder zur Saga.

Thorfinn und die anderen in Hop fällen Bäume und bauen Häuser am See und weiter im Binnenland. Im Wald gibt es ausreichend Wild. Fluss und Binnensee sind voller Fische. In den Tälern kann Weizen geerntet werden. An den Hängen wächst Wein. Aber diese wildwachsenden Trauben sind nicht so leicht zugänglich, wie wir uns das heute vorstellen. Nein, die Ranken schlingen sich um Laubbäume, oft bis hoch in die Wipfel. Vermutlich sind die Siedler auf die Bäume geklettert, um die Trauben zu pflücken, die dann in geflochtenen Körben gesammelt und in die Vorratshäuser unten am See getragen wurden.

Es ist warm und angenehm. Und still. Sie scheinen im Paradies angekommen zu sein. In den altnordischen Quellen ist später von »dem guten Vinland« die Rede.

Nach 14 Tagen kommt eine Gruppe von Fremden in neun Hautbooten über den See gepaddelt. In den Booten stehen Menschen und schwenken Stöcke in Richtung des Sonnenuntergangs. Sie scheinen die nordischen Siedler eine Zeitlang beobachtet und überlegt zu haben, wie man sich diesen seltsamen Menschen nähern sollte.

»Was hat das zu bedeuten?«, fragt Thorfinn Karlsefni.

Snorri Thorbrandssohn steht in seiner engen Hose neben ihm. Er erwidert: »Vielleicht ist das ein Friedensgruß. Lass uns einen weißen Schild nehmen und damit auf sie zugehen.«

Thorfinn und Snorri rudern zu den Hautbooten hinaus. Vorne im Boot hebt jemand einen weißen Schild in die Höhe. Die anderen, nennen wir sie ›Indianer‹, weil wir keine bessere Bezeichnung haben, paddeln auf sie zu und blicken die Wikinger fragend an. Sie haben vermutlich noch nie Menschen mit Haaren im Gesicht und einer solch bleichen Hautfarbe gesehen. Sie gehen an Land. Nichts passiert. Die Saga berichtet, dass die Indianer einfach nur stehen blieben. Sie sehen das große Schiff an, die Knorr, die am Ufer liegt. Ein Kanu von dieser Größe haben sie noch nie gesehen. Mit seinen nordischen Schnitzereien sieht es vermutlich aus wie eine Art Monster. Die Wikinger haben wilde Tiere, die ihnen dienen, Waffen mit einer Oberfläche, die wie blankes Wasser glitzert, Kleider weich wie junges Gras. Wir sprechen hier von der unseres Wissens nach allerersten Begegnung zwischen Europäern und amerikanischen Ureinwohnern. Denen muss das so fremd gewesen sein wie uns, wenn ein Raumschiff gelandet wäre, aus dem Wesen mit grüner Haut auf uns zukämen.

Die Saga schildert die Einheimischen auf folgende Weise: »Sie waren schwarz und hässlich, und sie hatten hässliche Haare auf dem Kopf; sie hatten große Augen und breite Gesichter.«

Nach einer Weile paddeln die Indianer zurück um die Landspitze im See und sind verschwunden.

Thorfinn Karlsefni. Guðrið, Snorri, Bjarni, Thorvald, Thorvard, Frøydis und etwa hundert andere überwintern in Hop. Es kommt kein weiterer Besuch. Wenn es sich bei den Einheimischen um die Vorfahren der Mi'kmaq gehandelt hat, dann lagen deren Winterquartiere im Binnenland, wo sie in den Wäldern unter anderem Elche jagten. In Hop schneit es auch nicht. Das Vieh kann den ganzen Winter hindurch draußen weiden.

Im Frühjahr kehren die Einheimischen zurück. Vermutlich sind sie in ihre Sommerquartiere übergesiedelt. Der See füllt sich mit so vielen Hautkanus, dass es aussieht, als wäre das Wasser mit Holzkohle bestreut worden, berichtet die Saga. Dazu passt, dass die Mi'kmaq früher ihre Kanus mit dunklen Elchhäuten über einem hölzernen Rahmenwerk bespannten. Wieder schwenken sie ihre Stöcke Richtung Sonnenuntergang.

Diesmal kommen die beiden Gruppen vor den Häusern der Siedler miteinander ins Geschäft. Die Einheimischen wollen roten Stoff und bieten im Austausch Fell- und Hautprodukte. Sie wollen auch Waffen, aber die geben Thorfinn und Snorri nicht her. Die Mi'kmaq gehörten einer Steinzeitkultur an und waren sicher überaus neugierig auf die Eisenwaffen der Wikinger.

Nun werden die Einheimischen in der Saga zum ersten Mal *Skrälinger* genannt. *Þeir Skrælingar tóku spannarlangt rautt skrúð fyrir ófǫlvan belg ok bundu um hǫfuð sér.* – ›Diese *Skrälinger* banden sich spannbreite rote Stoffstücke um den Kopf.‹ Das Wort *Skrälinger* ist vermutlich abgeleitet von dem Wort *skrá*, eine besondere Art von getrocknetem, dünn geschabtem Fell. Das kann sich darauf beziehen, dass die Einheimischen Fell und Häute trugen, während die Wikinger gewebte Wollstoffe vorzogen.

Drei Wochen vergehen, ohne dass die Skrälinger sich wieder blicken lassen.

Dann kommen sie zurück, ein langer Strom aus Booten paddelt über den See. Nun schwenken sie die Stöcke in der entgegengesetzten Richtung, sie johlen und schreien. Thorfinn und die anderen erleben sie als feindselig und treten ihnen mit roten Schilden entgegen. Die Skrälinger feuern Pfeile ab und schießen mit Steinen aus Schleudern. Die Saga berichtet zudem, dass sie eine Stange haben, auf der ein blauschwarzer Ball von der Größe eines Schweinemagens angebracht ist. Der wird losgeschleudert und fliegt ein gutes Stück weit über die Köpfe von Thorfinns Leuten hinweg.

Auf den ersten Blick wirkt das alles wie eine seltsame Erfindung der Sagaverfasser. Aber es gibt wirklich Berichte über eine solche Waffe, aufgezeichnet um die Mitte des 19. Jahrhunderts. Forscher berichten über ein Indianervolk, das in den Wäldern im Norden der St. Lawrence-Bucht lebte und zur selben Kultur und Sprachgruppe gehörte wie die Mi'kmaq. Ein Häuptling der Algonkin erzählte damals, dass sein Volk in früheren Zeiten eine furchteinflößende Angriffswaffe konstruiert habe. Sie nähten einen dicken Stein in eine neue Haut und befestigten beides an einer langen Stange. Wenn die Haut trocknete, saß sie ganz fest um den Stein. Dann wurde sie mit verschiedenen Mustern bemalt und sah oben an der Stange noch massiver und gefährlicher aus. Diese Waffe wurde von mehreren Kriegern getragen, die dann vermutlich Kugel und Stange mit Hilfe eines Seils weit von sich schleuderten. Wenn die Kugel ein Kanu traf, konnte das sinken. Wurde sie in eine Menschenmenge geworfen, konnte sie umherwirbeln, großen Schaden anrichten und nicht zuletzt Panik verursachen (vgl. Larsson 1999).

In der Saga steht, dass die große, blauschwarze Kugel mit einem schrecklichen Geräusch auf den Boden prallt. Dieses Geräusch versetzt Thorfinn, Snorri und die anderen Männer in Panik, und sie fliehen flussaufwärts, bis sie zu einigen Felshämmern kommen. Dort kämpfen sie gegen die Indianer, die sie nun von allen Seiten umzingeln.

Frøydis, die Tochter Eriks des Roten, kommt aus einem Langhaus und sieht, wie die Männer in Richtung Wald fliehen. Frøydis ist eine große und kräftige Frau, die zudem schwanger ist. Sie hat ein hitziges Temperament und ruft den Männern zu:

»Warum rennt ihr vor diesen Jämmerlingen davon? So kräftige Burschen wie ihr, da hätte ich gedacht, ihr könntet sie zu Boden schlagen wie Vieh! Und wenn ich nur eine Waffe hätte, dann würde ich ja wohl besser kämpfen als irgendeiner von euch!«

Frøydis läuft hinter den fliehenden Männern her, fällt aber zurück, weil sie schwanger und schwerfällig ist, und die Indianer haben sie fast eingeholt. Sie sieht vor sich einen Toten, und zwar den Sohn von Snorri Thorbrandssohn. Er heißt Thorbrand und war noch sehr jung. Frøydis packt das Schwert, das neben ihm liegt. Als die Indianer auf sie zukommen, entblößt sie ihren Oberkörper und schlägt sich mit dem Schwert auf die nackte, strotzende Brust. Die Angreifer geraten außer sich vor Angst, stürzen zu ihren Kanus zurück und paddeln davon.

Vielleicht ist diese Episode maßlos übertrieben, aber bei den Mi'kmak waren schwangere Frauen tabu und mit Gefahr verbunden. Eine große, schwangere Frau mit nackten, milchweißen Brüsten wäre durchaus als bedrohlich empfunden worden. Die Schwangeren wohnten in eigenen Häusern, in deren Nähe sich die Männer nicht wagten. Frøydis ihrerseits hatte sicher Todesangst und es wäre wohl für sie nicht unnatürlich gewesen, auf diese dramatische Weise darauf hinzuweisen, dass sie eine Frau und noch dazu schwanger war.

Danach ebben die Kämpfe ab. Die Skrälinger ziehen sich zurück. Nur zwei von Thorfinns Leuten sind ums Leben gekommen, jedoch mehrere der Einheimischen. Snorri Thorbrandssohn vom Álftafjörður trauert um seinen jungen Sohn. Er konnte ja nicht ahnen, dass es ein solches Ende nehmen würde, als er damals, vor 25 Jahren in Island, Erik den Roten bei der Auseinandersetzung mit Thorgjest unterstützt hat. Viele sind verletzt und ihre Wunden müssen verbunden werden. Thorfinn weiß, dass sie in diesem Land keinen Frieden finden werden. Sie brechen auf und beschließen, nach Grönland zurückzukehren. Auf dem Weg nach Norden finden sie fünf Skrälinger, die unter Felldecken am Seeufer schlafen. Die Wikinger überraschen sie und töten sie.

*

Thorfinn, Guðrið, Frøydis, Thorvald und die anderen kamen in diesem Jahr nicht zurück nach Grönland, was darauf hinweisen kann, dass sie sehr weit in den Süden vorgedrungen waren. Sie suchten die anderen in Straumfjord auf und blieben dort. In diesem Sommer oder Herbst, also 1005, muss Frøydis dann das zweite Enkelkind Eriks des Roten auf die Welt gebracht haben (das erste hatte ja Leif mit einer Frau von den Hebriden bekommen), aber in der Saga erfahren wir nichts über dieses Kind.

Thorhall Jäger war nicht mit Guðriðs Schiff nach Straumfjord zurückgekehrt, dem Schiff, das Erik der Rote für sie verwaltete. Später im Herbst reisten Thorfinn Karlsefni und Thorvald Erikssohn nach Norden, um nach der verschwundenen Expedition zu suchen. Sie segelten vorbei an Kjalarnes und dann nach Süden. Dabei hatten sie das Land backbords, bei dem es sich nach meinen Berechnungen um die Westseite von Neufundland gehandelt haben muss. An Land sahen sie lange Zeit nur einsame Wälder. Sie hatten Straumfjord schon lange hinter sich gelassen, als sie zu einem Fluss kamen, der von Osten her ins Meer mündete. Sie fuhren in die Mündung hinein und ankerten vor dem Westufer. Dort verbrachten sie einige Tage. Eines Morgens nahm Thorvald im Wald eine Bewegung war, etwas schien zu blinken. Sie glaubten, dass da ein Einfüßler auf das Wasser zuliefe.

Thorfinn und Thorvald waren vermutlich überzeugt, sich jetzt am westlichen Rand der Welt zu befinden, ganz dicht bei dem großen

Außenmeer. In der Episode mit dem vermeintlichen Einfüßler, also einem Riesen, der auf einem Bein umherhüpft, können wir etwas von den Ängsten ahnen, die sie in dieser Gegend verfolgten. Es war eine verbreitete Vorstellung, dass in den Landgebieten in der Nähe des Außenmeeres allerlei Seeungeheuer und geheimnisvolle Wesen wie Riesen, Einfüßler und tückische Zwerge ihr Unwesen trieben. Als Thorvald und Thorfinn sahen, dass durch den Wald etwas auf sie zukam, wurden diese Vorstellungen aktiv. Es ist möglich, dass der Einheimische, der hier auf sie zukam, beängstigende Kriegsbemalung aufgetragen hatte und sich in langen Sprüngen durch den Wald bewegte.

Ganz unten am Flussufer begann der vermeintliche Einfüßler Pfeile auf die beiden abzuschießen. Eriks Sohn Thorvald wurde von einem im Bauch getroffen. Der Pfeil bohrte sich in sein Gedärm. Der Saga nach riss er den Pfeil heraus und sagte: »Meine Innereien sind in Fett gebettet. Wir haben ein gutes Land gefunden, die Frage ist nur, ob wir damit etwas anfangen sollten.« Darauf starb er.

Die Saga erzählt nicht, was mit seiner Leiche geschah. In der *Grönländersaga* heißt es, dass er in der Wildnis des neuen Landes begraben wurde und dass sie ein Kreuz auf sein Grab setzten.

Auf dem Rückweg nach Norden glaubte die Mannschaft die Rodung zu sehen, wo der Einfüßler hauste, und deshalb nannten sie diesen Ort ›Einfüßlerland‹.

Den dritten Winter verbrachten sie in Straumfjord. Dort kam es zu allerlei Streitereien wegen der Frauen, offenbar waren die Männer in der Überzahl. Die unverheirateten Männer drohten den verheirateten, ihnen ihre Frauen wegzunehmen. Die einzigen Frauen, deren Namen wir kennen, sind Guðrið und Frøydis, aber es müssen noch etliche andere dabei gewesen sein, da sie sich doch im neuen Land ansiedeln wollten.

Die *Grönländersaga* schildert eine Szene, bei der Frøydis mit der Mannschaft des anderen Schiffes in Streit gerät. Danach behauptet sie, misshandelt worden zu sein, und verlangt, dass ihr Mann Thorvard Rache übt. Er überrascht die andere Schiffsmannschaft in einem Haus, fesselt 30 Mann an Händen und Füßen und treibt sie aus dem Haus. Draußen befiehlt Frøydis, sie allesamt hinzurichten. Am Ende liegen die fünf Frauen aus dem Haus vor ihr und Thorvard auf den Knien. Niemand hat Lust, ihnen das Leben zu nehmen.

»Gib mir eine Axt«, sagt Frøydis. Dann macht sie sich über die Frauen her und schlägt sie tot.

Die *Saga von Erik dem Roten* enthält keine solche Szene, und es besteht aller Grund dazu, ihren Wahrheitsgehalt anzuzweifeln.

Als der Frühling kam, brachen sie gen Norden auf. Sie kamen nach Markland, das vermutlich irgendwo an der Küste von Labrador lag. Als sie eines Tages hier an Land waren, vielleicht, um eine Ladung Holz mit nach Grönland nehmen zu können, stießen sie auf fünf Skrälinger. Die Siedler sahen keinen Unterschied zwischen den verschiedenen Völkern in der neuen Welt, sie nannten sie allesamt Skrälinger. Aber hier in Labrador gerieten sie vermutlich an das jetzt ausgestorbene Volk der Innu. Zwei Frauen und ein Mann konnten fliehen, aber sie fingen zwei kleine Jungen ein und nahmen sie mit zurück nach Brattahlíð. Bei der Überfahrt kam Bjarni Grimolfssohns Schiff vom Kurs ab und verschwand. Der Saga nach landete es in Irland, wo die halbe Besatzung in einem Beiboot an Land gelangen konnte und dort in Leibeigenschaft geriet. Die andere Hälfte ertrank.

Wir sind jetzt im Jahr 1006 angekommen. Erik der Rote hatte sicher schon gehört, dass die Vinlandfahrer auf dem Weg in den Fjord waren. Nur eins der drei Schiffe kehrte zurück. Das von Thorbjörn Vifilssohn war ebenfalls verschollen. Das galt auch für Eriks wichtigsten Schiffsführer, Thorhall Jäger, und dessen Mannschaft. Und das Schlimmste von allem war vielleicht, dass der Sohn Thorvald, der nach Eriks Vater benannt worden war, nicht mehr lebte. Erik hat sicher die Stirn gerunzelt und den Kopf geschüttelt, als er erfuhr, dass sein Sohn von einem Einfüßler erschossen und im Einfüßlerland begraben worden war. Nun waren zwei seiner Söhne tot, nur Leif war noch übrig.

Die Vinlandfahrer »kamen nach Grönland und blieben über den Winter bei Erik dem Roten.« An dieser Stelle wird Erik in seiner eigenen Saga zum letzten Mal erwähnt. Danach ist die Rede von Guðrið. Sie und Thorfinn reisten im folgenden Sommer mit ihrem Sohn Snorri nach Island. Dort ließen sie sich auf Thorfinns Hof nieder. Sie bekamen noch einen Sohn und nannten ihn Thorbjörn, nach Guðriðs Vater Thorbjörn Vifilssohn. Die *Grönländersaga* erzählt die gleiche Geschichte. Nachdem ihr Mann Thorfinn Karlsefni gestorben ist und ihr Sohn Snorri geheiratet hat, reist Guðrið nach Norwegen. Von dort aus macht sie sich auf Wallfahrt nach Rom. Danach kehrt sie nach Norwegen zurück, fährt wieder nach Island, baut auf dem Hof ihres Sohnes eine Kirche und lebt als Einsiedlerin in einem abseits vom Hofplatz gelegenen Haus. Ganz am Ende der *Saga von Erik dem Roten* wird von den Nachkommen ihrer Kinder erzählt:

> Die Tochter von Snorri Karlsefnissohn war Hallfrid, die Mutter von Bischof Thorlak Runolfssohn. Karlsefni und Guðrið hatten einen Sohn namens Thorbjørn, seine Tochter hieß Thorunn, sie war die Mutter von Bischof Björn. Ein Sohn von Snorri Karlsefnissohn hieß Thorgeir. Er war der Vater von Yngvild, der Mutter von Bischof Brand dem Ersten. Und damit endet diese Saga.

Vielleicht wurde Guðrið deshalb in dessen eigener Saga wichtiger als Erik der Rote? Sie lebt weiter als Ahnin mehrerer isländischer Bischöfe, während Eriks Nachkommen in der Peripherie verschwinden.

Frøydis wird nie wieder erwähnt. Leif übernimmt die Leitung von Brattahlíð, aber wir wissen nicht, wie es ihm in seinem späteren Leben erging. Nach 1006 wird er nur noch ein einziges Mal erwähnt, und zwar 1018, als der norwegische König Olav Haraldssohn einen seiner Vertrauten zu seinem Freund Leif Erikssohn nach Grönland schicken will. Erik der Rote lebt offenbar nicht mehr.

Nach 1020 ist scheinbar auch Leif verstorben, denn in der *Fósterbræðra saga* treffen wir seinen Sohn, Thorkjell Leifssohn, als Häuptling auf Brattahlíð an. Die Saga erzählt, dass er ein großer Häuptling und ein Freund von Olav dem Heiligen war, aber ob er Kinder hatte, wird nicht gesagt. Der Sohn Thorgils, den Leif auf den Hebriden gezeugt hatte, kommt ebenfalls nach Grönland, wird aber nur als »seltsam« bezeichnet.

Die *Grœnlendinga þáttr* erwähnen einen Häuptling namens Sokke, der um 1120 auf Brattahlíð saß, und seinen Sohn, Einar Sokkessohn, aber wir erfahren nicht, ob sie Nachkommen Eriks des Roten waren.

*

Die beiden jungen Skrälinger, die Thorfinn Karlsefni in Markland eingefangen hat, werden in der kleinen Kirche von Brattahlíð getauft. Sie lernen in dem Winter, den sie bei Erik dem Roten verbringen, die altnordische Sprache. Die Saga erwähnt das nicht, aber Erik muss versucht haben, mit ihnen zu reden.

Das sind die letzten Bilder, die ich von Erik habe. Dass er mit zwei fremden Jungen in seiner eigenen Sprache spricht. Der Saga nach hatten sie erstaunlich viel zu erzählen. Sie sagten, ihre Mutter heiße Vethildi und ihr Vater Ovægje. Sie sagten, sie hätten Könige, einer heiße Avaldamon und der andere Valdidida. Die moderne Sprachforschung hat diese Namen nicht identifizieren können. Aber wenn die Jungen dem sogenannten Innu-Volk angehörten, ist das auch kein Wunder. Der allerletzte Innu starb 1827 in britischer Gefangenschaft und ihre Sprache ist nur mangelhaft belegt.

Die Jungen erzählten außerdem, dass es in ihrer Heimat keine Häuser gebe, sie wohnten in Höhlen oder unter Felsvorsprüngen. Die Jungen sagten, dass hinter ihrem Land ein anderes Land liege, wo sich die Menschen in Weiß kleideten und laut riefen, während sie Stangen mit Stoffstücken trügen.

Vielleicht lässt sich inzwischen belegen, von welchen Völkern die beiden Jungen hier sprechen. Im Norden der Innu in Markland, also in Labrador, lebte das jetzt ausgestorbene Dorset-Volk. Diese Menschen trugen Eisbärfelle. Sie könnten also das geheimnisvolle Volk mit den weißen Kleidern sein.

In der Saga passiert das, was bei vielen Begegnungen zwischen sehr unterschiedlichen Kulturen passiert: Der eine Teil sagt etwas, der andere versteht das Gesagte, deutet es jedoch ganz anders. Die Saga erzählt, dass es sich bei den weißgekleideten Menschen um christliche Iren handeln müsse, die noch vor den Wikingern nach Westen gelangt waren. Sie waren in kleinen Booten losgefahren und hatten sich in einem grünen, fruchtbaren Land niedergelassen, wo große Weintrauben wuchsen. Da stimmen die alten Geschichten ja vielleicht doch, kann Erik der Rote gedacht haben. Die Nachkommen der frommen Iren wohnen wirklich in Afrika!

*

»Das ist Helge Ingstad«, sagt Sigurd und zeigt auf ein Bild auf dem Einband eines riesigen Buches, mit Ingstads Namen und dem Titel *Die erste Entdeckung Amerikas.*

Sigurd ist 13 und schon im Stimmbruch. Unsere gemeinsame Reise nach Island ist zwei Jahre her. Er ist jetzt in dem Alter, wo er sich eilig von seinen Eltern entfernt. Wir finden nie wieder zu der Vertrautheit und der Nähe von vor nur zwei Jahren, als er mitten im isländischen Schneesturm zwischen meinen vielen Büchern hinten im Auto aufwachte und sagte, das sei die beste Nacht seines Lebens gewesen.

Ich wollte ihm durch die Reise nach Island etwas erzählen, durch die Geschichte von Erik dem Roten, aber ich glaube nicht, dass mir das gelungen ist. Ich war noch am Anfang des Buches und wusste nicht so ganz, was ich erzählen wollte. Jetzt habe ich zu meiner Überraschung eine Art Heldenerzählung über einen Mann geschrieben, der eine Niederlage nach der anderen erlebt, der immer wieder gedemütigt wird, in Jæren, in Haukadalur, auf Öxney. Später wird er gedemütigt, als ihm in Grönland das Getreide ausgeht. Aber jedes Mal reagiert Erik der Rote mit noch kühneren und größeren Projekten.

Bisher habe ich meine Sagahelden meistens vom Sockel gestürzt: Olav den Heiligen, Sigurd den Jerusalemsfahrer und Olav Tryggvasohn. Vermutlich sind sie durch meine Untersuchungen einfach kleiner geworden. Erik der Rote dagegen ist vielleicht gewachsen. Wollte ich Sigurd das erzählen? Spielt es überhaupt eine Rolle? Ich konnte die Geschichte in Island nicht erzählen, ich habe ihn nicht mit nach Grönland genommen, und das bereue ich. Er wird dieses Buch nicht lesen, jedenfalls nicht innerhalb der nächsten zehn Jahre. Er wird bald 14 und will sich von mir lieber nicht mehr viel sagen lassen. Will nichts mehr über den Jungen aus Jæren hören, der zusammen mit seinem Vater nach Island fuhr. Er ist mein jüngstes und letztes Kind, und das tut weh, das muss ich zugeben.

Bis vor wenigen Tagen hat er die milliardenschwere Fregatte *Helge Ingstad,* die vor Westnorwegen einen grotesken Schiffbruch erlitt, mit diesem Namen verbunden. Ich habe ihm von dem abenteuerlichen Leben des echten Helge Ingstad erzählt. Der verkaufte seine Anwaltspraxis und folgte seinem Traum vom Leben als Abenteurer und Pelzjäger in Kanada. Dann wurde er Erfolgsautor und die Abenteuer gaben sich sozusagen die Klinke in die Hand. Mit Mitte 50 fing er an, seine Theorie darüber zu entwickeln, wo das Vinland der Wikinger gelegen haben könnte. Er bereiste zusammen mit seiner Tochter Benedicte die USA und Kanada und suchte nach Spuren der frühen Siedler. Die Fachleute nahmen ihn nicht ernst. Mit 61 Jahren fand er die Wikingerhäuser auf L'Anse aux Meadows in Neufundland. Später leitete seine Frau Anne Stine Ingstad, die von Beruf Archäologin war, dort die Ausgrabungen und wies nach, dass die Häuser wirklich nordischen Siedlern gehört hatten.

Ingstad war absolut überzeugt davon, Vinland gefunden zu haben. Er glaubte, das Vinland der Sagas müsse mit kurzem *i* gesprochen werden, was dann ›Grasland‹ bedeutet hätte. Diese Theorie war wenig überzeugend. Das Wort *vin* mit kurzem *i* war in der Wikingerzeit weder in Norwegen noch in Island üblich. Außerdem berichtet die Saga von *vin*-Bäumen, und das macht es noch weniger wahrscheinlich, dass mit Vinland Weideland gemeint gewesen sein kann. Heute hält die Forschung die Häuser, die Ingstad in Neufundland gefunden hat, durchaus nicht mehr für eine Siedlung in Vinland. Aber Ingstad hatte eine kühne Sagahypothese und entfaltete gewaltige Aktivitäten. Er machte eine Entdeckung und brachte unser Wissen über die Geschichte und die Sagas einen großen Schritt weiter.

»Willst du mit nach Neufundland kommen?«, frage ich Sigurd.

»Wohin?«, gibt er zurück.

Ich erzähle ihm von den Seltsamkeitsstränden, von Straumey und Straumfjord. Vom Land, in dem die Wikinger sich aufhielten, ehe sie nach Vinland kamen. Ich will mich auf Thwart Island umsehen, ich will die Umgebung der Exploitsbucht erkunden. Ich will mit den Menschen reden, die dort wohnen. Ich will weiter in die St.-Lawrence-Bucht fahren und die Mi'kmaq studieren.

»Die Wikingerruinen, die Helge Ingstad gefunden hat, können nicht die einzigen Spuren der Wikinger in Amerika sein«, sage ich. »Früher oder später wird jemand weitere Spuren entdecken. Man braucht bloß verrückt genug zu sein.«

»Wie lange muss man da fliegen?«, fragt Sigurd.

Ich weiß, dass er lange Flugreisen liebt.

»Sechzehn Stunden«, antworte ich.

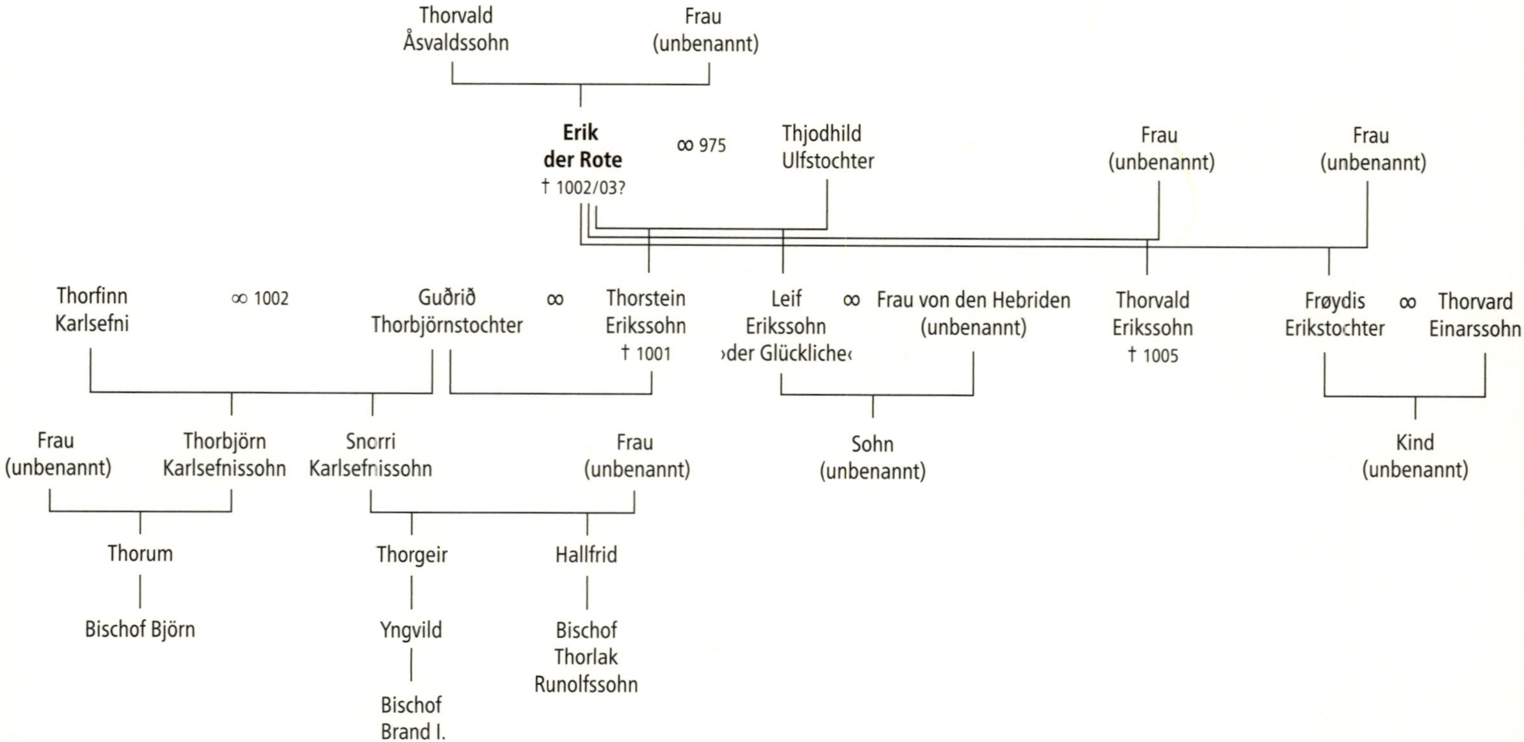

Thorvald Åsvaldssohn
Frau (unbenannt)
Erik der Rote † 1002/03?
∞ 975
Thjodhild Ulfstochter
Frau (unbenannt)
Frau (unbenannt)
Thorfinn Karlsefni
∞ 1002
Guðrið Thorbjörnstochter
∞
Thorstein Erikssohn † 1001
Leif Erikssohn ›der Glückliche‹
∞
Frau von den Hebriden (unbenannt)
Thorvald Erikssohn † 1005
Frøydis Erikstochter
∞
Thorvard Einarssohn
Frau (unbenannt)
Thorbjörn Karlsefnissohn
Snorri Karlsefnissohn
Frau (unbenannt)
Sohn (unbenannt)
Kind (unbenannt)
Thorum
Thorgeir
Hallfrid
Bischof Björn
Yngvild
Bischof Thorlak Runolfssohn
Bischof Brand I.

Anhang

Quellen

Die wichtigsten Sagatexte in diesem Buch stammen aus zwei Sammlungen:

ÌF: Ízlenzk Fornrit: Der Text der *Saga von Erik dem Roten* wird hauptsächlich hieraus zitiert. Die Übersetzungen beruhen größtenteils auf diesem Standardtext. Einige Male wurden kleine Änderungen im Hinblick auf die beiden Manuskripte AM 544 4to (*Hauksbók*) und AM 557 4to (*Skálholtsbók*) vorgenommen, und zwar anhand der Fotografien, in: https://handrit.is/. mit Bezug auf: Sven B. F. Jansson: *Sagorna om Vinland, Handskrifterna till Erik den Rödes Saga,* Lund 1944. An einigen Stellen wurden kleine Veränderungen im Standardtext vorgenommen auf der Basis der Manuskripte des *Landnahmebuchs* nach: *Landnámabók I–III. Hauksbók. Sturlubók. Melabók,* Kopenhagen 1900. Auch *Landnahmebuch* und *Eyrbyggjasaga* (›Saga von den Leuten auf Eyr‹) wurden nach ÍF zitiert, analysiert, referiert und übersetzt.

Islendingasagaene I–V, samtlige sagaer og førtini tætter, red. Jon Gunar Jørgensen u. Jan Ragnar Hagland, Reykjavik 2014. Diese Ausgabe wurde verwendet als Ausgangspunkt für die meisten Isländersagas, die im Text angeführt werden. Bei direkten eigenen Übersetzungen des Autors wurden die entsprechenden Texte im ÍF benutzt.

Adam av Bremen. Beretningen om Hamburg stift, erkebiskopenes bedrifter og øyrikene *i Norden, übers.* v. Bjørg Tostetud Danielsen u. Anne-Katrine Frihagen, Oslo 1993.

Ågrip *eller Noregs kongesoger,* übers. v. Gustav Indrebø, red. Arnt Løftingsmo, Oslo 1973.

Beskrivelse over Grönland, af et Ældgammelt Haandskrift. Tapt islandsk håndskrift som siteres i Grænlands annal av Björn Jónsson. Hentes her fra Grønlands Historiske Minnesmerker, 3. Bd., Kjøbenhavn 1845, S. 226–233.

De eldste østlandske *kristenrettene,* hg. v. Eyvind Fjeld Halvorsen u. Magnus Rindal, Oslo 2008.

Liber de mensura orbis terrae, dicuil. J. J. Fierney, Dublin 1967.
Den eldre Gulatingslova [*Gulatingsloven*], hg. v. Bjørn Eithun, Magnus Rindal u. Tor Ulset, Oslo 1994.
Den lengste soga om Olav Tryggvason [*Die längste Saga* über *Olav Tryggvason*], übers. v. Kåre Flokenes, Stavanger 2002.
Den norsk-islandske skjaldedigtning, hg. v. Finnur Jónsson, Bd. 1–2, København 1912–15.
Det gamle Grønlands beskrivelse af Ívar Bárðarson, nach der Handschrift hg. v. Finnur Jónsson, København 1930.
Early Irish Myths and Sagas, übers. v. Jeffrey Gantz, New York 1981.
Ein tått om grønlendingar, übers. v. Erik Simensen, in: *Islendingesagaene V.*
Eiríks saga rauða [*Die Sage von Erik dem Roten*]: ÍF IV, s. 193–237 og s. 401–434, hg. v. Einar Ól. Sveinsson u. Matthías Þórðarson, Reykjavík 1935.
Eiríks saga rauða. I Hauksbók, hg. v. Finnur Jónsson u. Eiríkur Jónsson, København 1892–96.
Eyrbyggja saga: ÍF IV, S. 1–184, hg. v. Einar Ól. Sveinsson u. Matthías Þórðarson, Reykjavík 1935.
Fagerskinna. Sagaen om Norges konger [›Saga von den norwegischen Königen‹], übers. v. Edvard Eikill, red. Torgrim Titlestad, Stavanger 2008.
Flatøybok bind 1–4, übers. v. Edvard Eikill, Stavanger 2014–18.
Frostatingslova, übers. v. Jan Ragnar Hagland u. Jørn Sandnes, Oslo 1994.
Gisle Surssons saga [*Saga von Gisli, Surs Sohn* oder *Gisla Saga*], übers. v. Jon Gunnar Jørgensen, in: *Islendingesagaene II.*
Grettes saga [*Grettis Saga*], *übers.v.* Kjell Arild Pollestad, in: *Islendingesagaene II.*
Grágás. Islændernes lovbog i fristatens tid, 4 Bde., übers. v. Vilhjalmur Finsen, Kjøbenhavn 1852–70.
Gripla. Tapt islandsk håndskrift det siteres fra i Grænlands annal av Björn Jónsson. Her hentet fra Grønlands Historiske Minnesmerker, Bd. 3, Kjøbenhavn 1845, S. 222–226.
Grœnlendinga saga [*Grönländersaga*]: ÍF IV, S. 239–269, hg. v. Einar Ól. Sveinsson u. Matthías Þórðarson, Reykjavík 1935.
Grænlands annal av Björn Jónsson (1574–1655). Hentet fra Grænland i miðaldaritum, hg. v. Ólafur Halldórsson, Reykjavík 1978, S. 1–73.
Gunnlaug Ormstunges saga [*Die Saga von Gunnlaug Schlangenzunge*], übers. v. Arnhild Mindrebø, in: *Islendingesagaene I.*
Heimskringla, Norges kongesagaer av Snorre Sturlason [Snorris norweg. Königssagas], red. Finn Hødnebø u. Hallvard Magerøy, übers. v. Anne Holtsmark u. Didrik Arup Seip, Oslo/Gjøvik 1979.
Historia Norwegie, hg. v. Lars Boje Mortensen u. Inger Eikrem, übers. v. Peter Fisher, o.O. 2003.

Hávamál, übers. v. Ludvig Holm-Olsen. *I: Eddadikt,* Oslo 1975, S. 30–60.
Håkon Håkonssons saga av Sturla Þórðarson [Sturla *Þórðarsons* Saga von Håkon Håkonsson], übers. v. Anne Holtsmark, Oslo 2008.
Islendingabók [*Isländerbuch*]: ÍF I, S. 3–28, hg. v. Jakob Benediktsson, Reykjavík 1986.
Landfræði, übers. u. m. Einl. und Anm. v. Bjørg Dale Spørck. *I: Norrøn verdenshistorie og geografi,* Oslo 2012.
Konungs skuggsiá. Kongespegelen [*Kongespeilet*], übers. v. Alf Hellevik, Oslo 1943.
Kristni saga [Saga von der Christianisierung Islands]. *I: Íslendingabók, Kristni saga. The Book of the Icelanders, The Story of Conversian,* ins. Engl. übers. v. Sian Grønlie, London 2006, S. 35–74.
Landnámabok [*Landnahmebuch*]: ÍF I, S. 31–397, hg. v. Jakob Benediktsson, Reykjavík 1986.
Landnámabók I–III. Hauksbók. Sturlubók. Melabók, København 1900.
Landnámabók, Skarðsárbok, hg. v. Jakob Benediktsson, Reykjavík 1958.
Landnåmsboken. Beretningen om landnåmet på Island ca. 870–930, übers. v. Liv Kjørsvik Schei, Oslo 1997.
Magnus Lagabøtes Landslov [das Gesetzbuch Magnus' VI. Håkonsson], übers. v. Absalon Taranger, Kristiania 1915.
Morkinskinna. The Earliest Icelandic Chronicle of the Norwegian Kings (1030–1157), übers. v. Thedore M. Andersson u. Kari Ellen Gade, Ithaca 2000.
Odd munk Snorreson. Soga om Olav Tryggvason [*Die Saga von Olav Tryggvason* des Mönchs Odd], übers. v. Magnus Rindal, Oslo 1977.
Orknøyingenes saga [Saga über die ersten norweg. Jarle auf Orkney], übers. v. Anne Holtsmark, Oslo 1970.
Om Grönlændernes Opholdssteder i Nordligere Egne [›Über die Wohngebiete der Grönländer in den nördlicheren Regionen‹]. *Tapt islandsk håndskrift det siteres fra i Grænlands annal av Björn Jónsson (1574–1655). Det refereres at håndskriftet stammer fra Hauksbók. Siteres her fra Grønlands Historiske Minnesmerker,* Bd. 3, Kjøbenhavn 1845, S. 234–46.
Ottars beretning [›Die Geschichte von Ottar‹]. I: Ottar og Wulfstan, to rejsebeskrivelser fra vikingtiden, übers. u. red. v. Niels Lund, Roskilde 1983.
Perkins, R./Clunies Ross, M.: *Anonymous, Hafgerðingadrápa,* in: G. Nordal (Hg.): *Poetry on Icelandic History,* Turnhout i.Dr.
Saxos Danmarks historie [›Saxos Geschichte Dänemarks‹], übers. v. Peter Zeeberg, København 2000.
Sagaen om floafolket [*Flóamannasaga*], übers. v. Hilde A. Bliksrud, in: *Islendingesagaene III.*
Sagaen om laksdølene [*Laxdæla Saga*], übers. v. Birgit Nyborg, in: *Islendingesagaene V.*
Sagaen om øyrbyggene [*Eyrbyggjasaga*], übers. v. Arnhild Mindrebø, in: *Islendingesagaene V.*

Skaldic Poetry of the Scandinavian Middle Ages, Bd. II: Poetry from the Kings' Sagas, red. Kari Ellen Gade, Brepols 2009.
Snorre-Edda [*Snorri-Edda*], übers. v. Erik Eggen, *I: Edda. Den eldre Edda og Den yngre Edda,* Oslo 2002.
Sagorna om Vinland [*Vinlandssagas*], *Handskrifterna till Erik den Rödes saga av Sven B.F. Jansson,* o.O. 1945.
Soga om Egil Skalla-Grimsson [*Skallagrimssohns-Saga*], übers. v. Eirik Simensen, in: *Islendingesagaene I.*
Skáld-Helga rímur. I: Finnur Jónssons Rímnasafn [u.a. *Njáls Saga*]. *Samling af de ældste islandske rimer,* Bd. 1, København 1905.
Soga om fosterbrørne [*Fósterbræðra saga*], übers. v. Jan Ragnar Hagland, in: *Islendingesagaene II.*
Soga om færøyingane [›Saga über die Faröer‹], übers. v. Jakob Fjalestad, Oslo 1937.
Soga om grønlendingane [*Grœnlendinga þáttr*], übers. v. Erik Simensen, in: *Islendingesagaene I.*
Soga om Gull-Tore, übers. v. Børge Nordbø, in: *Islendingesagaene III.*
Soga om Torstein Kvite, übers. v. Ivar Berg, in: *Islendingesagaene IV.*
Soga om våpnfjordingane, übers. v. Børge Nordbø, in: *Islendingesagaene IV.*
Theodricus Monachus: *Historien om de gamle norske kongene* [›Geschichte der alten norweg. Könige‹], red. A. Salvesen, Oslo 1969.
Thorgils Orrabeinsfostre, in: *Grönländer und Färinger Geschichten,* übers. von Eugen Mendelssohn, Jena 1912.
Tåtten om Audun frå Vestfjordene [›Die Geschichte von Auðun aus den Westfjorden‹], übers. v. Kjell Arild Pollestad, in: *Islendingesagaene I.*
Tåtten om Jøkel Buesson [›Die Geschichte von Jøkel Buesson‹], übers. v. Arnhild Mindrebø, in: *Islendingesagaene III.*
Tåtten om Torstein Oksefot [›Die Geschichte von Thorstein Ochsenfuß‹], übers. v. Børge Nordbø, in: *Islendingesagaene IV.*

Glossar

Zu den Namen: Da es sich um ein Gemisch aus altnordischen, norwegischen und isländischen Formen handelt, war eine Vereinheitlichung der Namen nicht in allen Fällen möglich. Wenn es eingeführte deutsche Formen gibt, wurden i. d. R. diese verwendet. Ein Beispiel für die hier auftretenden Probleme: *Herjolf* (altnordisch *Herjolfr*, im heutigen Isländischen *Herjolfur*, im Norwegischen *Herjolf*): Er kam aus Norwegen, was gut belegt ist, aber in Grönland gibt es den Ort *Herjolvnes*, die dänische Schreibweise, da Dänisch Amtssprache in Grönland ist – deshalb aber den Namen *Herjolv* zu schreiben, erschien uns nicht richtig.

7 *Thing*: regelmäßige Versammlungen aller freien Männer an einem bestimmten Platz, um gesellschaftliche und rechtliche Angelegenheiten zu verhandeln und zu klären. Hier wurden auch Richter und andere hohe Beamte gewählt und eingesetzt.

Erik Jarl: Erik Håkonsson (um 964 bis um 1024) war ca. 995–1012 Jarl für Trøndelag und Hålogaland, ab 1000 und 1012 Herrscher von Norwegen unter der Oberherrschaft Sven Gabelbarts und ab 1016 und 1023 Jarl von Northumbria.

10 *Hof*: hier meistens die Siedlerstelle an sich, weniger die aktuellen Hofgebäude, wenn es heißt, dass ein ›Hof‹ seit der Wikingerzeit existiert, dann heißt das, dass hier seit über 1000 Jahren ununterbrochen Landwirtschaft betrieben wurde.

11 *Svein Gabelbart* (963–1014; dänisch *Svend Tveskæg*) war ab etwa 986 König von Dänemark. Nach der Teilnahme an Raubzügen in England 994/995 und dem Versuch einer Invasion ab 1003 konnte er 1013 große Teile Englands erobern und den angelsächsischen König Æthelred II. vertreiben, womit er bis zu seinem Tod im Februar 1014 für 40 Tage der erste dänische König von England war.

18 *Harald Schönhaar* (um 852–933) gilt als erster König Norwegens, umstritten ist, wie weit sein Herrschaftsbereich sich tatsächlich erstreckte.

28 *Nadd-Odd:* der Spitzname bedeutet so ungefähr ›Odd, der Listige‹.

33 *71° Nord:* norweg. Reality-Show, bei der die Teams an den 71. Breitengrad gelangen und vorher verschiedene Aufgaben lösen müssen.

41 *Olav der Heilige:* Der norwegische König Olav II. Haraldssohn (um 995–1030), der in seiner Jugend an Wikingerzügen teilgenommen hatte, wurde 1014 in Rouen getauft und kehrte 1015 nach Norwegen zurück, um den Thron zu fordern und das Land, auch mit Gewalt, zu christianisieren. Er war der erste König mit Einfluss über ganz Norwegen und wurde 1028 von rivalisierenden Adelssippen vertrieben. Nach seiner Rückkehr fiel er am 29. Juli 1030 in der Schlacht von Stiklestad gegen eine Übermacht von Bauern, die die heidnischen Stammesfürsten um sich versammelt hatten. Nach seinem Tod sollen sich zahlreiche Wunder ereignet haben, wie z.B. eine Sonnenfinsternis, Wunderheilungen etc., die als himmlische Zeichen gedeutet wurden. Olav Haraldssohn wurde am 3. August 1031 heiliggesprochen, weil er als Märtyrer für das Christentum starb. Er gilt als Held der Bauern und Seeleute und als Schutzpatron der Kaufleute.

43 *Isotopenuntersuchungen:* hier vor allem als Bestimmungsmethode für regionale oder klimatische Herkunft. Die Bestimmung erfolgt mit einem Massenspektrometer.

46 *Hochsitz*: reich mit Schnitzwerk verzierter Sessel, der meistens dem Hausherrn oder auch einem geehrten Gast Platz bot, trotz des Namens gar nicht viel höher als die anderen Sitze um den Tisch, gerade so sehr, dass er sofort zu sehen war.

50 *Ginnungagap:* Begriff aus der nordischen Mythologie, der leere Raum am Anfang der Welt. In der Urzeit, ehe die späteren Welten entstanden, lag die Schlucht zwischen dem südlichen glühenden Muspelheim und dem eisigen Niflheim im Norden.

64 *Dekar:* 1 Dekar entspricht 1000 m^2, also 0,1 Hektar.

Herrød Kvitesky: isländischer Häuptling, auf Befehl *Harald Schönhaars* ermordet, der Grund für seinen Beinamen ›Weißwolke‹ ist unbekannt.

68 *Hella-Björn*: der Beiname bedeutet ›Steinplatten-Björn‹.

71 *Allmende*: das zu einem Dorf gehörende nutzbare Land, das als Gemeinschaftseigentum genutzt wurde.

73 *Håkon Jarl:* Håkon Sigurdsson (um 935–995; altnordisch *Hákon Sigurðarson*), genannt ›der Reiche‹ oder ›der Mächtige‹, war von etwa 971 bis zu seinem Tod 995 als Reichsverweser de facto Regent von Norwegen.

75 *Rafarta:* der Saga nach die Tochter des irischen Königs *Cerball,* in irischen Quellen ist sie nicht zu identifizieren.

76 *Cerball:* Cerball mac Dúnlainge (gest. 888), König des im Südosten Irlands gelegenen Königreichs Osraige (engl. Ossory), in einigen nordischen Sagas hat er den Namen Kjarvalr Írakonungr (›Cerball Irenkönig‹).

81 *Dál Riada* und *Piktland:* auch: *Dál Riata,* irisch-schottisches Königreich im frühen Mittelalter, es reichte vom Nordosten Irlands bis in den mittleren Westen Schottlands.

Dímun: Name mehrerer Inseln, zu gälisch *Dímuinn:* ›Doppelgipfel‹.

105 *Gisle Sursson:* Hauptperson der gleichnamigen Saga. Gisle schließt sich mit einigen Freunden zu einer Bruderschaft zusammen, es kommt zum Streit und am Ende wird Gisle für vogelfrei erklärt. Für den Rest der Saga ist er auf der Flucht und kämpft immer wieder um sein Leben.

107 *Gode:* in der nordischen Mythologie Priester, der auch für die Pflege der heiligen Stätten und Opferplätze in seinem Bezirk zuständig war und öffentliche Opferfeiern leitete. Im späteren Mittelalter übten *Goden* in Island zugleich das Amt des Richters aus.

109 *Thor:* auch *Donar,* nordischer Gott des Donners, galt als ›menschlicher‹ als der unnahbare Göttervater Odin/Wotan, was die Beliebtheit seines Namens während des gesamten Mittelalters erklärt. Odin als Vorname taucht erst während der norwegischen Nationalromantik im 19. Jh. auf, bleibt aber weiterhin selten.

118 *Snebjörn Galte:* der Beiname bedeutet: ›Eber‹.

120 *Þingvellir:* Ort in Island, wörtlich: ›Thinganger‹, ab 930 fand hier das *Alþing* statt.

147 *Eystribyggð:* der isländische Name der grönländischen Ostsiedlung, wörtlich übersetzt: ›Ostsiedlung‹.

Hardangervidda erstreckt sich über Teile der Regierungsbezirke Buskerud im Nordosten, Vestland im Westen und Telemark im Südosten von Norwegen, die größte Hochebene Europas mit einer Fläche von etwa 8000 km^2 und einer mittleren Höhe zwischen 1200 m und 1400 m. Heute Nationalpark.

Vestribyggð: der isländische Name der grönländischen Westsiedlung, übersetzt eben: ›Westsiedlung‹.

164 *Odde:* eine langgezogene Halbinsel.

166 *Skrälinger:* verächtliche Bezeichnung für Inuit, die Bedeutung ist umstritten, oft erklärt als ›Jämmerlinge‹, zum norwegischen *skrål:* ›schwächlich‹.

174 *Hans Egede:* 1686–1758, dänischer Pastor, geboren in Norwegen, das damals unter dänischer Herrschaft stand, und er betrachtete sich zeitlebens als Däne. Ging 1721 in die dänische Kolonie Grönland, um die Inuit zum Christentum zu bekehren, und bekam später den Beinamen ›Apostel Grönlands‹.

190 *Trond Mjåbein:* ›Trond mit den dünnen Knochen‹.

194 *Alexander-Kielland-Katastrophe:* Am 27. März 1980 kenterte die Bohrinsel *Alexander Kielland* in der Nordsee, wobei 123 der 212 Besatzungsmitglieder starben.

195 *Klondike:* Fluss in Alaska. Hier wurde 1896 Gold gefunden, was zum größten Goldrausch der neueren Geschichte führte.

197 *Asgard:* in der nordischen Mythologie der Wohnort des Göttergeschlechts der Asen.

Utgard: in der nordischen Mythologie die ›Außenwelt‹, ein Ort, wo weder Götter noch Menschen wohnten.

208 *Wichte:* Wesen aus der Volksüberlieferung, auf Norwegisch und Isländisch heißen sie *Vetter,* etymologisch dasselbe wie *Wichtel,* und wie die in Deutschland bekannten Wichtel verhalten sie sich auch.

209 *Trango Tower in Pakistan:* ein 6251 m hoher Granitgipfel im Baltorogletscher in Nordpakistan.

Prekestolen am Lysefjord: 604 Meter hoher, steiler Felsen im westnorwegischen Regierungsbezirk Rogaland, weithin zu sehen und für Schiffe in früheren Zeiten eine wichtige Landmarke.

212 *Mitgard:* die ›Mittelwelt‹, in der nordischen Mythologie die Wohnstatt der Menschen.

216 *Thorgils Orrabeinsfostre:* ›Thorgills, der Pflegesohn eines Mannes mit vielen Narben‹.

218 *Thingmänner:* freie Männer ohne große Macht, die ihren Häuptling zum *Thing* begleiten und dort in seinem Sinne abstimmen mussten.

waffenfähige Klienten: Waffenfähig waren frei geborene Männer, die keine körperlichen Missbildungen aufwiesen.

223 *Þáttr* (Plural *Þættir*; neuisländisch *þáttur*, Plural *þættir*), eine Art Unterprosa der Sagaliteratur. Ursprünglich bedeutete der Begriff *þáttr* ›Taustrang‹, wird aber im übertragenen Sinne für eine kurze Erzählung verwendet. Als *Þáttr* kann auch ein größerer Abschnitt in einer Saga bezeichnet werden, der eine Nebenhandlung enthält. Die Übergänge zwischen *Þáttr* und *Saga* sind fließend, ein gut erkennbares Merkmal der *Þættir* gegenüber den Sagas ist ihr einfacherer Aufbau.

Gulatingsloven: Gegen Ende des 11. Jh. auf dem *Gulating* zusammengestellte Gesetzessammlung, die über mehrere Jahrhunderte die Grundlage aller norwegischen Gesetzgebung bildete.

237 *Olav Tryggvassohn, auch Tryggvason* (968–100) war von 995 bis 1000 König von Norwegen.

238 *Norne:* nordische Schicksalsgöttin.

Dise: Göttin minderen Ranges in der nordischen Mythologie, die einzelnen *Disen* werden niemals mit Namen genannt und treten meistens zu Mehreren auf.

267 *Alþing:* wörtlich übersetzt ›Allthing‹, das erste für ganz Island geltende Thing, abgehalten 930. Heute ist *Alþing* der Name des isländischen Parlaments.

281 *Völva:* nordische Seherin, oft mit Heil- und Zauberkräften ausgestattet.

Freya: nordische Göttin der Schönheit und der Fruchtbarkeit.

282 *Oseberghügel/-grab:* Grabhügel in der Nähe von Tønsberg in Westnorwegen, unter dem 1904 ein Wikingerschiff gefunden wurde, das sich zum allgemeinen Erstaunen (wegen der reichen Beigaben an Waffen) als Grabstätte einer vornehmen Frau erwies und bis heute als der reichste und wichtigste Fund aus der Wikingerzeit gilt. Wie das *Gokstadschiff* im Museum auf Bygdøy in Oslo ausgestellt.

290 *Ragnar Lodbrok:* der Überlieferung nach im frühen 9. Jh. König von Dänemark, gilt als gewaltiger Held und wird in vielen Sagas erwähnt. Ob er wirklich gelebt hat, ist allerdings umstritten. Er ist der Held der absolut von historischen Tatsachen unbeschwerten Fernsehserie *Vikings*.

292 *Raseneisenstein* mit einer Eisenkonzentration von 20–40 und bis zu 45% wurde schon seit der Eisenzeit zur Eisengewinnung genutzt und dazu in Rennöfen verhüttet.

294 *Kongespeilet:* ›Königsspiegel‹, um 1250 entstandenes norwegisches Lehrbuch über Moral und die Verpflichtungen der Herrschenden.

295 *Landfræði;* wörtlich übersetzt: ›Landeskunde‹, geographische Beschreibung Islands, bald nach der Landnahme entstanden.

296 *Hnefatafl:* Brettspiel für zwei Personen, sehr beliebt zur Wikingerzeit, angeblich gibt das Spielfeld den Umriss einer Methalle wieder.

304 *Gulating:* Thing, das von ca. 900 bis 1300 in Gula in Westnorwegen abgehalten wurde. Eines der ersten Thinge, deren Beschlüsse für ganz Norwegen Geltung hatten.

309 *Gokstadschiff:* Wikingerschiff aus dem späten 9. Jahrhundert. Es wurde 1880 in der Nähe des Hofes Gokstad im norwegischen Bezirk Vestfold ausgegraben und befindet sich heute in dem eigens für Wikingerschiffe eingerichteten Museum auf der Insel Bygdøy in Oslo.

322 *Skaldenkunst: Skalde* ist ein (Hof-)Dichter im mittelalterlichen und wikingerzeitlichen Skandinavien und Island. Skaldengedichte folgen äußerst strengen formalen Regeln und dienten häufig dem Herrscherlob, es finden sich aber auch Liebes- und Gelegenheitsdichtung sowie christliche Skaldik.

332 *Einfüßler: Skiapoden,* auch *Skiapodes,* ›Schattenfüßler‹ oder ›Schattenfüßer‹ sind Fabelwesen von menschlicher Gestalt, aber mit nur einem Bein. Mit diesem sollen sie blitzschnell laufen können. Ihren riesigen Fuß halten sie beim Liegen als Sonnenschutz über sich. *Einfüßler* werden schon in der Antike erwähnt und immer in fernen Ländern vermutet, diese Vorstellung hielt sich bis zum Ende des Mittelalters.

Literaturverzeichnis

Abrams, L. Early Religious Practice in the Greenland Settlement. *Journal of the North Atlantic. Special Volume 2: Norse Greenland* (2009–10), S. 52–65.

Abram, C. *Myths of the Pagan North. The Gods of the Norsemen*. London 2011.

Ahronson, K. . One North Atlantic Cave Settlement: Preliminiary Archaeological and Environmental Investigations at Seljaland, Southern Iceland. *Northern Studies* 37 (2003), S. 53–70.

Ahronson, K. *Into the Ocean. Vikings, Irish, and Environmental change in Iceland and the North*. Toronto Buffalo London 2015.

Albrethsen, S. Træk af den norrøne gårds udvikling på Grønland. Vestnordisk byggeskik gennem to tusen år. *Arkeologisk Museum i Stavanger. Skrifter* 7 (1982), S. 269–287.

Albrethsen, S. E. The Early Norse Farm Buildings in Western Greenland. Archaeological Evidence. I: *Vinland Revisited: the Norse World at the Turn of the First Millennium. Selected Papers from the Viking Millenium International Symposium, 15–24 September 2000, Newfoundland and Labrador*, red. S. Lewis-Simpson. St. John's 2000, S. 97–110.

Albrethsen, S.E. og Keller, C. The use of Sæter in Medieval Norse Farming in Greenland. *Arctic Anthropology* 23 (1986), S. 91–108.

Aldred, O. I Wish I Was Where I Was When I Was Wishing I Was Here: Mentalities and Materialities in Contemporary and Historical Iceland. *Historical Archaeology* 49 (2015), S. 21–34.

Als, T. D., Jorgensen, T. H., Børglum, A. D., Petersen, P. A., Mors, O. og Wang, A. G. Highly discrepant proportions of female and male Scandinavian and British Isles ancestry within the isolated population of the Faroe Islands. *European Journal of Human Genetics* 14.4 (2006), S. 497–504.

Amorosi, T., Buckland, P., Dugmore, A., Ingimundarson, J.H. og McGovern, T. H. Reiding the Landscape: Human Impact in the Scandinavian North Atlantic. *Human Ecology* 25.3 (1997), S. 491–518.

Arge, S.V. Vikings in the Faeroe Islands. I: *Vikings. The North Atlantic Saga*, red. W. W. Fitzhugh og E. I. Ward. Washington og London 2000, S. 154–164.

Arge, S. V. The Faroe Island. I: *The Viking World*, red. S. Brink og N. Price. Abingdon 2012, S. 579–587.

Arneborg, J. Greenland and Europe. I: *Vikings. The North Atlantic Saga*, red. W. W. Fitzhugh og E.I. Ward. Washington og London 2000, S. 304–317.

Arneborg, J. Norse Greenland Archaeology: The Dialogue Between the Written and the Archaeological Records. I: *Vinland Revisited: the Norse World at the Turn of the First Millennium*, red. S. Lewis-Simpson. St. John's 2003a, S. 111–122.

Arneborg, J. Norse Greenland. Reflections on Settlement and Depopulation. I: *Contact, Continuity and Collapse. The Norse Colonization of the North Atlantic*, red. J. H. Barrett. Turnhout 2003b, S. 163–182.

Arneborg, J. Det europæiske landnam: Nordboerne i Grønland, 985–1450 e.v.t. I: *Grønlands forhistorie*, red. H.C. Gulløv. København 2004, S. 219–280.

Arneborg, J. *Saga trails. A visitor's guidebook. Brattahlið, Garðar, Hvalsey Fjord's Church and Herjolfsnes. Four chieftains farmsteads in the Norse settlements of Greenland.* [Narsaq] 2006.

Arneborg, J. Brattahlids beliggenhed. *Tidsskriftet Grøndland* 4 (2010), S. 320–328.

Arneborg, J. Death & Burial in Norse Greenland. *Foredrag funnet på hjemmesiden til Fornleifafræðingafélag Íslands* (2012).

Arneborg J. The Norse Settlement in Greenland. I. *The Viking World*, red. S. Brink og N. Price. Abingdon 2012, S. 57–66.

Arneborg, J. Norse Greenland. Research into abandonment. I: *Medieval Archaeology in Scandinavia and Beyond. History, trends and tomorrow*, red. M. S. Kristiansen, E. Roesdahl og J. Graham-Campbell. Aarhus 2015, S. 257–271.

Arneborg, J. og Secher. Den norrøne bosætning i Mellembygden. *Grønlandsk kultur- og samfundsforskning* 94 (1994), S. 7–17.

Arneborg, J., Heinemier, J., Lynnerup, N., Nielsen, H. L., Rud, N. og Sveinbjörnsdóttir, Á. E. Change of Diet of the Greenland Vikings Determined from Stable Carbon Isotype Analysis and 14C Dating of Their Bones. *Radiocarbon* 41.2 (1999), S. 157–168.

Arneborg, J. og Seaver, K. A. From Vikings to Norsemen. I: *Vikings. The North Atlantic Saga*, red. W. W. Fitzhugh og E. I. Ward. Washington og London 2000, S. 281–284.

Arneborg, J., Heinemeier, J., Lynnerup, N., Rud, N. og Sveinbjörnsdóttir, Á. E.. 14C Dateringer af menneskeknogler – med de grønlandske nordboer som eksempel. *Hikuin* 27 (2002), S. 307–314.

Arneborg, J., Hebsgaard, M., Lynnerup, N. *Ressources, mobility, and cultural identity in Norse Greenland, Vatnahverfi Project – Report from the field work 2008.*

Arneborg, J., Lynnerup, N., Heinemeier, J., Møhl, J., Rud, N. og Sveinbjörnsdóttir, Á. E. Norse Greenland Dietary Economy ca. A.D. 980–ca. A.D. 1450: Introduction. *Journal of the North Atlantic. Special Volume 3: Greenland Isotope Project. Diet in Norse Greenland A.D. 1000 – A.D. 1450* (2012), S. 1–39.

Arneborg, J., Lynnerup, N. og Heinemeier, J. Human Diet and Subsistence Patterns in Norse Greenland A. D. c. 980–1450: Archaeological Interpretations. *Journal of the North Atlantic. Special Volume 3: Greenland Isotope Project* (2012), S. 119–133.

Arneborg, J., Heinemeier, J. og Lynnerup, N. (under utgivelse). Small Churches and Church Organization in Norse Greenland. I: *Small Churches in the North Atlantic*, red. J. Arneborg & O. Vésteinsson. Turnhout 2012.

Arnott, M. *Canadian Conceptions of the Viking/Native Conflict: Imposing Canada on the Narrative for (Dis)Arming Canada: Protest, Conflict and (Un)Steady States.* Manuskript lagt ut på Academia.edu (2009).

Ashby, S.P, Coutu, A. og Sindbæk, S.M. Urban Networks and Arctic Outlands: Craft Specialists and Reindeer Antler in Viking Towns. *European Journal of Archaeology* 18.4 (2015), S. 679–704.

Bailey, A.E. *Silver in Iceland: A History. From Settlement to the Early Medieval Period.* Bacheloroppgave i arkeologi, Háskóli Íslands (2018).

Baitsholts, K. Humour, Irony, and Insight: The first European Accounts of Native North Americans. I: *Vinland Revisited: the Norse World at the Turn of the First Millennium*, red. S. Lewis-Simpson. St. John's 2000, S. 365–375.

Bakkevig, Ø.F. *Jakt og jordbruk i Eirik Raudes land. Var jaktlagenes organisering styrende for samfunnsstrukturen i middelalderens Grønland?* Masteroppgave i Nordic Viking and Medieval Culture, Universitetet i Oslo 2009.

Balslev Jørgensen, J. Nordbogravene ved Brattahlid. *Grønland* 3 (2001), S. 81–99.

Benestad, R., Hygen, H.O. og Nordli, Ø. Er det noen tvil om menneskeskapte klimaendringer? *Naturen* 142.4 (2018), S. 136–143.

Barrett, J.H. Culture Contact in Viking Age Scotland. I: *Contact, Continuity and Collapse. The Norse Colonization of the North Atlantic*, red. J.H. Barrett. Turnhout 2003, S. 73–112.

Barrett, J.H., Boessenkool, S., Kneale, C.J., O'Connell, T.C. og Star, B. Ecological globalization, serial depletion and the medieval trade of walrus rostra. *Quaternary Science Reviews* 229 (2020), art. nr. 106122.

Batey, C.E. The Islands of Scotland: their role in the Western Voyages. I: *Vinland Revisited: the Norse World at the Turn of the First Millenniumm,* red. S. Lewis-Simpson. St. John's 2003, S. 65–74.

Batey, C.E. og Sheehan, J. Viking Expansion and Cultural Blending in Britain and Ireland. I: *Vikings. The North Atlantic Saga,* red. W.W. Fitzhugh og E.I. Ward. Washington og London 2000, S. 127–142.

Benediktsson, Jakob. Hafgerðingadrápa. I: *Speculum Norroenum. Norse Studies in Memory of Gabriel Turville-Petre*, red. U. Dronke mfl. [Odense] 1981, S. 27–32.

Bill, J. The Viking Ships and the Sea. I: *The Viking World*, red. S. Brink og N. Price. Abingdon 2012, S. 159–169.

Birgisson, B. *Den svarte vikingen*. Oslo 2013.

Björnsdóttir, I.D. Leifr Eiríksson versus Christopher Columbus: The Use of Leifr Eiríksson in American Political and Cultural Discourse. I: *Approaches to Vínland*, red. A. Wawn og Þ. Sigurðardóttir. Reykjavík 2001, S. 220–226.

Björnsson, A. Prerequisites for Saga Writing. I: *Approaches to Vínland*, red. A. Wawn og Þ. Sigurðardóttir. Reykjavík 2001, S. 52–59.

Bloch-Nakkerud, T. Norrøn arkeologi i Amerika. I: *Tormod Torfæus mellom Vin-*

land og «Ringenes Herre», red. Anine Kongshavn. [Karmøy] 2004, S. 63–72.

Bore, R. R. Norske rekrutter har skutt i været. Rekruttenes gjennomsnittshøyde 1878–2006. I: *På liv og død. Historisk helsestatistikk i 150 år*, red. R. R. Bore. Oslo og Kongsvinger 2007, S. 136–152.

Brewington, S., Hicks, M. mfl. Islands of change vs. islands of disaster: Managing pigs and birds in the Anthropocene of the North Atlantic. *The Holoscene* 25.10 (2015), S. 1676–84.

Born, E. *Grønlands hvalrosser*. Nuuk 2005.

Born, E. W. og Böcher, J. *Grønlands økologi. En grundbog*. Nuuk 1999.

Born, E. W., Heide-Jørgensen, M. P. og Davis, R. A. . *The Atlantic walrus (Odobenus rosmarus rosmarus) in West Greenland*. Copenhagen 1994.

Born, E. W., Dietz, R., Heide-Jørgensen, M. P. og Knutsen, L. Ø. *Historical and present distribution, abundance and exploitation of Atlantic walruses (Odobenus rosmarus rosmarus* L.) *in eastern Greenland*. Copenhagen 1997.

Born, E. W., Heilmann, A., Holm, L. K., Laidre, K. I. og Iversen, M. *Walruses and the Walrus Hunt in West and Northwest Greenland. An Interview Survey about the Catch and the Climate*. Copenhagen 2017.

Brash, R. R. *The Ogham inscribed monuments of the Gaedhil in the British Islands*. London 1879.

Brink, S. *Vikingarnas slavar. Den nordiska träldomen under yngre järnalder och äldsta medeltid*. Stockholm 2012a.

Brink, S. Law and society: Polities and legal customs in Viking Scandinavia. I: *The Viking World*, red. S. Brink og N. Price. Abingdon 2012b, S. 23–31.

Brink, S. Naming the Land. I: *The Viking World*, red. S. Brink og N. Price. Abingdon 2012c, S. 57–66.

Brink, S. Slavery in the Viking Age. I: *The Viking World*, red. S. Brink og N. Price. Abingdon 2012d, S. 49–57.

Brink, S. *Thraldom. A History of Slavery in the Viking Age*. New York 2021.

Brown, N. M. : *The Far Traveler. Voyages of a Viking Woman*. Orlando, Florida 2007.

Brown, N. M. *Ivory Vikings. The Mystery of the Most Famous Chessmen in the World and the Woman who made them*. New York 2015.

Bruun, D. *Det høje Nord. Færøernes, Islands og Grønlands Udforskning*. København 1902.

Bruun, D. *Erik den Røde og Nordbokolonierne i Grønland*. Anden omarbeidede udgave. København 1931.

Brøgger, A. W. og Bolstad, Ø. *Sagaen om norskebygdene på Grønland*. Oslo 1945.

Buchwald, V. F. *Ancient Iron and Slags in Greenland*. Copenhagen 2001.

Buckland, P. C., Amorosi, T., Barlow, L. K., Dugmore, A. J., Mayewski, P. A. mfl. Bioarcheological and climatological evidence for the fate of Norse farmers in medieval Greenland. *Antiquity* 70 (1995), S. 88–97.

Byock, J. L. *Viking Age Iceland*. London 2001.

Bø, O. Hólmganga and einvígi: Scandinavian forms of the duel. *Mediaeval Scandinavia* 2 (1969), S. 132–148.

Caldwell, D. H., Hall, M. A. og Wilkinson, C. M. *The Lewis Chessmen Unmasked*. Edinburgh 2010.

Callow, Chris. *Landscape, Tradition and Power in Medieval Iceland. Dalir and the Eyjafjörður region c.870-c.1265*. Boston 2020.

Campbell, G. *Norse America. The Story of a Founding Myth*. Oxford 2021.

Carroll, J., Harrison, S. H. og Williams, G. *The Vikings in Britain and Ireland*. London 2014.

Carter, T. og Levy, T. E. Texts in Exile: Towards an Anthropological Methodology for Incorporating Texts and Archaeology. I: *Historical Biblical Archaeology and the Future. The New Pragmatism*, red. T. E. Levy. London 2010, S. 205–240.

Christensen, A. E. Ships and navigation. I: *Vikings. The North Atlantic Saga*, red. W. W. Fitzhugh og E. I. Ward. Washington og London 2000, S. 86–97.

Christiansen, D. V. Fra Europa til verdens Ende. De grønlandske nordboers kulturelle kontakter over Nordatlanteren. *Nationalmuseets arbejdsmark* (2004), S. 27–39.

Church, M. J., Edwards, K. J., Arge, S. V., Ascough, P. mfl. The Vikings were not the first colonizers of the Faroe Islands. *Quaternary Science Reviews* 77 (2013), S. 228–232.

Ciklamini, M. The Old Icelandic duel. *Scandinavian Studies* 35.3 (1963), S. 175–194.

Clarke, H. B., Dooley, S. og Johnsen, R. *Dublin and the Viking World*. Dublin 2018.

Clarkson, T. *The Makers of Scotland. Picts, Romans, Gaels and Vikings*. Edinburgh 2012.

Clover, C. J. Icelandic Family Sagas. I: *Old Norse-Icelandic Literature. A Critical Guide*, red. C. J. Clover og J. Lindow. 2. utg. Toronto 2005, S. 239–315.

Crawford, B. E. *Scandinavian Scotland*. Leicester 1987.

Crawford, B. E. *The Northern Earldoms. Orkney and Caithness from A.D. 870 to 1470*. Edinburgh 2013.

Crozier, A. Arguments Against the Vinland Hypothesis. I: *Vinland Revisited: the Norse World at the Turn of the First Millennium*, red. S. Lewis-Simpson. St. John's 2003, S. 331–337.

Crumlin-Pedersen, O. Ships, navigation and routes in the reports of Ohthere and Wulfstan. I: *Two Voyagers at the Court of King Alfred: The Ventures of Ohthere and Wulfstan together with the Description of Northern Europe from the Old English Orosius*, red. Nils Lund. York 1984, S. 30–42.

Čuk, J. *Archaeological Evidence for the Beginning of the Norse Colony in Greenland*. Masteroppgave i Viking and Medieval Norse Studies, Háskóli Íslands 2020.

Curtin, L., D'Andrea, W. J. mfl. Sedimentary DNA and molecular evidence for early human occupation of the Faroe Islands. *Communications Earth & Environment* 2.253 (2021).

Diamond, J. *Kollaps. Hvordan samfunn går under eller overlever.* Oslo 2012.

Deckers, P. An Island Archaeology of the Viking Expansion in the North Atlantic. *Terra Incognita* 1 (2006), S. 57–69.

Downham, C. *Viking Kings of Britain and Ireland. The Dynasty of Ívarr to A.D. 1014.* Edinburgh 2008.

Dugmore, A. J., Keller, C. og McGovern, T. H. *Have we been here before? Climate change, and the contrasting fates of human settlements in the Atlantic islands.* Asker 2005.

Dugmore, A. J., Keller, C. og McGovern, T. H. Norse Greenland Settlement: Reflections on Climate Change, Trade, and The Contrasting Fates of Human Settlements in the North Atlantic Islands. *Arctic Anthropology* 44.1 (2007), S. 12–36.

Dugmore, A. J., McGovern, T. H., Vésteinsson, O., Arneborg, J., Streeter, R. og Keller, C. Cultural adaption, compounding vulnerabilities and conjunctures in Norse Greenland. *Proceedings of the National Academy of Sciences of the United States of America* 109.10 (2012), S. 3658–3663.

Ebeneserdóttir, S., Sandoval-Velasco, M. mfl. Ancient genomes from Iceland reveal the making of a human population. *Science* 360 (2018), S. 1028–1032.

Egilsdóttir, Á. The Beginnings of Local Hagiography in Iceland: The Lives of Bishops Þorlákr and Jón. I: *The Making of Christian Myths in the Periphery of Latin Christendom (c. 1000-1300)*, red. L. B. Mortensen. Copenhagen 2006, S. 121–133.

Einarsdóttir, Ó. *Studier i kronologisk metode i tidlig islandsk historieskrivning.* Stockholm 1964.

Eriksen, S. G. Her skal vi bygge og bu. De første islendingene lot ofte vær og vind – og litt guddommelig inngripen – avgjøre hvor de bosatte seg. *Klassekampen* (31. 12. 2018).

Erlendsson, E., Vickers, K. mfl. Late-Holocene Environmental History of the Reykholt Area, Borgarfjörður, Western Iceland. I: *From Nature to Script. Reykholt, Environment, Centre and Manuscript Making*, red. H. Þorláksson og Þ.B. Sigurðardóttir. Reykholt 2012, S. 17–47.

Eysteinsson, Þ. og Blöndal, S. The Forests of Iceland at the Time of Settlement: Their utilisation and eventual fate. I: *Vinland Revisited: the Norse World at the Turn of the First Millennium*, red. S. Lewis-Simpson. St. John's 2003, S. 411–415.

Faulkes, A. The Viking Mind or In Pursuit of the Viking. *Saga-Book of the Viking Society* 31 (2007), S. 46–83.

Fidler, R. og Gíslason, K. *Saga Land. The Island of Stories at the Edge of the World.* ABC Books 2018.

Fitzhugh, W. W. og Richard,W. E. *Maine to Greenland. Exploring the Maritime far Northeast.* Smithsonian Books 2014.

Fitzhugh, W. W. og Ward, E. I. Celebrating the Viking Past. A Viking Millennium in America. I: *Vikings. The North Atlantic Saga*, red. W. W. Fitzhugh og E. I. Ward. Washington og London 2000, S. 351–353.

Flechner, R., Ní Mhaonaigh, M. mfl. (red.) *The Introduction of Christianity into the Early Medieval Insular World.* Turnhout 2016.

Flom, G. T. The Drama of Norse mythology. *Scandinavian Studies and Notes* 14.5 (1939), S. 135–157.

Forsyth, K. S. *The Ogham inscriptions of Scotland. An edited corpus.* Cambridge, Mass. (Diss.) 1996.

Frakes, J. C. Vikings, Vínland and the Discourse of Eurocentrism. *The Journal of English and Germanic Philology* 100.2 (2001), S. 157–199.

Fredskild, B. Vegetationen i norrøn tid. *Grønland* 5 (1982), S. 189–196.

Frei, K. M., Coutu, A. N., Smiarowski, K. mfl. Was it for walrus? Viking Age settlement and medieval walrus ivory trade in Iceland and Greenland. *World Archaeology* 47.3 (2015), S. 439–466.

Fyllingsnes, F. *Karmøys historie – med de tusen hjem. Middelalderen.* Stavanger 2000.

Fyllingsnes, O. *Island. Eit varmt portrett av ein fargerik kultur.* Sogndal 2022.

Gaborit-Chopin, D. *Elfenbeinkunst im Mittelalter.* Berlin 1978.

Gaborit-Chopin, D. Brugen af hvalrostand i Vesteuropa. I: *Viking og Hvidekrist. Norden og Europa 800–1200*, red. E. Roesdahl. København 1992, S. 204–205.

Gad, F. *The History of Greenland.* Bd. 1. *Earliest Times to 1700.* Montreal, Quebec 1970.

Gad, F. *Grønland.* København 1984.

Génsbøl, B. *Naturguide til Grønland.* København 1999.

Gísladóttir, G. A. og Ævarsson, U. *Framvinduskýrsla um fornleifarannsóknir í Öxney á Breiðafirði 2007.* Reykjavík 2009.

Gjerland, B. og Keller, C. Graves and Churches of the Norse in the North Atlantic. *Journal of the North Atlantic. Special Volume 2: Norse Greenland* (2008), S. 161–177.

Godal, J. B. *Kor låg landet som bar namnet Vinland? Ei drøfting.* Valsøybotn 2012.

Gondek, A., Boessenkool, S. og Star, B. A stainless-steel mortar, pestle and sleeve design for the efficient fragmentation of ancient bone. *Biotechniques* 64.6 (2018), S. 266–269.

Griffiths, D. *Vikings of the Irish Sea. Conflict and assimilation A.D. 790-1050.* Stroud 2010.

Grudd, H. *Tree rings as sensitive proxies of past climate change.* Stockholm University (Diss.) 2006.

Grudd, H. Torneträsk tree-ring width and density A.D. 500–2004: a test of climatic sensitivity and a new 1500-year reconstruction of north Fennoscandian summers. *Climate Dynamics* 31 (2008), S. 843–857.

Grønlie, S. E. *The Saint and the Saga Hero. Hagiography and Early Icelandic Literature.* Cambridge 2017.

Grønnow, B. og Jensen, J. F. *The Northernmost Ruins of the Globe. Eigil Knuth's Archaeological Investigations in Peary Land and Adjacent Areas of High Arctic Greenland.* Copenhagen 2003.

Guldager, O., Stummann Hansen, S. og Gleie, S. *Medieval Farmsteads in Greenland. The Brattahlid Region 1999–2000.* Copenhagen 2002.

Gulløv, H. C. Natives and Norse in Greenland. I: *Vikings. The North Atlantic Saga*, red. W. W. Fitzhugh og E. I. Ward. Washington og London 2000, S. 318–326.

Gulløv, H. C. The Nature of Contact between Native Greenlanders and Norse. *Journal of the North Atlantic* 1.1 (2008), S. 16–24.

Gulløv, H. C. Inuit-European Interactions in Greenland. I: *The Oxford Handbook of the Prehistoric Arctic*, red. M. Friesen og O. Mason. New York 2016, S. 897–914.

Gulløv, H. C., Andreasen, C., Grønnow, B., Jensen, J. F., Appelt, M., Arneborg, J. og Berglund, J. 2004. *Grønlands forhistorie.* København 2016.

Gulløv, H. C, Paulsen, C. og Rønne, B. (red.). *Ændringer og udfordringer. Status for Nordlige Verdener*, København 2011.

Gulløv, H. C., Toft, P. A. og Hansgaard, C. P. (red.). *Northern worlds. Challenges and solutions*, Copenhagen 2012.

Habich-Traut, E. New discovery of a sunk longboat near Disko Island, Godhavn, of possible Norse origin. Artikkel lastet opp til *Academia.edu* (2017).

Hall, R. *Exploring the World of the Vikings.* London 2007.

Halldórsson, Ó. The Conversion of Greenland in Written Sources. *Mediaeval Scandinavia* 14 (1981), S. 203–216.

Halldórsson, Ó. The Vinland Sagas. I: *Approaches to Vínland*, red. A. Wawn og Þ. Sigurðardóttir. Reykjavík 2001, S. 39–50.

Hambrecht, G., Anderung, C. mfl. Archaeological sites as Distributed Long-term Observing Networks of the Past (DONOP). *Quaternary International* 549 (2018), S. 218–226.

Harrison, J. Building Mounds. Longhouses, Coastal Mounds and Cultural Connections: Norway and the Northern Isles, c. A.D. 800–1200. *Medieval Archaeology* 57.1 (2013), S. 35–60.

Hartman, S., Ogilvie, A. E. J. mfl. Medieval Iceland, Greenland, and the New Human Condition: A case study in integrated environmental humanities. *Global and Planetary Change* 156 (2017), S. 123–139.

Haywood, J. *Northmen. The Viking Saga 793–1241 AD.* London 2015.

Hegmon, M., Arneborg, J. mfl. The Human Experience of Social Change and Continuity: The Southwest and North Atlantic in the 'Interesting Times' ca. 1300. I: *Climates of Change. The Shifting Environment of Archaeology*, red. S. Kulyk, C. G. Tremain og M. Sawyer. University of Calgary 2014, S. 53–67.

Heiðarsson, D. B. *Roman coins in Iceland. Roman remnants or Viking exotica.* Bacheloroppgave i arkeologi, Háskóli Íslands 2010.
Helgason, A., Sigurðardóttir, S., Gulcher, J. R., Ward, R. og Stefánsson, K. mtDNA and the Origin of the Icelanders. Deciphering Signals of Recent Population History. *American Journal of Human Genetics* 66.3 (2000), S. 999–1016.
Helgason, A., Hickey, E., Goodrace, S., Bosnes, V., Stefánsson, K., Ward, R. og Sykes, B. mtDNA and the Islands of the North Atlantic: Estimating the Proportions of Norse and Gaelic Ancestry. *American Journal of Human Genetics* 68.3 (2001), S. 723–737.
Helgason, A., Lalueza-Fox, C., Ghosh, S. mfl. Sequences from first settlers reveal rapid evolution in Icelandic mtDNA pool. *PLoS Genetics* 5.1 (2009), Art. Nr. 1000343.
Heller, R. Laxdoela saga und Landnámabók. *Arkiv för nordisk filologi* 89 (1974), S. 84–145.
Henriksen, V. *Sagaens kvinner. Om stolthet og trelldom, kjærlighet og hevn.* Oslo 1981.
Henriksen, V. *Under seil mot det ukjente. Øyer i havødet – Færøyene og Island.* Oslo 1987.
Henriksen, V. *Mot en verdens ytterste grense. Vest for storhavet – Grønland og Vinland.* Oslo 1988.
Hermannsson, H. Tyrkir, Leif Erikson's Foster-Father. *Modern Language Notes* 69.6 (1954), S. 388–393.
Hjardar, K. og Vike, V. *Vikinger i krig.* Oslo 2011.
Hjardar, K. *Vikingenes verden. Vikingenes historie i kart, tekst og bilder.* Oslo 2013.
Holman, K. *The Northern Conquest. Vikings in Britain and Ireland.* Oxford 2007.
Ihlen, Ø. *PR og strategisk kommunikasjon. Teorier og fagidentitet.* Oslo 2013.
Imer, L. M. The tradition of writing in Norse Greenland – writing in an agrarian community. I: *Northern Worlds – landscapes, interactions and dynamics*, red. H. C. Gulløv. Odense 2014, S. 339–351.
Imer, L. M. *Peasants and Prayers. The Inscriptions of Norse Greenland.* Odense 2017.
Ingason, G. *The Westward Movement of Northern Insular Culture and Christianity in the Middle Ages. A Critical Review of Archaeological and Literary Sources on the Faroes, Iceland and Norse Greenland in Relation to Churches and Christianity in Norse Greenland.* Mellen Press 2016.
Ingstad, A. S. *Det nye land med de grønne enger.* Oslo 1975.
Ingstad, A. S. *The Discovery of a Norse Settlement in America. Excavations at L'Anse aux Meadows, Newfoundland 1961–1968.* Oslo – Bergen – Tromsø 1977.
Ingstad, H. *Landet under leidarstjernen. En ferd til Grønlands norrøne bygder.* Oslo 1959.
Ingstad, H. *Vesterveg til Vinland. Oppdagelsen av norrøne boplasser i Nord-Amerika.* Oslo 1965.

Iversen, F. Tinget – lov og rett i Rogaland i jernalder og tidlig middelalder. I: *Vikingfylket Rogaland*, red. T. Titlestad. Hafrsfjord 2021, S. 23–33.

Jackson, R., Arneborg, J., Dugmore, A., Madsen, C., McGovern, T., Smiarowski, K. og Streeter, R. Disequilibrium, Adaptation, and the Norse Settlement of Greenland. *Human Ecology* 46.5 (2018), S. 665–684.

Jakobsson, S. «Erindringen om en mægtig Personlighed». Den norsk-islandske historiske tradisjon om Harald Hårfagre i et kildekritisk perspektiv. *Historisk tidsskrift* 81 (2002), S. 213–230.

Jakobsson, S. Vinland and Wishful Thinking: Medieval and Modern Fantasies. *Canadian Journal of History* 47 (2013), S. 493–514.

Jakobsson, S. The Early Kings of Norway, the Issue of Agnatic Succession and the Settlement of Iceland. *Viator. Journal of Medieval and Renaissance Studies* 47.3 (2016), S. 171–188.

Jakobsson, S. Iceland, Norway and the World: Ari Þorgilsson as a Narrator of Barbarian History. *Arkiv för nordisk filologi* 132 (2017), S. 75–99.

Jansson, S. B. F. *Sagorna om Vinland. Handskrifterna till Erik den Rödes saga.* Stockholm 1945.

Jareg, K. M. *Island. En reiseskildring.* Oslo 2021.

Jennings, A. og Kruse, A. From Dál Riata to the *Gall-Ghàidheil. Viking and Medieval Scandinavia* 5 (2009), S. 123–149.

Jesch, J. *Women in the Viking Age.* Woodbridge 1991.

Jesch, J. *The Viking Diaspora.* London 2015.

Jochens, J. *Women in Old Norse Society.* Ithaca, N.Y. 1995.

Jochens, J. Late and Peaceful: Iceland's Conversion Through Arbitration in 1000. *Speculum* 74.3 (1999), S. 621–655.

Jochens, J. The Western Voyages: Women and Vikings. I: *Approaches to Vínland*, red. A. Wawn og Þ. Sigurðardóttir. Reykjavík 2001, S. 78–87.

Johansson, K. G. The Search for Vínland and Norse Conceptions of the World. I: *Conceptualizing the World. An Exploration across Disciplines*, red. H. Jordheim og E. Sandmo. New York 2019, S. 286–298.

Jones, G. Some Characteristics of the Icelandic 'Hólmganga'. *The Journal of English and Germanic Philology* 32.2 (1933), S. 203–224.

Jones, G. *The Norse Atlantic Saga. Being the Norse Voyages Discovery and Settlement to Iceland, Geenland, and North America.* Oxford 1986.

Jónsson, F. Grønlands gamle topografi efter kilderne. Østerbygden og Vesterbygden. I: *Meddelelser om Grønland* 20 (1898), S. 267–329.

Jorgensen, T. H. mfl. The origin of the isolated population of the Faroe Islands investigated using Y chromosomal markers. *Human Genetics* 115.1 (2004), S. 19–28.

Jørgensen, J. U. Myndighedsalder. I: *Kulturhistorisk leksikon for nordisk middelalder* 12 (1967), S. 35–37.

Kanerva, K. From powerful agents to subordinate objects? The restless dead in thirteenth- and fourteenth-century Iceland. I: *Death in Medieval Europe. Death Scripted and Death Choreograpghed*, red. J. Rollo-Koster. London 2016, S. 40–70.

Karlsson, G. Why was Leifr Eiríksson called 'lucky'? *Saga-Book of the Viking Society* 41 (2017), S. 35–48.

Karlsson, G. *The Settlement of Iceland. A Story from the Ninth and Tenth Centuries.* Reykjavík 2019.

Keighley, X., Pálsson, S., Einarsson, B. F., Petersen, A., Fernández-Coll, M., Jordan. P., Olsen, M. T. og Malmquist, H. J. Disappearance of Icelandic Walruses Coincided with Norse Settlement. *Molecular Biology and Evolution* 36.12 (2019), S. 2656–2667.

Keller, C. *The Eastern Settlement Reconsidered. Some analyses of Norse Medieval Greenland.* Universitetet i Oslo (Diss.) 1989.

Keller, C. Vikings in the West Atlantic: A model of Norse Greenlandic medieval society. I: *The Norse in the North Atlantic*, red. G.F. Bigelow. København 1990, S. 126–141.

Keller, C. Vinland etter Ingstad. I: *Leiv Eriksson, Helge Ingstad og Vinland. Kjelder og tradisjonar*, red. J. R. Hagland og S. Supphellen. Trondheim 2001, S. 67–90.

Keller, C. Furs, Fish, and Ivory: Medieval Norsemen at the Arctic Fringe. *Journal of the North Atlantic* 3 (2010), S. 1–23.

Keller, C. og Christensen, A. E. The Uunartoq 'Bearing-Dial' – not an Instrument for Ocean Navigation? I: *Vinland Revisited: the Norse World at the Turn of the First Millennium*, red. S. Lewis-Simpson. St. John's 2003, S. 429–442.

Kellogg, R. The Vinland Sagas: A romance of Conversion. I: *Approaches to Vínland*, red. A. Wawn og Þ. Sigurðardóttir. Reykjavík 2001, S. 31–38.

Keyser, R. *The religion of the Northmen.* London 1854.

Klein, S. L. *The Christianization of the Norse c. 900 – c. 1100. A premediated Strategy of Life and Death.* Masteroppgave i historie, NTNU 2011.

Koch Madsen, C. *Pastoral Settlement, Farming, and Hierarchy in Norse Vatnahverfi, South Greenland.* University of Copenhagen (Diss.) 2014a.

Koch Madsen, C. Norse Pastoral Farming and Settlement in the Vatnahverfi Peninsula, South Greenland. I: *Northern Worlds – landscapes, interactions and dynamics*, red. H. C. Gulløv. Odense 2014b, S. 95–114.

Kolodny, A. *In Search of First Contact. The Vikings of Vinland, the Peoples of the Dawnland, and the Anglo-American Anxiety of Discovery.* Durham, NC 2012.

Kristjánsdóttir, S. *The Awakening of Christianity in Iceland. Discovery of a timber church and graveyard at Þórarinsstaðir in Seyðisfjörður.* Gothenburg (Diss.) 2004.

Kristjánsson, J., Einarsson, B. F., Jónasson, K., McAleese, K. og Hjatalín, Þ. Falling into Vínland. Newfoundland hunting Pitfalls at the edge of the Viking World. *Acta Archaeologica* 83(2012), S. 145–177.

Krogh, K. J. *Erik den Rødes Grønland.* København 1982.

Kuhn, E. E. H. *Scandinavian Christianization. Iceland's Gradual Conversion.* Dallas 2017.

Kuijpers, A., Abrahamsen, N. mfl. Climate change and the Viking-age fjord environment of the Eastern Settlement, South Greenland. *Geology of Greenland Survey Bulletin* 183 (1999), S. 61–67.

Kuitems, M., Wallace, B. L., Lindsay, C. mfl. Evidence for European Presence in the Americas in A.D. 1021. *Nature* 601 (2022), S. 388–391.

Kuusela, T. Tors strid mot Hrungner. Tvekamp, brynstenssymbolik och krigarideologi. I: *Krig och fred i vendel- og vikingatida traditioner*, red. H. Rydving og S. Olsson. Stockholm 2016, S. 47–90.

Lapin, E. Artikkel i *Sandnes historie- og ættesogelag. Årbok* 14 (2011).

Lárusson, M. M. Kirkegård, Island. *Kulturhistorisk leksikon for nordisk middelalder* 8 (1963), S. 399–402.

Lasher, G. E. og Axford, Y. Medieval Warmth Confirmed at the Norse Eastern Settlement in Greenland. *Geology* 47.3 (2019), S. 267–270.

Larsen, A. C. *The Vikings in Ireland.* Roskilde 2001.

Larsson, M. G. *Vinland det goda. Nordbornas färder till Amerika under vikingatiden.* Stockholm 1999.

Lehn, W. H. Skerrylike mirages and the discovery of Greenland. *Applied Optics* 39.21 (2000), S. 3612–3619.

Lewis-Simpson, S. M. Viking-Age Queens and the Formation of Identity. I *The Viking Age. Ireland and the West*, red. J. Steehan og D. Ó. Corráin. Dublin 2010, S. 217–226.

Ljosland, R. Old Norse Cultural Influence in the Work of Christina M. Costie. I: *Journal of the North Atlantic. Special Volume 4: Selected Papers from the Inaugural St. Magnus Conference 2011* (2011), S. 177–188.

Ljungqvist, F. C. The Significance of Remote Resource Regions for Norse Greenland. *Scripta Islandica* 56 (2005), S. 13–54.

Ljungqvist, F. C. A Regional Approach to the Medieval Warm Period and the Little Ice Age. I: *Climate Change and Variability*, red. S. Simard. IntechOpen (2010), S. 1–25.

Lombardi, E. *The Eiríks saga rauða and the Discovery of America. Old Norse Sources of the Viking Culture.* Masteroppgave, Università degli studi di Verona 2017–18.

Lucas, G. og McGovern, T. Bloody slaughter: Ritual decapitation and display at the Viking settlement of Hofstaðir, Iceland. *European Journal of Achaeology* 10.1 (2007), S. 7–30.

Lynnerup, N. *The Greenland Norse: A biological-anthropological study.* Copenhagen 1998.

Lynnerup, N. Life and Death in Norse Greenland. I: *Vikings. The North Atlantic Saga*, red. W. W. Fitzhugh og E. I. Ward. Washington og London 2000, S. 285–294.

Lynnerup, N. Paleodemography of the Greenland Norse. I: *Vinland Revisited: the Norse World at the Turn of the First Millennium*, red. S. Lewis-Simpson. St. John's 2003, S. 133–144.

Lynneryp, N. og Nørby, S. The Greenland Norse: bones, graves, computers, and DNA. *Polar Record* 40.2 (2004), S. 107–111.

MacDonald, D. D. *Investigating Dingwall as Þingvöllr.* Publikasjon fra THING Project 2011.

Magnusson, M. *The Vikings–Saints or Sinners? I Vinland Revisited: the Norse World at the Turn of the First Millennium*, red. S. Lewis-Simpson. St. John's 2003a, S. 155–164.

Magnusson, M. Vinland: the Ultimate Outpost. I: *Vinland Revisited: the Norse World at the Turn of the First Millennium*, red. S. Lewis-Simpson. St. John's 2003b, S. 83–96.

Manea, I. *Valhalla rising. The construction of cultural identity through Norse myth in Scandinavian and German pagan metal.* PhD-thesis, University of Bucharest 2016.

Manninen, M.-A. *Ble Norge et mykere samfunn i andre halvdel av 1100-tallet?* Masteroppgave i historie, Universitetet i Oslo 2014.

Maraschi, A. Eaten Hearts and Supernatural Knowledge in Eiríks saga rauða. *Scandia. Journal of Medieval Norse Studies* 1 (2018), S. 25–47.

Margaryan, A., Lawson, D. J. mfl. Population Genomics of the Viking World. *Nature* 585 (2020), S. 390–396.

Masson-Delmotte, V., Swingedouw, D. mfl. *Greenland Climate Change: From the Past to the Future. WIREs Climate Change* 3.5 (2012), S. 427–449.

McAleese, K. L'Anse aux Meadows: Rediscovered and Remade. I: *Vinland Revisited: the Norse World at the Turn of the First Millennium*, red. S. Lewis-Simpson. St. John's 2003, S. 181–187.

McAleese, K. *Skrælingar Abroad – Skrælingar* at Home? I: *Vinland Revisited: the Norse World at the Turn of the First Millennium*, red. S. Lewis-Simpson. St. John's 2003, S. 353–364.

McCullough, J. A. *'Death in a Dread Place': Belief, Practice, and Marginality in Norse Greenland, ca. 985–1450.* University of Leicester (Diss.) 2016.

McCullough, J.A. Sacred Ground. Community and Separation in a Norse Churchyard, Greenland. I: *Debating Religious Space and Place in the Early Medieval World (c. A.D. 300–1000)*, red. C. Bielmann og B. Thomas. Leiden 2018, S. 175–186.

McGhee, R. *Ancient People of the Arctic.* Vancouver 1996.

McGovern, T. H. Cows, harp seals, and churchbells: Adaptation and extinction in Norse Greenland. *Human Ecology* 8.3 (1980), S. 245–275.

McGovern, T. H. Contributions to the paleoeconomy of Norse Greenland. *Acta Archaeologica* 54 (1985a), S. 73–122.

McGovern. T.H. The Arctic Frontier of Norse Greenland. I: *The Archaeology of Frontiers and Boundaries*, red. S.W. Green og S.M. Perlman. Orlando 1985b, S. 275–323.

McGovern, T.H. What is it all for? Archaeology and Global Change Research. Artikkel lagt ut på *Academia.edu* (2018).

McGovern, T.H., Amorosi, T., Perdikaris, S. og Woollett, J. Vertebrate Zooarchaeology of Sandnes V51: Economic Change at a Chieftain's Farm in West Greenland. *Arctic Anthropology* 33.2 (1996), S. 94–121.

McGovern, T.H., Perdikaris, S., og Tinsley, C. The Economy of Landnám. The Evidence of Zooarchaeology. I: *Approaches to Vínland*, red. A. Wawn og Þ. Sigurðardóttir. Reykjavík 2001, S. 154–165.

McGuire, E.H. *Manifestations of identity in burial. Evidence from Viking-Age graves in the North Atlantic diaspora.* University of Glasgow (Diss.) 2009.

McLachlan, S. *The Vikings in Greenland* (2021).

McNaughton, D. A World in Transition. Early Cartography of the North Atlantic. I: *Vikings. The North Atlantic Saga*, red. W.W. Fitzhugh og E.I. Ward. Washington og London 2000, S. 257–268.

Meldgaard, J. Tjodhildes kirke på Brattalid. *Grønland* 8 (1964), S. 281–299.

Meldgaard, J. Tjodhildes Kirke – den første fundberetning. *Grønland* 5 (1982), S. 151–162.

Meulengracht Sørensen, P. *Fortælling og ære. Studier i islændingesagaerne.* Oslo 1993.

Meulengracht Sørensen, P. og Weber, G.W. mfl. *The Viking Collection-Studies in Northern Civilization. The Legendary Legacy-Transmission and reception of the Fornaldasogur Nordurlanda.* Volume 24. University press of Southern Denmark 2018.

Mikucionis, U. Recognizing a *dvergr*: Physical Status and External Appearance of *dvergar* in Medieval Nordic Sources (8th–13th century). *Roda da Fortuna. Revista Eletrônica sobre Antiguidade e Medievo* 6.1 (2017), S. 56–98.

Moffat, A. *The Sea Kingdoms. The History of Celtic Britain and Ireland.* Edinburgh 2008.

Moffat, A. *The Faded Map. Lost Kingdoms of Scotland.* Edinburgh 2011.

Morawiec, J. In a Quest for a Fame and Recognition – on the Role of útanferð Motif in Medieval Icelandic Sagas of Warrior-Poets. *Quaestiones Medii Aevi Novae* 27 (2017), S. 37–52.

Morawiec, J., Jochymek, A. og Bartusik, G. (red.) *Social Norms in Medieval Scandinavia.* Amsterdam 2019.

Morris, C.D. Christian Vikings in The North Atlantic Region. I: *Vinland Revisited: the Norse World at the Turn of the First Millennium*, red. S. Lewis-Simpson. St. John's 2003, S. 305–318.

Morten, Ø. *Jakten på Olav Tryggvason*. Bergen 2019.

Murphy, L. J. *Herjans dísir: Valkyrjur, Supernatural Femininities, and Elite Warrior Culture in the Late Pre-Christian Iron Age*. Masteroppgave i norrøn religion, Háskóli Íslands 2013.

Muus, B. J., Salomonsen, F. og Vibe, C. *Grønlands fauna. Fisk. Fugle. Pattedyr*. Illustreret af Bente Olesen Nyström, Arthur Singer og Terry Riley. København 1982.

Myhre, B. Rogaland forut for Hafrsfjordslaget. I: *Rikssamlingen og Harald Hårfagre*. Karmøy 1993, S. 41–64.

Myrvoll, K. J. Gísli Súrsson as *Egða andspillir*. An obscure kenning and its implications for tribal identities in tenth-century Iceland. *Gripla* 31 (2020), S. 199–232.

Mytum, H. The Vikings and Ireland: Ethnicity, Identity, and Culture Change. I: *Contact, Continuity and Collapse. The Norse Colonization of the North Atlantic*, red. J. H. Barrett. Turnhout 2003, S. 113–137.

Møller, N. A. og Koch Madsen, C. Med friske skridt i forgængeres fodspor. *Grønland* 5–6 (2007), S. 306–314.

Nansen, F. (1911). *Nord i tåkeheimen. Utforskningen av jordens nordlige strøk i tidlige tider.* Oslo 1988.

Nedkvitne, A. *Mens Bønderne seilte og Jægterne for. Nordnorsk og vestnorsk kystøkonomi 1500–1730*. Oslo 1988.

Nedkvitne, A. *Norse Greenland: Viking Peasants in the Arctic*. Abingdon og New York 2019.

Nelson, D. E., Heinemeier, J., Lynnerup, N., Sveinbjörnsdóttir, Á. E. og Arneborg, J. An Isotopic Analysis of the Diet of the Greenland Norse. *Journal of the North Atlantic. Special Volume 3: Greenland Isotope Project. Diet in Norse Greenland A.D. 1000–1450* (2012), S. 93–118.

Nelson, M. C., Ingram, S. E. mfl. Climate challenges, vulnerabilities, and food security. *PNAS* 113.2 (2016), S. 298–303.

Nielsen, N. Evidence on the extraction of iron in Greenland by the Norsemen. *Meddelelser om Grønland* 76 (1930), S. 193–213.

Nordal, S. Sagalitteraturen. I: *Litteraturhistorie* (1953), S. 180–269.

North, R. Behold the Front Page: Cnut and the Scyldings in Beowolf. I: *Anglo-Danish Empire. A Companion to the Reign of King Cnut the Great*, red. R. North, E. Goeres og A. Finlay. Berlin – Boston 2007, S. 277–300.

Nyborg, E. og Arneborg, J. Christian Medieval Art in Norse Greenland. Crosses and Crucifixes and their European Antecedents. *Scripta Islandica* 71 (2020), S. 155–176.

Ó Corráin, D. The Vikings in Scotland and Ireland in the ninth century. *Peritia* 12 (1998), S. 296–339.

Ó Cróinín, D. *Early Medieval Ireland. 400–1200*. New York 2013.

Odess, D., Loring, S. og Fitshugh, W. Skraeling: First peoples of Helluland, Markland, and Vinland. I: *Vikings. The North Atlantic Saga*, red. W. W. Fitzhugh og E. I. Ward. Washington og London 2000, S. 193–205.

Ogilvie, A. E. J., Barlow, L. K. og Jennings, A. E. North Atlantic Climate c. A.D. 1000: Millenial Reflections on the Viking Discoveries of Iceland, Greenland and North America. I: *Approaches to Vínland*, red. A. Wawn og Þ. Sigurðardóttir. Reykjavík 2001, S. 173–188.

Ogilvie, A. E. J. og McGovern, T. H. Sagas and Science. Climate and Human Impacts in the North Atlantic. I: *Vikings. The North Atlantic Saga*, red. W. W. Fitzhugh og E. I. Ward. Washington og London 2000, S. 385–393.

Ólafsson, G. *Eiríksstaðir í Haukadal. Fornleifarannsókn á skálarúst.* [Reykjavík] 1998.

Ólafsson, G. Eiríksstaðir: The Farm of Eiríkr the Red. I: *Approaches to Vínland,* red. A. Wawn og Þ. Sigurðardóttir. Reykjavík 2001, S. 147–153.

Ólafsson, G. Nya bevis för datering av Islands landnam. Ett vikingatida fynd i grottan Víðgelmir. I: *Current Issues in Nordic Archaeology*, red. Garðar Guðmundsson. Reykjavík 2004, S. 89–92.

Ólafsson, G., McGovern, T. H. og Smith, K. P. Outlaws of Surtshellir Cave: The Underground Economy of Viking Age lceland. I: *Dynamics of Northern Societies*, red. J. Arneborg og B. Grønnow. Copenhagen 2006, S. 395–405.

Ólafsson, G., Magnússon, K. og Tetzschner, R. K. *Breiðabólstaðir í Bessastaðahreppi. Svæðisskráning og vettvangskönnun vegna deiliskipulags á reit Hvols.* Reykjavík 2001.

Ólason, V. *Dialogues with the Viking Age. Narration and Representation in the Sagas of the Icelanders.* Translated by Andrew Wawn. Reykjavík 1998.

Omdahl, F. T. *Spor etter det norrøne Grønland. Hva skjedde med Eirik Raudes nybyggerkoloni vest i Atlanterhavet?* Masteroppgave i arkeologi, Universitetet i Oslo 2013.

Pálsson, H. Vínland Revisited. *Northern Studies* 35 (2000), S. 11–38.

Pauketat, T. R. og Loren, D. D. Alternative Histories and North American Archaeology. I: *North American Archaeology*, red. T. R. Pauketat og D. D. Loren. Malden, MA 2005, S. 1–29.

Paulsen, V. A. *Stormenn og elite i perioden 1030-1157. En undersøkelse av stormenns bakgrunn, maktgrunnlag og strategier gjennom tre konflikter.* Masteroppgave i historie, Universitetet i Bergen 2006.

Pedersen, A. og Sindbæk, S. M. (red.). *Viking Encounters.* Aarhus 2020.

Perkins, R. *The Verses in Eric the Red's Saga. And again: Norse Visits to America.* London 2011.

Pope, P. Did the Vikings Reach North America without Discovering It? The Greenland Norse and Zuan Caboto in the Strait of Belle Isle. I: *Vinland Revisited: the*

Norse World at the Turn of the First Millennium, red. S. Lewis-Simpson. St. John's 2003, S. 341–352.

Price, N. The Archaeology of Seiðr: Circumpolar Traditions in Viking Pre-Christian Religion. I: *Vinland Revisited: the Norse World at the Turn of the First Millennium*, red. S. Lewis-Simpson. St. John's 2003, S. 277–294.

Price, N. *The Viking Way. Magic and Mind in Late Iron age Scandinavia*. Oxford 2019.

Price, N. *Children of Ash and Elm. A history of the Vikings*. New York 2020.

Price, N. S. *The Viking Way. Religion and War in Late Iron Age Scandinavia*. Uppsala University (Diss.) 2002.

Price, T. D. Introduction: New Approaches to the Study of the Viking Age Settlement across the North Atlantic. *Journal of the North Atlantic. Special Volume 7: Viking Settlers of the North Atlantic. An Isotopic Approach* (2014–18), S. 1–12.

Price, T. D. og Arneborg, J. The Peopling of the North Atlantic: Isotopic Results from Greenland. *Journal of the North Atlantic. Special Volume 7* (2014–18), S. 164–185.

Prunty, J. og Clarke, H. B. *Reading the maps. A guide to the Irish Historic Towns Atlas*. Dublin 2011.

Raftevoll, M. S. *Barn i sør-skandinavisk middelalder. En studie av barn i gravkontekst ved fire ulike kirkegårder*. Masteroppgave i arkeologi, Universitetet i Bergen 2018.

Ragahavan, M., Degiorgio, M., Albrechtsen, A. mfl. The Genetic Prehistory of the New World Arctic. *Science* 345.6200 (2014).

Redin, L. Arkeologiska perspektiv på Westerhus ödekyrkogård på Frösön i Jämtland. *Hikuin* 27.27 (2000), S. 155–178.

Reeves, A. M., Beamish, N. L. og Anderson, R. B. *The Norse Discovery of America. A Compilation in Extenso of all the Sagas*. London 1907.

Reitan, G. Faret i Skien – en kristen gravplass fra vikingtid og nye innblikk i tidlig kirkearkitektur. *Viking. Norsk arkeologisk årbok* 69 (2006), S. 251–274.

Richter, M. *Medieval Ireland. The Enduring Tradition*. 2., rev. utg. Dublin 2005.

Riisøy, A. I. Performing Oaths in Eddic Poetry: Viking Age Fact or Medieval Fiction? *Journal of the North Atlantic. Special Volume 8: Debating the Thing in the North II* (2016), S. 141–156.

Riisøy, A. I. Ting og konfliktløsning i vikingtidas Norge. *Collegium Medievale* 2 (2019), S. 11–30.

Roan, A. *Kommunikasjon med døde som kilde til kunnskap og makt i norrøne myter og riter*. Masteroppgave i religionshistorie, Universitetet i Oslo 2010.

Roesdahl, E. *Hvalrostand, elfenben og nordboerne i Grønland*. Odense 1995.

Roesdahl, E. L'ivoire de morse et les colonies norroises du Greenland. *Proxima Thule* 3 (1998), S. 9–48.

Roesdahl, E. Walrus ivory and other northern luxuries: their importance for Norse voyages and settlements in Greenland and America. I: *Vinland Revisited: the*

Norse World at the Turn of the First Millennium, red. S. Lewis-Simpson. St. John's 2003, S. 145–154.

Roesdahl, E. *Vikingernes verden. Vikinger hjemme og ude*. 8. utg. København 2012.

Roesdahl, E. *Hvalrostand, elfenben og nordboerne i Grønland*. E-bokutgave av Roesdahl 1995 (2019).

Roussel, A. *Sandnes and the neighbouring farms. With 222 figures in the text*. København 1936.

Rydving, H. og Olsson, S. *Krig och fred i vendel- och vikingatida traditioner*. Stockholm 2016.

Røsjø, B. Handel med hvalross-elfenben kan ha skapt både vekst og fall for de norrøne bosetterne på Grønland. Artikkel i forskning.no, publisert på nett 8. januar 2020.

Sanmark, A. The Case of the Greenlandic Assembly Sites. *Journal of the North Atlantic. Special Volume 2: Norse Greenland* (2009–10), S. 178–192.

Sanmark, A. Patterns of Assembly: Norse Thing Sites in Shetland. *Journal of the North Atlantic. Special Volume 5: Debating the Thing in the North I* (2013), S. 96–110.

Sanmark, A. *Viking Law and Order. Places and Rituals of Assembly in the Medieval North*. Edinburgh 2017.

Sayers, W. Management of the Celtic Fact in Landnámabók. *Scandinavian Studies* 66.2 (1994), S. 129–153.

Sawyer, P. Scotland, Ireland and Iceland: Norwegian settlers in the ninth century. I: *Vinland Revisited: the Norse World at the Turn of the First Millennium*, red. S. Lewis-Simpson. St. John's 2003, S. 29–36.

Schledermann, P. Viking America. A.D. 1000: East Meets West. I: *Vikings. The North Atlantic Saga*, red. W. W. Fitzhugh og E. I. Ward. Washington og London 2000, S. 189–192.

Schofield, J. E., Edwards, K. J., Christensen, C. Environmental Impacts Around the Time of Norse *landnam* in the Qorlortoq Valley, Eastern Settlement, Greenland. *Journal of Archaeological Science* 35 (2008), S. 1643–1657.

Schmid, M. M. E., Dugmore, A. J., Vésteinsson, O. og Newton, A. J. Tephra Isochrons and Chronologies of Colonization, *Quaternary Geochronology* 40 (2017), S. 56–66.

Schmid, M. M. E., Newton, A. J. og Dugmore, A. J. From Sites to Regional Synthesis: Collective Chronologies of Late Viking and Early Christian Activities in Iceland. I: *Viking Encounters*, red. A. Pedersen og S.M. Sindbæk. Aarhus 2020, S. 303–317.

Scott, G. R. og Jolie, R. B. Tooth-Tool Use and Yarn Production in Norse Greenland. *Alaska Journal of Anthropology* 6.1–2 (2008), S. 253–264.

Seaver, K. A. *The Frozen Echo. Greenland and the Exploration of North America, ca. A.D. 1000-1500*. Stanford 1996.

Seaver, K. A. Unanswered Questions. I: *Vikings. The North Atlantic Saga*, red. W. W. Fitzhugh og E. I. Ward. Washington og London 2000, S. 270–279.

Seaver, K. A. *The 'Vínland Map': Faith, Facts and Fables. I Vinland Revisited: the Norse World at the Turn of the First Millennium*, red. S. Lewis-Simpson. St. John's 2003, S. 443–456.

Seaver, K. A. *Maps, Myths, and Men. The Story of the Vinland Map*. Stanford 2004.

Seaver, K. A. Ettertraktede tenner. Middelalderens handel med hvalrosstann og afrikansk elfenbein. *Historisk tidsskrift* 85.2 (2006), S. 233–252.

Seaver, K. A. . *Pygmies* of the Far North. *Journal of World History* 19.1 (2008), S. 63–87.

Seaver, K. A. Desirable teeth. The medieval trade in Arctic and African ivory. *Journal of Global History* 4.2 (2009), S. 271–292.

Seaver, K. A. *The Last Vikings. The Epic Story of the Great Norse Voyagers*. London 2010.

Shafer, J. D. *Saga-Accounts of Norse Far-Travellers*. University of Durham (Diss.) 2010.

Shendock, G. M. A Core Condensation of My Ideas Concerning the Locations of Sites Mentioned in the Voyages of Leifr Eiríksson, Þorvaldr Eiríksson and Þorfinnr Karlsefni. I: *Vinland Revisited: the Norse World at the Turn of the First Millennium*, red. S. Lewis-Simpson. St. John's 2003, S. 399–410.

Sheldon, G. *The Conversion of the Vikings in Ireland from a Comparative Perspective*. University of Toronto (Diss.) 2011.

Shippey, T. *Hrólfs saga kraka* and the Legend of Lejre. I: *Making History. Essays on the Fornaldarsögur*, red. M. Arnold og A. Finlay. London 2010, S. 17–32.

Shippey, T. *Laughing Shall I Die. Lives and Deaths of the Great Vikings*. London 2018.

Short, W. R. *Icelanders in the Viking Age. The People of the Sagas*. Jefferson, N.C., og London 2010.

Sigurðardóttir, R., Newton, A. mfl. Trolls, Water, Time, and Community: Resource Management in the Mývatn District of Northeast Iceland. I: *Global Perspectives on Long Term Community Resource Management*, red. L. R. Lozny og T. McGovern. Cham 2017, S. 77–101.

Sigurdsson, J. V. Iceland. I: *The Viking World*, red. S. Brink og N. Price. Abingdon 2012, S. 571–578.

Sigurðsson, J. V. Vennskap i det islandske fristatssamfunnet (ca. 930–1262/64). *AIGIS. Nordisk tidsskrift for klassiske studier* 12.2 (2013) (elektronisk tidsskrift).

Sigurdsson, J. V. *Skandinavia i vikingtiden*. Oslo 2017.

Sigurðsson, G. The Quest for Vinland in Saga Scholarship. I: *Vikings. The North Atlantic Saga*, red. W. W. Fitzhugh og E. I. Ward. Washington og London 2000, S. 232–237.

Sigurðsson, G. The North Atlantic expansion. I: *The Viking World*, red. S. Brink og N. Price. Abingdon 2012, S. 562–570.

Simek, R. *Erde und Kosmos im Mittelalter. Das Weltbild vor Kolumbus*. München 1992.

Sines, R. *Norse in the North Atlantic*. Hamilton Books 2019.

Skre, D. From Kaupang and Avaldsnes to the Irish Sea. I: *Clerics, Kings and Vikings. Essays on medieval Ireland in honour of Donnchadh Ó Corráin*, red. E. Purcell, P. MacCotter, J. Nyhan og J. Sheehan. Dublin 2015, S. 237–246.

Solli, B. Narratives of Encountering Religions: On the Christianization of the Norse around A.D. 900-1000. *Norwegian Archaeological Review* 29.2 (1996), S. 89–114.

Solli, B. Queering the Cosmology of the Vikings: A Queer Analysis of the Cult of Odin and *Holy White Stones. Journal of Homosexuality* 54.1–2 (2008), S. 192–208.

Solli, B. Kirke- og kjøpstedet på Veøya i middelalderen – et arkeologisk utsyn. *Romsdalsmuseets årbok* (2008), S. 8–29.

Solli, B. og Stamnes, A. A. . Geofysiske undersøkelser av kirkegårder, kirketufter og svartjord på Veøya i Romsdal. *Viking. Norsk arkeologisk årbok* 76 (2013), S. 181–202.

Sommer, B. S. The Norse Concept of Luck. *Scandinavian Studies* 79.3 (2007), S. 275–294.

Smith, K. P. Ore, Fire, Hammer, Sickle: Iron Production in Viking Age and Early Medieval Iceland. I: *De Re Metallica. The Uses of Metal in the Middle Ages*, red. R. Bork mfl. Aldershot 2005, S. 183–206.

Smith, M. H. Dress, Cloth, and the Farmer's Wife: Textiles from Ø 172 Tatsipataa, Greenland, with Comparative Data from Iceland. *Journal of the North Atlantic. Special Volume 6: In the Footsteps of Vebæk* (2014), S. 64–81.

Smith, M. H., Smith, K. P. og Nilsen, G. Dorset, Norse or Thule? Technological Transfers, Marine Mammal Contamination, and AMS Dating of Spun Yarn and Textiles from the Eastern Candadian Arctic. *Journal of Archaelogical Science* 96 (2018), S. 162–174.

Smith, M. H., Arneborg, J. og Smith, K. P. The 'Burgundian' hat from Herjolfsnes, Greenland: New Discoveries, New Dates. *Danish Journal of Archaeology* 4.1 (2016), S. 21–32.

Star, B., Barrett, J. H., Gondek, A. T. og Bosseenkool, S. Ancient DNA Reveals the Chronology of Walrus Ivory Trade from Norse Greeenland. *Proceedings of the Royal Society B* 285 (1884; 2018).

Stefánsson, M. Vínland or Vinland? I: *Vinland Revisited: the Norse World at the Turn of the First Millennium*, red. S. Lewis-Simpson. St. John's 2000, S. 319–329.

Steinforth, D. H. 'That Stepping-Stone in the Middle of the Irish Sea': the Dublin Vikings and the Isle of Man in the Late Ninth Century. *The Journal of Irish Archaeology* 27 (2018), S. 81–98.

Steinnes, A. *Styrings- og rettsskipnad i Sørvest-Noreg i mellomalderen. Historisk-topografisk oversyn*. Oslo 1974.

Steinsland, G. Hvordan ble hedendommen utfordret og påvirket av kristendommen. I: *Møtet mellom hedendom og kristendom i Norge*, red. Hans-Emil Lidén. Oslo 1995, S. 9–27.

Steinsland, G. og P. Meulengracht Sørensen. *Menneske og makter i vikingenes verden*. Oslo 1994.

Steinsland, G. *Norrøn religion. Myter, riter, samfunn*. Oslo 2005.

Storli, I. *Ottars verden. En reiseberetning fra 800-tallet*. Stamsund 2018.

Ström, F. Den egna kraftens män. En studie i forntida irreligiositet. *Göteborg Högskolas Årsskrift* 54.2 (1948).

Ström, F. *Nordisk hedendom. Tro och sed i förkristen tid*. Lund 1985.

Stryken, A.C. *Grønland*. 2005.

Stummann Hansen, S. Scandinavian Building Customs of the Viking Age. I: *Vinland Revisited: the Norse World at the Turn of the First Millennium*, red. S. Lewis-Simpson. St. John's 2000, S. 241–254.

Stummann Hansen, S. The Early Settlement of the Faroe Islands: The Creation of Cultural Identity. I: *Contact, Continuity and Collapse. The Norse Colonization of the North Atlantic*, red. J. H. Barrett. Turnhout 2003, S. 33–71.

Stummann Hansen, S. og Sheehan, J. The Leirvík 'Bønhústoftin' and the Early Christianity of the Faroe Islands, and beyond. *Archaeologia Islandica* 5 (2006), S. 27–54.

Sunnanå, O. *Stadnamn i Rennesøy kommune*. Rennesøy 2007.

Sutherland, P. D. The Norse and Native North Americans. I: *Vikings. The North Atlantic Saga*, red. W. W. Fitzhugh og E. I. Ward. Washington og London 2000, S. 238–247.

Sutherland, P. D. Norse and Natives in the eastern Arctic. I: *The Viking World*, red. S. Brink og N. Price. Abingdon 2012, S. 613–620.

Sutherland, P. D. The Question of Contact Between Dorset Paleo-Eskimos and Early Europeans in the Eastern Arctic. I: *The Northern World A.D. 900-1400*, red. P. D. Sutherland, H. Maschner, O. Mason og R. McGhee. Utah 2009.

Sveinbjörnsdóttir, Á. E., Heinemeier, J., Arneborg, J., Lynnerup, N., Ólafsson, G. og Zoëga, G. Dietary Reconstruction and Reservoir Correction of 14C Dates on Bones from Pagan and Early Christian Graves in Iceland. *Radiocarbon* 52.2 (2010), S. 682–696.

Sverdrup, J. Nokre aarstal til Soga um Øyrbyggjerne. I: *Soga um Øyrbyggjerne. Soga um Øyrbyggjerne Umsett fraa gamalnorsk ved Jakob Sverdrup*. Oslo 1912.

Særheim, I. *Stadnamn i Rogaland*. Bergen 2007.

Taylor, L. A. *The Representation of Land and Landownership in Medieval Icelandic Texts*. University of Oxford (Diss.) 2006.

Thomson, W. P. L. *The New History of Orkney*. Edinburgh 2008.

Titlestad, T. *I vikingenes fotspor. En historisk tur-guide til vikingsteder i Sør-Rogaland*. Hafrsfjord 2010.

Titlestad, T. Vikingtid i Hå. I: *Hå kulturhistorie* bd. 1: *Frå eldste tider til 1000-talet*, red. J. B. Bøe og M. Smith-Solbakken. Trondheim 2013, S. 315–352.

Titlestad, T. Eirik Raude. Oppdageren fra Jæren. I: *Vikingfylket Rogaland*, red. T. Titlestad. Hafrsfjord 2021, S. 139.

Tornøe, J. Kr. Hvitserk og Blåserk. *Norsk Geografisk Tidsskrift* 5.7 (1935), S. 429–443.

Tornøe, J. Kr. *Lysstreif over Noregsveldets historie*. Oslo 1944.

Traustason, S. R. *Visit Vinland. Developing a New and Innovative Tourism Product in Atlantic Canada by Deciphering Ancient Icelandic Sagas*. Masteroppgave i 'Business Administration in Tourism and Hotel Development', Sogndal, Høgskulen på Vestlandet 2017.

Tveito, O. *Gravskikk og kristning. En analyse i skandinavisk perspektiv 9.–11. århundre*. Oslo 2011. https://doi.org/10.18261/ISSN1504-2944-2013-04-15

Tverfjell, H. O. *Det underbetonte irske innslaget i islendingesagaer, tætter og landnåmslitteratur. Gælisk-keltiske elementer tolket i lys av tekster med etnisk-litterært motiverte diskurser og motivutviklinger omkring irske trelle- og oksemotiv*. Masteroppgave i nordisk litteratur, Universitetet i Tromsø 2018.

Þorláksson, H. The Vinland Sagas in a Contemporary Light. I: *Approaches to Vínland*, red. A. Wawn og Þ. Sigurðardóttir. Reykjavík 2001, S. 67–69.

Ulff-Møller, J. The Celtic Impact on the Church in Iceland and Greenland. *The Fantastic in Old Norse/Icelandic Literature*, red. J. McKinnell, D. Ashurst og D. Kick. Durham 2006, S. 978–987.

Ulff-Møller, J. The Origin of the *Book of Settlement* and Celtic Christianity in Iceland. *Studi e materiali di storia delle religioni* 82.2 (2016), S. 887–915.

Vanherpen, S. *A remarkable woman. Painting a picture of Auðr djúpúðga Ketilsdóttir or 'Aud the Deep-Minded'*. Foredrag på konferansen «Taking Care of Body and Soul». Lagt ut på *Academia.edu* (2011).

Vanherpen, S. Remembering Auðr/Unnr *djúp(a)uðga* Ketilsdóttir. Construction of Cultural Memory and Female Religious Identity. *Mirator* 14.2 (2013), S. 61–78.

Varberg, J. *Viking. Ran, ild og sværd*. København 2020.

Vebæk, C. L. Klostre i de grønlandske nordbobygder. *Grønland* 5 (1953), S. 195–200.

Vebæk, C. L. *Narsaq – a Norse landnáma farm*. Copenhagen 1993.

Vésteinsson, O. Patterns of Settlement in Iceland. A Study in Prehistory. *Saga-Book of the Viking Society* 25 (1998), S. 1–29.

Vésteinsson, O. The Archaeology of Landnám: Early Settlement in Iceland. I: *Vikings. The North Atlantic Saga*, red. W. W. Fitzhugh og E. I. Ward. Washington og London 2000, S. 164–175.

Vésteinsson, O. Parishes and Communities in Norse Greenland. *Journal of the North Atlantic. Special Volume 2: Norse Greenland* (2009), S. 138–150.

Vésteinsson, O. *Archaeological Evidence for the Beginning of the Norse Colony in Greenland. Overview of Existing Research*. Háskóli Islands 2020.

Vésteinsson, O., Þorláksson, H. og Einarsson, Á. *Reykjavík 871+/-. Landnámssýningin. The Settlement Exhibition*. Reykjavík 2006.

Vésteinsson, O. og Gestsdóttir, H. The Colonization of Iceland in Light of Isotope Analyses. *Journal of the North Atlantic. Special Volume 7: Viking Settlers of the North Atlantic. An Isotopic Approach* (2014–18), S. 137–145.

Vinner, M. Rundt Kap Farvel i vikingeskib. *Grønland* 3 (1995), S. 81–101.

Wallace, B. L. The Viking Settlement at L'Anse aux Meadows. I: *Vikings. The North Atlantic Saga*, red. W. W. Fitzhugh og E. I. Ward. Washington og London 2000a, S. 208–216.

Wallace, B. L. An Archaeologist's Interpretation of the Vinland Sagas. I: *Vikings. The North Atlantic Saga*, red. W. W. Fitzhugh og E. I. Ward. Washington og London 2000b, S. 228–231.

Wallace, B. L. L'Anse aux Meadows and Vinland: An Abandoned Experiment. I: *Contact, Continuity and Collapse. The Norse Colonization of the North Atlantic*, red. J. H. Barrett. Turnhout 2003a, S. 207–238.

Wallace, B. L. The later excavations at L'Anse aux Meadows. I: *Vinland Revisited: the Norse World at the Turn of the First Millennium*, red. S. Lewis-Simpson. St. John's 2003b, S. 165–180.

Wallace, B. Vinland and the death of Þorvaldr. I: *Vinland Revisited: the Norse World at the Turn of the First Millennium*, red. S. Lewis-Simpson. St. John's 2003c, S. 377–390.

Wallace, B. L'Anse aux Meadows, Leif Eriksson's Home in Vinland. *Journal of the North Atlantic. Special Volume 2: Norse Greenland* (2009–10), S. 114–125.

Wallace, B. L. L'Anse aux Meadows: Different Disciplines, Divergent Views. I: *Viking Settlements and Viking Society*, red. A. Holt, S. Sigmundsson, G. Sigurðsson, G. Ólafsson og O. Vésteinsson. Reykjavík 2011, S. 448–468.

Wallace, B. The Discovery of Vinland. I: *The Viking World*, red. S. Brink og N. Price. Abingdon 2012, S. 604–612.

Wallace, B. og W. W. Fitzhugh. Stumbles and Pitfalls in the Search for Viking America. I: *Vikings. The North Atlantic Saga*, red. W. W. Fitzhugh og E. I. Ward. Washington og London 2000, S. 374–384.

Ward, E. I. Reflection on an Icon. Vikings in American Culture. I: *Vikings. The North Atlantic Saga*, red. W. W. Fitzhugh og E. I. Ward. Washington og London 2000, S. 365–373.

Watts, E. *Colonizing the Past. Mythmaking and Pre-Columbian Whites in Nineteenth-Century American Writing*. London 2020.

Westcoat, E. The Valknut. Heart of the Slain? I: *Odroerir. The Heathen Journal* 3 (2015).

Wiesner-Hanks, M. E., Wheeler, W. B, Doeringer, F. M. og Curtis, K. R. *Discovering the Global Past. A Look at the Evidence*. Bd. 1: *To 1650*. 4. utg. Wadsworth Publishing 2012.

Woolf, A. *From Pictland to Alba. 789–1070*. Edinburgh 2007.

Woolf, A. The Scandinavian Intervention. I: *The Cambridge History of Ireland* 1: *600–1550*, red. B. Smith. Cambridge 2018, S. 107–130.

Zarrillo, D. *The Mjölnir and the Cross: Religious Material Culture of the Norse in Medieval Greenland*. Bacheloroppgave, The College of New Jersey 2019.

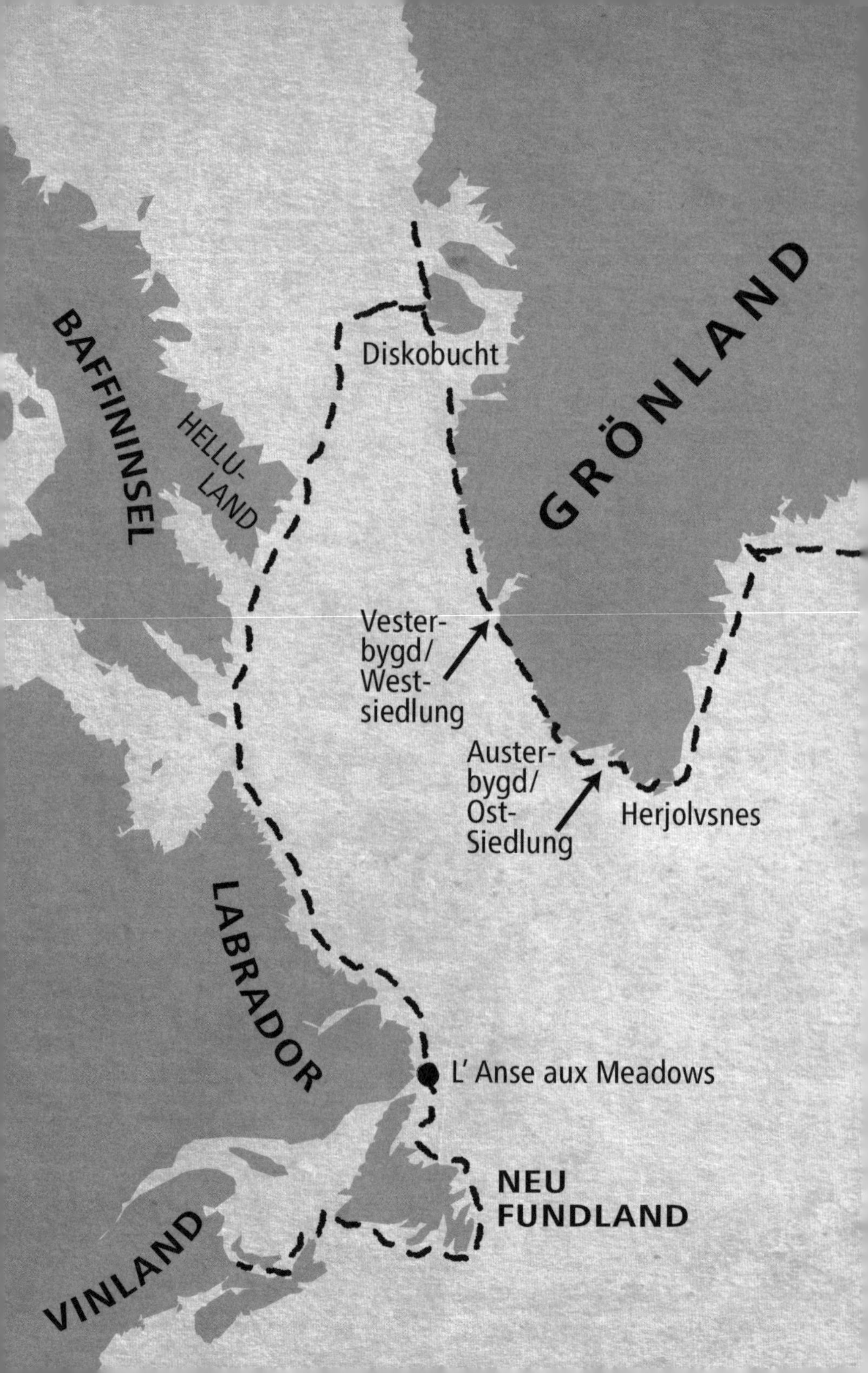
GRÖNLAND
Diskobucht
BAFFININSEL
HELLU-
LAND
Vester-
bygd/
West-
siedlung
Auster-
bygd/
Ost-
Siedlung
Herjolvsnes
LABRADOR
L' Anse aux Meadows
NEU
FUNDLAND
VINLAND

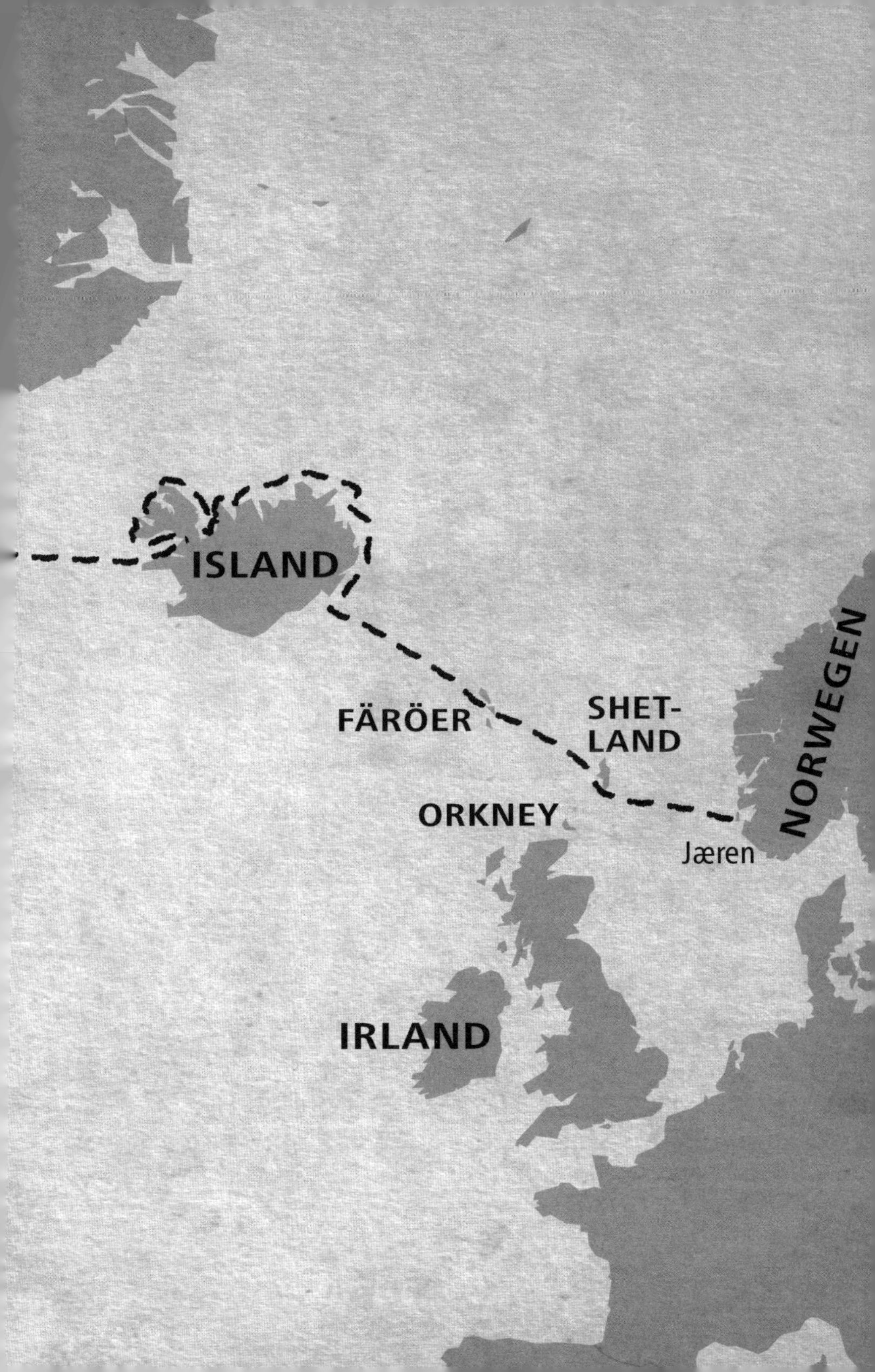
ISLAND
FÄRÖER
SHET-
LAND
ORKNEY
Jæren
NORWEGEN
IRLAND